U0238673

系统生理学

李 玮 主编

山东大学出版社
SHANDONG UNIVERSITY PRESS
·济南·

图书在版编目(CIP)数据

系统生理学/李玮主编.—济南:山东大学出版
社,2021.5
ISBN 978-7-5607-7026-0

Ⅰ.①系… Ⅱ.①李… Ⅲ.①人体生理学—医学院校
—教材 Ⅳ.①R33

中国版本图书馆 CIP 数据核字(2021)第 172037 号

责任编辑　毕文霞
文案编辑　蔡梦阳
封面设计　张　荔

出版发行　山东大学出版社
社　　址　山东省济南市山大南路 20 号
邮政编码　250100
发行热线　(0531)88363008
经　　销　新华书店
印　　刷　济南巨丰印刷有限公司
规　　格　787 毫米×1092 毫米　1/16
　　　　　22 印张 500 千字
版　　次　2021 年 5 月第 1 版
印　　次　2021 年 5 月第 1 次印刷
定　　价　88.00 元

前　言

　　为适应 21 世纪对生物医学工程专业人才培养的要求,生物医学工程专业在教学思想、教学内容和教学方法等方面都要进行全面改革。因此,教材也需要经常更新,以适应教学改革的需要。

　　《系统生理学》重点阐述了生理学的基本知识和基本理论,并结合生物医学工程的学科特点,特别注意到与工学知识的联系。教材编写尽量做到在保证知识的先进性、系统性和完整性的同时更具有专业适用性,为便于自学,每章还提供了内容提要和复习题。

　　本教材于 2007 年出版第一版,已经作为生物医学工程专业必修课教材被使用了十余年,取得了丰富的教学应用经验。在此基础上,我们总结了第一版的经验与不足,进行了教材的修改和重新编写,并结合生物医学工程专业课程设置、教学方法及教学时数等实际情况,力求做到内容简明、条理清楚、详略得当、重点突出。然而,限于我们的水平,又由于成书时间仓促,本书存在许多不足之处,敬请读者提出宝贵意见。

李玮

2021 年 4 月 16 日

目　录

第1章 绪 论

内容提要

　　人体生理学研究的对象与任务；生理学的研究内容、研究的三个水平；生理学研究的方法，包括急性实验法和慢性实验法；生理学与医学的关系；学习生理学的指导思想。

　　新陈代谢、刺激、反应、兴奋性等基本概念；人体生理功能的调节包括神经调节、体液调节和自身调节；体内的控制系统包括反馈控制系统的概念，负反馈、正反馈和前馈控制的概念和意义。

1.1 生理学的研究对象和任务

1.1.1 生理学

　　生理学（Physiology）是生物科学的一个分支，是一门研究生物机体及各组成部分功能活动规律的科学。单细胞生物体的全部生命活动都发生在一个细胞内，在多细胞生物，不同的细胞群构成各个器官和系统，行使不同的功能，如消化、呼吸、循环、肌肉收缩、腺体分泌等。生理学以活生命体（包括活器官、活细胞）为研究对象，研究各种生命现象的活动变化规律。人体生理学则以人体及组成人体的各个系统、器官及细胞为研究对象，研究人体及各个器官、细胞功能表现的内部机制，不同细胞、器官、系统之间的相互联系和相互作用，从而使人们认识到人体作为一个整体，其各部分的功能活动是如何相互协调、相互制约，在复杂多变的环境中维持正常的生命活动的。

　　生理学的发展与医学的发展有非常密切的关系，人们必须在了解正常人体各个组成部分功能的基础上，才能理解在各种疾病情况下身体某个或某些部分发生的变化，器官在疾病时发生的功能变化与形态变化之间的关系，一个器官发生病变如何影响其他器官，等等。因此，生理学也是一门基础医学科学。

　　生理学不仅是一门理论性很强的科学，也是一门实验性科学。生理学的理论主要来自实验研究。从生理学的发展史来分析，生理学真正成为一门实验性科学是从 17 世纪开始的。在此之前,我国和其他国家虽然也有不少著作描述人体器官的生理功能,但这些描述多为推测性的。在 17 世纪初,英国生理学家哈维(William Harvey)首先用活体解剖和科学实验的方法研究了动物的血液循环,证明心脏是循环系统的中心,血液由心脏射入动脉,再由静脉回流入心脏,不断循环。1628 年,Harvey 的著作《心与血的运动》面世,这是历史上第一本基于实验证据的生理学著作。

作为一门实验性科学,生理学的发展与其他自然科学的发展有着不可分割的密切关系,并且相互促进。其他自然科学的发展成就以及新的技术也不断被应用于生理学实验中。显微镜的问世,使微循环变化规律的研究取得进展;生物电放大记录系统的问世,使人们可以观察细胞膜生物电变化,有力地推动了心肌及神经活动规律的研究;集成电路技术、激光技术、纳米技术、电化学技术、分子生物学技术等,均使生理学的知识和理论不断得到丰富和新的发展,使人们对生命活动现象及规律产生了本质性的认识。

1.1.2 生理学研究的不同水平

在研究生命现象的机制时,需要从各个不同水平提出问题进行研究。根据研究的层次不同,生理学研究可以分成三个水平。

一是关于生命现象的细胞和分子水平的研究。细胞是构成人体的最基本结构和功能单位,每一器官的功能都与组成该器官的细胞的生理特性分不开,例如肌肉的功能与肌细胞的生理特性分不开,腺体的功能与腺细胞的生理特性分不开,等等。然而,细胞的生理特性又决定于构成细胞的各个物质的物理化学特性。这类研究的对象是细胞和它所含的物质分子,可称为细胞和分子水平的研究。这方面的知识称为普遍生理学或细胞生理学,研究方法可以采用离体细胞、分子实验法。

二是关于机体内各器官和系统的功能的研究。这方面的研究着重阐明器官和系统活动的规律、影响因素及其调节,以及它在整体生命活动中的作用,等等。例如,关于心血管组成的血液循环系统的生理功能研究,需要阐明心脏各部分如何协同活动、心脏如何射血、血管如何调配血液供给、心血管活动如何调节等规律。这类研究要对完整的心脏、血管和循环系统进行观察,以器官和系统作为研究对象的,称为器官和系统水平的研究。这方面的知识称为器官和系统生理学,研究方法为离体组织、器官实验法。

三是关于整个机体内各器官、系统的相互联系和相互影响,以及机体与环境之间相互联系和相互影响的研究。由于人体生理学的研究对象是人的机体,整个人体的生理活动并不等于心、肺、肾等器官生理功能的简单总和,而是在各种生理功能之间体现着彼此相互联系、相互制约的完整而协调的过程。整个人体的生理活动还与环境之间存在对立统一关系。在这里,研究的对象是整个机体,可称为整体水平的研究,研究方法为活体解剖实验法、慢性实验法。

生理功能虽然以细胞和分子特性为基础,并服从于物理化学的规律,但生理学毕竟不等同于物理学和化学,它们既有细胞和分子水平的研究和科学规律,还有器官、系统和整体水平的研究和科学规律。若要全面地理解某一生理功能的机制,则必须从细胞和分子、器官和系统以及整体三个水平进行研究。

1.2　生理学发展简史与研究方法

　　人体生理学的形成和发展与医学有着极其密切的关系。人类在对疾病的长期斗争中，积累了关于人体功能活动的知识，古代的医学家加以总结概括，写入他们的医学著作中，这便是我们现在能找到的古代生理学理论。我国两千多年前的医书《内经》，就写了经络、脏腑、七情六淫和营卫气血等生理学理论。古希腊医书中也同样有他们的生理学概念的描述。16 世纪，费尔内尔(Jean Francois Fernel)开始用亚里士多德(Aristotle)提出的生理学(physiologla)一词，来称呼研究人体结构与功能的这部分医学。事实上，直到 17 世纪，人体生理学不过是医学中的一章，而且是与解剖学描述结合在一起的。1628 年，William Harvey 出版了他发现血液循环的实验研究论文，标志着生理学开始成为一门独立的科学。关于生理学与医学的关系，19 世纪法国著名的生理学家克劳德·伯纳尔(Claude Bernard)曾经十分中肯地指出：“医学是关于疾病的科学，而生理学是关于生命的科学。所以后者比前者更有普遍性，这就是为什么说生理学必然是医学的科学基础。一个医师要研究生病的人，要用生理学来阐明和发展关于疾病的科学。”人体生理学作为一门重要的医学基础理论课，不只是因为“不了解正常功能就不能理解疾病”，而更重要的是，医生在长期的临床实践中将遇到许多新问题，而认识和处理这些新问题以促使医学科学向前发展，常常要求助于生理学的理论和方法。

　　人体生理学是一门自然科学，关于人体功能活动规律的任何理论和假设，都只能从实际观察中来，而且必须通过设计完善的实验来检验、修正和发展，这样，人们对人体生理功能的认识才能日益深入、日益精确。但人体生理学又有别于物理、化学等一般自然科学，它的实验方法又有自己的特点。正如恩格斯在百余年前指出的：“生理学当然是有生命的物体的物理学，特别是它的化学，但同时它又不再专门是化学，因为一方面它的活动范围被限制了，另一方面它在这里又升到了更高的阶段。”[①]17 世纪初生理学的实验研究，就主要是利用物理学与化学的基本方法与技术对生物体进行观察；此后生理学的方法又随着数、理、化等基本科学及其应用技术的发展而提高。

　　生理学的奠基人 William Harvey 首先将动物实验方法引进这一学科领域。他曾提出：“获得关于心脏的知识的唯一可能途径，就是剖开动物观察活着的器官。”因为除了思维、意识等高级神经功能以外，内脏系统与运动系统以及神经系统的一般功能，在人与高等动物是相类似的；所以，利用动物实验来研究人体生理学是合乎逻辑的，如所选用的动物在进化过程中愈接近于人，则愈能反映人体的功能活动规律。用多种动物观察同一器官的功能活动，可以从共同的表现中找出具有普遍性的规律，很可能也适用于人体。1847 年路德维格(Ludwig)发明记纹鼓(Kymograph)，以后又使用了各种杠杆和机械检压装置，于是

---

　　① 　恩格斯.自然辩证法[M].北京：人民出版社,1971:242。

在动物实验中对各种功能活动的观察能更细致、准确,较易于做客观记录和定量分析。这些实验技术因而推动了生理学的发展。但直到 20 世纪中期,生理学还主要是研究各器官的功能及其调节的器官生理学。在器官水平的生理学研究中,所用动物实验的方法大体上可分为慢性实验与急性实验两大类,而急性实验又可分为在体(in vivo)与离体(in vitro)两种。慢性动物实验方法主要是在无菌条件下对健康动物进行手术,暴露要研究的器官(如消化道各种造瘘手术)或摘除、破坏某一器官(如切除某一内分泌腺、破坏迷路等),然后尽可能在接近通常生活的情况下,观察所暴露器官的某些功能,观察摘除或破坏某器官后所产生的功能紊乱等。这种实验方法便于观察某一器官在正常情况下的功能活动以及它在整体功能活动中的地位,但不便于具体分析这一器官的生理特性以及与其他器官之间的具体关系。急性在体实验方法是在无痛条件下剖开动物,对某一两个器官进行实验观察。这种方法比慢性实验法简单,易于控制条件,有利于观察器官间的具体关系和分析某一器官功能活动的过程与特点,但这与正常生活情况下的功能活动仍有差别。急性离体实验方法是从动物体内取出某一器官(如心脏)或某种组织(如肌肉、神经),置于适宜的人工环境中使之在数小时或稍长的时间内能保持生理功能。这种方法有利于排除其他因素影响,观察某一器官、组织的基本生理特性,但不一定能代表它在正常机体内的情况。

近二三十年来,由于基础科学和新技术的迅速发展,使得人体生理学的研究有了很大的进展。一方面,研究深入到细胞各亚微结构的功能和细胞内生物分子的各种物理化学变化。这种细胞、分子水平的研究,主要是利用了细胞分离和培养技术、生物电子学技术、超微量测定、电子显微镜、组织化学、同位素技术等,这部分研究可称为细胞与分子生理学。由于这类实验研究不仅阐明了有关器官、组织功能活动的原理,而且更重要的是可以阐明生命活动的基本规律,对于研究其他生理学课题都有指导作用,所以常称之为普通生理学。另一方面,对整个人体功能活动的研究也有了很大的进展。人们在劳动、运动时,或处于高空、高原、潜水等条件下,人体功能活动特征和变化以及人体与环境的关系,各功能系统之间的相互关系等,都是研究人体生理学的主要着眼点。进行这些整体水平的生理学研究,首先要用不伤害人体的观测技术,其次要同时处理多方面复杂因素的影响。长期以来,由于这两个问题不能解决,整体水平的生理学研究成效不大。近年来,由于生物电子学的发展,遥控、遥测、体表无创检测等技术日益完善,特别是电脑技术的应用,使得各种特殊条件下的人体生理学研究有了很大进展。

生理学既然是研究生命活动规律的科学,必然要以活着的机体、器官或组织细胞作为实验观察的对象,即使作模拟、作数学模型、作系统分析,也必须以对活机体、器官、组织细胞的观察为依据。在生理学实验中,既要能够全面、透彻地揭示出所研究的功能活动的规律,同时又要求所观察的机体、器官、组织细胞能保持其正常状态,而这两方面常常难于兼顾。解决这个问题的关键是要有深思熟虑的实验设计,而且还必须有适当的技术手段。正如恩格斯所指出的,生理学是进入了更高级阶段的物理学和化学。生理科学研究中所运用的技术几乎都是从其他精密基础学科领域和工业技术中引进并加以改造应用的。因此,生理学的发展在很大程度上依赖于精密基础科学的发展和工业技术的水平。但更有决定意义的是,生理科学工作者要及时把握这些方面的新成就,并善于改造和应用这些新成就。

1.3　生命活动的基本特征

人体生命活动包括四个基本特征:新陈代谢、兴奋性、适应性和生殖。

1.3.1　新陈代谢

新陈代谢(metabolism)是生命现象的基本表现。它包括合成代谢和分解代谢两个方面。机体从环境中摄取营养物质,合成为自身物质的过程称为合成代谢(anabolism)。机体分解其自身成分并将分解产物排出体外的过程称为分解代谢(catabolism)。

机体生命活动需要不断地自外界摄取营养物质,并在体内经过化学变化以及不断地向外界排出自身和外来物质的分解产物,这一过程称为物质代谢。物质代谢是生命的物质基础,使构成细胞的生物分子在物质交换的过程中不断更新,保证生命活动正常运行。

与物质代谢相伴随的是能量的摄取及其在体内的转换、利用、储存和排出,这个过程称为能量代谢。物质代谢是能量代谢的基础,是能量的根本来源。物质在体内进行化学转化的过程中产生能量,用以机体活动的需要和体温的维持,多余的能量则以热的形式发散到体外。因此,新陈代谢包括两个部分,分别是物质代谢和能量代谢,二者是生命活动必不可少的。

1.3.2　兴奋性

兴奋性(excitability)是活机体的另一个重要特征,同时也说明了活机体与周围环境的另一种关系,即机体生存的环境条件改变时能引起机体活动的变化。这种特性不仅完整机体有,组成机体的每一种活组织或活细胞也具有这种特性。细胞直接生存的环境(称为内环境)条件改变时同样引起生活的组织或细胞发生活动的变化。刺激(stimulus)引起的机体或组织细胞活动的变化称为反应(response)。反应是刺激引起的,反应本身又是生命活动的特征,因此广义地说,兴奋性是指活机体或活组织细胞对刺激发生反应的能力。近些年来,人们对兴奋性提出了更本质的理解,认为兴奋性的实质是细胞在受刺激时产生动作电位的能力,兴奋就是指产生了动作电位。

刺激:活的机体或组织细胞所生存的环境,条件复杂、多变,有一些环境条件变化与机体活动无关,有一些能被机体或组织细胞所感受,并使它们的活动发生变化。这种正在变化的并能被机体所感受的内外环境条件被称为刺激。

根据性质不同可将刺激分为机械的(包括振动、扩张、压力)、化学的、温度的、电的、声的、光的、生物的、放射性的等,都存在时间的阈值。

反应:机体对刺激所产生的反应是多种多样的,形式各异,但都属于各器官或组织细胞的特有功能表现,如肌肉收缩、神经传导、腺体分泌、纤毛运动、变形运动等。这些功能表现若在感受有效刺激后明显加强,生理学中称其为兴奋(excitation);感受有效刺激后功能表现明显减弱,则称为抑制(inhibition)。抑制并不是无反应,而是与兴奋过程相对立的另一种主动过程。例如,在动物实验中,以电刺激家兔颈部交感神经,动物的心跳加快、加强(兴奋);若刺激颈部迷走神经,心跳减慢、减弱,甚至停止(抑制)。

可兴奋组织(excitable tissue):神经、肌肉、腺体三种组织在接受有效刺激后,在表现功能变化之前,首先出现的是受刺激部位的电位变化,并迅速地沿神经纤维或肌肉纤维扩布,生理学将这种可扩布的电位变化称为动作电位。此电位变化可用特殊的仪器检测出来。神经、肌肉、腺体三种组织均能在接受刺激后迅速产生特殊生物电反应,因此三者被称为可兴奋组织(excitable tissue)。

1.3.3 适应性

完整机体在对外界环境变化所发生的反应中,经常不断地调整体内各部分的机能及相互关系,保持内环境的稳定,以利于正常的生命活动,维持生存。机体这种根据外环境情况而调整体内各部分活动和关系的功能称为适应性(adaptability)。根据反应可将适应分为行为适应和生理适应。

行为适应常有躯体活动的改变,如机体处在低温环境中会出现趋热活动,遇到伤害性刺激时会出现躲避活动。这种适应在生物界普遍存在,属于本能性行为适应。在人类,由于大脑皮层的发达,使行为适应更具有主动性,通过意识活动和社会劳动来改造世界,创造更有利于自身生存的条件。

生理适应是指身体内部的协调性反应,如人到高海拔低氧环境中生活时,血液中红细胞和血红蛋白均增加,以增强运输氧的能力,使机体在低氧条件下仍能进行正常活动。又如在强光照射时,人的瞳孔缩小,以减少光线进入眼内,使视网膜免遭损伤,这些反应都是适应性的表现。生理适应则以体内各器官、系统活动的改变为主。

1.3.4 生殖

人类和其他生物一样,个体生长发育到一定阶段后,能够产生与自己相似的子代个体,这种功能称为生殖(reproduction)或自我复制(self-replication)。所不同的是,人类及高等动物已经分化为雄性与雌性两种个体,各自发育雄性生殖细胞和雌性生殖细胞,由这两种生殖细胞结合以后才能产生子代个体。通过生殖,人类和生物均能延续,所以生殖是生命的特征之一。

1.4 人体生理功能的调节与整合

人体内的液体称为体液,分布在细胞内的约占三分之二,称为细胞内液;分布在细胞外的约占三分之一,称为细胞外液。人体和复杂多细胞动物的细胞直接生存于细胞外液中,而不与外环境发生接触。细胞新陈代谢所需的养料由细胞外液提供,细胞的代谢产物也排到细胞外液中,而后通过细胞外液再与外环境发生物质交换。由此,细胞外液被称为机体的内环境,以别于整个机体所生存的外环境。细胞的生存对内环境条件的要求很严格,内环境各项因素的相对稳定性乃是高等动物生命存在的必要条件。然而,内环境理化性质不是绝对静止的,而是各种物质在不断转换中达到相对平衡状态,即动态平衡状态,这种平衡状态称为稳态。保持稳态或稳态是指在正常生理情况下内环境的各种物理化学性质只在很小的范围内发生变动。

生理功能的调节是指机体在不同生理情况下或外界环境改变时,体内一些器官、组织和细胞发生相对应的功能活动改变,这种改变使机体能适应当时机体生理活动的需要或使内环境保持相对稳定。人体生理功能的调节主要有以下三种:

1.4.1　神经调节

机体的许多生理功能是由神经系统的活动进行调节的。神经调节通过反射的方式进行。反射活动的结构基础为反射弧(见图 1-1),包括五个基本环节:感受器、传入神经、神经中枢、传出神经和效应器。例如当血液中氧分压下降时,颈动脉等化学感受器发生兴奋,通过传入神经将信息传至呼吸中枢导致中枢兴奋,再通过传出神经使呼吸肌运动加强,吸入更多的氧使血液中氧分压回升,维持内环境的稳态。反射弧任何环节发生障碍,反射活动将发生紊乱或不出现。

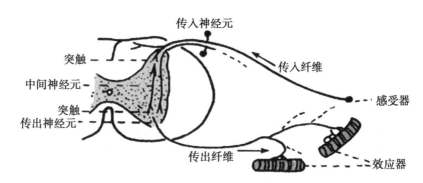

图 1-1　反射弧示意图

反射分成非条件反射与条件反射两类。非条件反射是先天遗传的,同类动物都具有的,是一种初级的神经活动,有固定的反射弧。条件反射是后天获得的,是个体在生活过程中按照它的生活条件建立起来的,其建立过程需要大脑皮层参与,是一种高级的神经活动,如谈论食物时引起唾液分泌。条件反射是更具有适应性意义的调节。神经调节是人体最主要的调节方式,神经调节反应迅速,起作用快,调节精确,但较为局限。

1.4.2　体液调节

体液调节就是机体某些细胞产生某些特殊的化学物质,通过体液途径到达并作用于靶器官,调节靶器官生理活动的一种调节方式。体液调节主要是通过内分泌腺和内分泌细胞分泌各种激素的形式进行的。例如,胰岛 B 细胞分泌的胰岛素能调节组织、细胞的糖与脂肪的新陈代谢,有降低血糖的作用。内环境血糖浓度之所以能保持相对稳定,主要依靠这种体液调节。除激素外,某些组织、细胞产生的一些化学物质,虽不能随血液到身体其他部位起调节作用,但可在局部组织液内扩散,改变邻近组织细胞的活动。这种调节可看作是局部性体液调节,或称为旁分泌调节。还有一些神经元(见于下丘脑内)能合成和释放激素入血,这种方式称为神经分泌。

神经调节的一般特点是比较迅速而精确;体液调节的一般特点是比较缓慢、持久而弥散,调节方式相对恒定,主要调节新陈代谢、生长发育和生殖等较为缓慢的生理过程。两者相互配合使生理功能调节更趋于完善。

1.4.3 自身调节

自身调节是指一些组织、细胞在不依赖于外来的或体液调节情况下,自身对刺激发生的适应性反应过程。例如,血管壁的平滑肌受到牵拉刺激时,会发生收缩反应。一般来说,自身调节调节强度较弱,影响范围小,且灵敏度较低,调节常局限于某些器官或组织细胞内,但对于该器官或组织细胞生理活动的功能调节仍然具有一定的意义。有时候一个器官在不依赖于器官外来的神经或体液调节情况下,器官自身对刺激发生的适应性反应过程也属于自身调节。

1.4.4 生理功能的调节控制

人体功能的调节与工程技术中的自动控制过程有许多共同的规律,人体内存在着数以千计的控制系统。任何控制系统都由控制部分和受控部分组成。生理学中主要研究器官水平和整体水平的控制系统。

1.非自动控制系统

非自动控制系统是一个开环系统,其控制部分不受受控部分的影响,即受控部分不能反馈改变控制部分的活动。例如在强烈的应激反应时,血中促肾上腺皮质激素(ACTH)与糖皮质激素浓度增高,此时血中糖皮质激素(受控部分)不能反馈性抑制下丘脑神经元和垂体(控制部分)释放促肾上腺皮质激素释放激素(CRH)和ACTH,结果导致血中糖皮质激素水平持续升高,直至应激刺激撤除为止。这种控制系统无自动控制的能力。非自动控制系统对受控部分的活动实际上不能起调节作用,在体内不多见。

2.反馈控制系统

反馈控制系统(见图1-2)是一个闭环系统,其控制部分不断接受受控部分的影响,即受控部分不断有反馈信息返回输给控制部分,改变着它的活动。这种控制系统具有自动控制的能力。

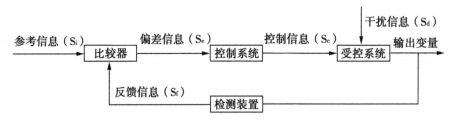

图 1-2 反馈控制系统

图 1-2 中把该系统分成比较器、控制系统、受控系统三个环节；输出变量的部分信息经监测装置检测后转变为反馈信息，回输到比较器，由此构成闭合回路。在不同的反馈控制系统中，传递信息的方式是多种多样的，可以是电信号（神经冲动）、化学信号或机械信号，但最重要的是这些信号的数量和强度的变化中所包含的准确和足够的信息。参考信息即输入信息（S_i）和反馈信息（S_f）比较后，即得出偏差信息（S_e）。三者的关系为 $S_e = S_i + S_f$ 如果是负反馈，则 S_f 为负值；如果是正反馈，则 S_f 为正值。

凡反馈信息的作用与控制信息的作用方向相反，对控制部分的活动起制约或纠正作用的，称为负反馈。在负反馈情况时，反馈控制系统平时处于稳定状态。如出现一个干扰信息（S_d）作用于受控系统，则输出变量发生改变，导致该反馈控制系统发生扰乱；这时反馈信息与参考信息发生偏差，偏差信息作用于控制系统使控制信息（S_c）发生改变，以对抗干扰信息的干扰作用，使输出变量尽可能恢复到扰乱前的水平。例如，人体的体温稳定在 37 ℃ 左右，就是负反馈调控作用的结果。如果人体进行剧烈运动，产热突然增加体温随着升高，则下丘脑内的温度敏感（监测）装置就发生反馈信息与参考信息进行比较，由此产生偏差信息作用于体温调节中枢，从而改变控制信息来调整产热和散热过程，使升高的体温回降，恢复到 37 ℃ 左右。负反馈的意义在于维持机体生理功能相对稳定状态。但是负反馈有滞后、波动的缺点。人体生理功能的调节绝大多数是负反馈。

在闭环控制系统中，受控部分发出的反馈信号加强控制部分的活动，使其活动增强，这种反馈称为正反馈。与负反馈相反，正反馈不可能维持系统的稳态或平衡，而是破坏原先的平衡状态。在正反馈情况时，反馈控制系统则处于再生状态。正反馈控制系统一般不需要干扰信息就可进入再生状态，但有时也可因出现干扰信息而触发再生。例如，出现一个干扰信息作用于受控系统，则输出变量发生改变，这时反馈信息为正值，导致偏差信息增大；增大的偏差信息作用于控制系统使控制信息增强，导致输出变量的改变进一步加大；由于输出变量加大，又返回来加大反馈信息，如此反复使反馈控制系统活动不断再生。分娩过程是正反馈控制系统活动的实例，当临近分娩时某些干扰信息可诱发子宫收缩，子宫收缩导致胎儿头部牵张子宫颈部；宫颈受到牵张可反射性导致催产素分泌增加，从而进一步加强宫缩，转而使宫颈进一步受到牵张；如此反复再生，直至胎儿娩出为止。正反馈的意义是使整个系统处于再生状态，即让某一生理活动加速完成。正反馈包括血液凝固、分娩、排尿、动作电位产生等。

3.前馈控制系统

前馈控制系统（见图 1-3）是指当控制部分发出信号，指令受控部分进行某一活动时，受控部分不发出反馈信号，而是由某一监测装置在受到刺激后发出前馈信号，作用于控制部分，使其及早做出适应性反应，及时地调控受控部分的活动。

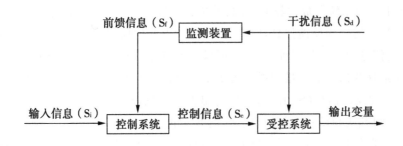

图 1-3 前馈控制系统模式图

从图 1-3 中可以看出,输出变量不发出反馈信息,监测装置在检测到干扰信息后发出前馈信息,作用于控制系统,调整控制信息以对抗干扰信息对受控系统的作用,从而使输出变量保持稳定。因此,前馈控制系统所起的作用是预先监测干扰,防止干扰的扰乱;或是超前洞察动因,及时做出适应性反应。条件反射活动是一种前馈控制系统活动,如动物见到食物就引致唾液分泌,这种分泌比食物进入口中后引致唾液分泌来得快,而且富有预见性,更具有适应性意义。但前馈控制引致的反应,有可能失误,如动物见到食物后并没有吃到食物,则唾液分泌就是一种失误。

前馈可以避免负反馈调节时矫枉过正产生的波动和反应的滞后现象,使调节控制更富有预见性,更具有适应性意义。其可以克服负反馈的优点,但有可能失误。

1.5 复习思考题

1.生理学研究大致分为哪几个水平?

2.简述负反馈及其生理意义。

3.简述神经调节及其特点。

4.体液调节有哪些形式?其特点如何?

第 2 章　细胞的基本生理功能

内容提要

细胞膜的基本结构和物质转运功能:细胞膜的化学组成和分子结构,包括脂质双分子层、细胞膜蛋白质和糖类、液态镶嵌式模型;单纯扩散、易化扩散、主动转运、继发性主动力转运、出胞和入胞。

细胞的跨膜信号传导功能,通过具有特殊感受结构的通道蛋白质完成的跨膜信号转导,包括离子通道、化学门控通道、电压门控通道、机械门控通道、细胞间通道(缝隙连接)。由膜的特异受体蛋白质、G 蛋白和膜的效应器酶组成的跨膜信号转导系统:受体——第二信使系统,以环磷酸腺苷为第二信使的系统;G 蛋白偶联受体的功能;由酪氨酸激酶受体完成的跨膜信号转导;原癌基因。

细胞的兴奋性和生物电现象,包括兴奋和兴奋性,阈刺激和阈强度,组织兴奋及其恢复过程中兴奋性的变化。生物电现象及其产生机制,包括静息电位的概念,极化、去极化、超极化及复极化,动作电位的概念,峰电位及后电位,峰电位的特点,全或无现象,动作电位的记录方法,双相动作电位和单相动作电位。静息电位和钾平衡电位,动作电位和钠平衡电位,膜兴奋时通透性变化的时程和离子流动,钠通道的激活和失活。

兴奋的引起和传播:阈电位的概念,电紧张电位和局部兴奋,局部兴奋及其向峰电位的转变,膜对钠的通透性及钠的再生性循环;兴奋在同一细胞上的传导,局部电流学说和跳跃式传导。

肌细胞的收缩功能:神经-肌接头的兴奋传递、肌原纤维、肌小节、肌管系统;骨骼肌收缩的机制,肌丝滑行理论;骨骼肌的兴奋——收缩耦联,钙离子在耦联过程中的作用。肌肉收缩的外部表现和力学分析:单收缩,收缩的复合,不完全强直和完全强直收缩,等长收缩和等张收缩;后负荷对肌肉收缩的影响,前负荷或肌肉初长度对肌肉收缩的影响,肌肉收缩能力改变对肌肉收缩的影响,平滑肌的生理特性。

肌肉电学活性的记录:肌纤维和运动单位电活性的产生机理、肌电描记方法、肌电图在骨骼肌肉和神经系统疾病诊断中的应用,神经传导速度的测定方法及应用。

2.1 细胞的基本功能

细胞是人体和其他生物体形态和机能的基本单位。人体细胞的大小不一,如卵细胞较大,直径约 120 μm,而小淋巴细胞的直径只有 6 μm 左右。细胞形态也是各种各样,这与其功能以及所处的环境相适应,如血细胞在流动的血液中呈圆形,能收缩的肌细胞呈梭形或长圆柱形,接受刺激并传导冲动的神经细胞有长的突起等。

2.1.1 细胞的结构及其功能

1.细胞膜的化学组成和分子结构

用光学显微镜观察细胞,一般难以分辨出细胞膜。用电子显微镜观察发现,细胞膜可分为内、中、外三层结构。内、外两层均为厚约 2.5 nm 的电子致密带,中层为厚约 2.5 nm 的电子疏松带,总厚度为 7.5 nm 左右。这样三层结构的膜不仅见于各种细胞的表面,亦见于细胞内的各种膜性结构,如内质网膜、高尔基复合体膜、线粒体膜、核膜等。因此,这种三层结构形式的膜被认为是细胞中普遍存在的一种基本结构形式,称为单位膜。有人又将存在于细胞各部分的这种单位膜称为生物膜。

化学分析表明,细胞的各种膜均主要由脂质、蛋白质和糖类等物质组成。虽然在各种膜中这些物质的比例和组成有所不同,但一般都以脂质和蛋白质为主,糖类只占少量。上述这些物质分子是怎样组装成膜结构的呢? 从 20 世纪 30 年代以来就提出了各种关于膜的分子结构假说,其中得到较多实验事实支持而且迄今被广泛接受和应用的,是 1972 年由桑格(Singer)和尼克森(Nicholson)提出的液态镶嵌模型假说。这个假说的基本内容是生物膜(见图 2-1)是以液态的脂质双分子层为基架,其中镶嵌着具有不同生理功能的蛋白质。

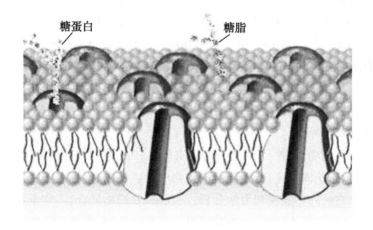

图 2-1　膜的化学组成和分子结构

细胞膜的脂质分子中,以磷脂为主,其次是胆固醇,还有少量鞘脂类的脂质。所有的膜脂都是一些双嗜性分子,即它们的一端是亲水性极性基团,另一端是疏水性非极性基因。由于疏水性基团受到具有极性的水分子的排斥,于是形成脂质分子的亲水性极性基团朝向膜内、外两侧的水溶液,而它们的疏水基团则朝向膜内部,从而构成脂质双分子层(见图 2-2)。因此,脂质分子在细胞膜中以双分子层的形式存在的设想,是以脂质分子本身的理化特性为依据的。脂质的熔点较低,在一般体温条件下是液态,脂质分子的这种特性是膜具有一定流动性的一个前提条件。

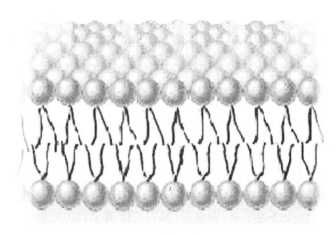

图 2-2　脂质双分子层

细胞膜蛋白质主要都是镶嵌在脂质双分子层之间的球形蛋白质,称为镶嵌蛋白质。它们的亲水端露在膜表面,疏水端则嵌入脂质双层中与脂质分子的疏水部分连接,有的镶嵌蛋白质贯穿整个脂质双分子层。此外,还有一些不嵌入脂质双层而只附着于脂质双层内表面的蛋白质,称为周围蛋白质。根据细胞膜蛋白质的不同功能,大致可将其归为:①与细胞膜的物质转运功能有关的蛋白质,如后面将提到的载体、通道和离子泵等;②与"辨认"和"接受"细胞环境中特异的化学性刺激有关的蛋白质,统称为受体;③属于酶类的膜蛋白质,如几乎在所有细胞膜内侧面都发现有腺苷酸环化酶;④与细胞的免疫功能有关的膜蛋白质。此外,尚有大量目前还不确知其具体功能的膜蛋白质。

细胞膜所含的糖类较少,主要是一些寡糖和多糖,它们和膜内的脂质和蛋白质结合,形成糖脂和糖蛋白。糖脂和糖蛋白的糖链部分,几乎都裸露于膜的外表面。由于组成这些糖链的单糖在排列顺序上有差异,这就成为细胞特异性的"标志"。例如,在人的 ABO 血型系统中,红细胞膜上是 A 凝集原还是 B 凝集原,其差别仅在于膜糖脂的糖链中一个糖基的不同。

由上可知,细胞膜不仅具有一定的流动性的特点,而且还有不对称性的特点,无论从结构还是从功能方面而言,膜的两面都是不对称的。

2.细胞膜的物质转运功能

细胞在新陈代谢过程中,要从细胞外液摄取所需物质,同时又要将某些物质排出细胞。进出细胞的物质种类繁多,理化性质各异,因此它们进出细胞的形式也不同。常见的细胞膜转运物质的方式可归纳为以下几种：

（1）单纯扩散

溶液中溶质或溶剂分子由高浓度区向低浓度区的净移动，通常称之为扩散。

脂溶性物质通过单纯扩散原理被动性顺物质浓度差跨膜进出细胞的过程，称为单纯扩散。这是一种单纯的物理过程，区别于体内其他复杂的物质转运机制。但单纯扩散不同于上述物理系统的情况：在细胞外液和细胞内液之间存在一个主要由脂质分子构成的屏障，因此某一物质跨膜扩散的方向和速度，除了取决于它们在膜两侧的浓度差外，还要看这些物质脂溶性的大小以及其他因素造成的该物质通过膜的难易程度，这统称为膜对该物质的通透性。扩散的最终结果是该物质在膜两侧的浓度差消失。

脂溶性高而分子量小的物质如氧气、氮气、二氧化碳、乙醇、尿素等都是通过单纯扩散的方式进行跨膜转运的。其他大多数物质都需要膜蛋白的介导才能完成跨膜转运。

（2）易化扩散

非脂溶性小分子物质在膜结构中一些特殊蛋白质分子的帮助下由膜的高浓度一侧向低浓度一侧移动，称为易化扩散。例如，糖不溶于脂质，但细胞外液中的葡萄糖可以不断地进入一般细胞，适应代谢的需要；钠离子（Na^+）、钾离子（K^+）、钙离子（Ca^+）等离子，虽然由于带有电荷而不能通过脂质双分子层的内部疏水区，但在某些情况下可以顺着它们各自的浓度差快速地进入或移出细胞，这些都是易化扩散的例子。易化扩散借助的膜蛋白分子有载体和通道两种。

1）由载体介导的易化扩散：细胞膜结构中许多专一的载体蛋白，它与一种物质结合，帮助物质进出细胞膜。上面提到的葡萄糖进入一般细胞，以及其他营养性物质如氨基酸、核苷酸和中间代谢产物的进出细胞，就属于这种类型的易化扩散。载体与酶不同，它不起催化作用，在转运中不改变被转运物质的形态，但载体本身的状态或构型发生了变化。以葡萄糖为例，由于血糖和细胞外液中的糖浓度经常保持在相对恒定的水平，而细胞内部的代谢活动不断消耗葡萄糖而使其胞浆浓度低于细胞外液，于是依靠膜上葡萄糖载体蛋白的活动，使葡萄糖不断进入细胞，且其进入通量可同细胞消耗葡萄糖的速度相一致。不同物质通过易化扩散进出细胞膜，都需要膜具有特殊的载体蛋白。

以载体为中介的易化扩散都具有如下的共同特性：①载体蛋白质有较高的结构特异性，以葡萄糖为例，在同样浓度差的情况下，右旋葡萄糖的跨膜通量大大超过左旋葡萄糖（人体内可利用的糖类都是右旋的）；木糖则几乎不能被载运。②饱和现象，即这种易化扩散的扩散通量一般与膜两侧被转运物质的浓度差成正比，但这只是当膜两侧浓度差较小时是如此；如果膜一侧的浓度增加超过一定限度时，再增加转运物质浓度并不能使转运通量增加。③竞争性抑制，即如果某一载体对化学结构类似的 A、B 两种物质都有转运能力，那么在环境中加入 B 物质将会减弱它对 A 物质的转运能力，这是因为有一定数量的载体或其结合位点竞争性地被 B 所占据的结果。

2）由通道介导的易化扩散：溶液中带电的离子如 Na^+、K^+、Ca^{2+}、氯离子（Cl^-）等借助通道蛋白的介导,顺浓度或电位梯度进行的跨膜扩散。对于不同的离子的转运,膜上都有结构特异的通道蛋白质参与,分别称为 Na^+ 通道、K^+ 通道、Ca^+ 通道等。通道蛋白质有别于载体的重要特点之一,是它们的结构和功能状态可以因细胞内外各种理化因素的影响而迅速改变。当它们处于开放状态时,有关的离子可以快速地由膜的高浓度一侧移向低浓度一侧;经通道异化扩散的速率远大于经载体异化扩散的速率。

通道的状态有静息、激活、失活等。静息和失活状态都是不导通的,但静息状态在受到适当的刺激后可进入激活状态,而失活状态则不能。通道的开放或关闭现象成为门控,依据引起开放的条件不同,可以分为电压依从性通道和化学依从性通道。通道的开放是有条件的、短暂的,离子通道可以被某些药物和毒物选择性阻断,这些物质称为通道阻断剂,如河豚毒可以阻断钠通道,四乙胺阻断钾通道。

在单纯扩散和异化扩散中,物质移动无须消耗细胞代谢产生的能量,因此它们都属于被动转运。

(3)主动转运

主动转运是指细胞本身通过某种耗能过程,在细胞膜上蛋白质的协助下,主动将某些物质由膜的低浓度侧向高浓度侧的转运过程。按利用能量形式的不同,又可分为原发性主动转运和继发性主动转运。

1)原发性主动转运:细胞直接利用代谢产生的能量将物质逆浓度梯度或电位梯度进行跨膜转运的过程。介导这一过程的膜蛋白称为离子泵。

所有活细胞的细胞内液和细胞外液中 Na^+ 和 K^+ 的浓度有很大的不同。以神经和肌细胞为例,正常时膜内 K^+ 浓度约为膜外的 30 倍,膜外的 Na^+ 浓度约为膜内的 12 倍。这种明显的离子浓度差的形成和维持,要依靠新陈代谢的进行,是一种耗能的过程。细胞的细胞膜上普遍存在着一种钠-钾泵的蛋白质分子,简称钠泵(见图 2-3),也叫 Na^+-K^+-ATP 酶。其作用是在消耗代谢能的情况下逆浓度差将细胞内的 Na^+ 移出膜外,同时把细胞外的 K^+ 移入膜内,因而保持了膜内高 K^+ 和膜外高 Na^+ 的不均衡离子分布。

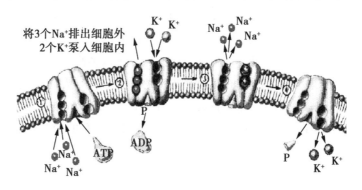

图 2-3　细胞膜钠泵活动示意图

钠泵是镶嵌在膜的脂质双分子层中的一种特殊蛋白质,它除了有对 Na^+、K^+ 的转运功能外,还具有 ATP 酶的活性,可以分解 ATP 使之释放能量,并能利用此能量进行 Na^+ 和 K^+ 的主动转运。钠泵活动时,它泵出 Na^+ 和泵入 K^+ 这两个过程是同时进行或"耦联"在一起的。根据在体内或离体情况下的计算,在一般生理情况下,每分解一个 ATP 分子,可以使 3 个 Na^+ 移到膜外同时有 2 个 K^+ 移入膜内;当细胞内 Na^+ 浓度升高或细胞外 K^+ 浓度升高时,都可以激活钠泵。

细胞膜上的钠泵活动的生理意义:①由钠泵活动造成的细胞内高 K^+,是许多代谢反应进行的必需条件。②维持细胞正常的渗透压和形态。③它能够建立起一种势能储备。细胞由物质代谢所获得的能量,先以化学能的形式储存在 ATP 的高能磷酸键之中;当钠泵蛋白质分解 ATP 时,此能量用于使离子作逆电-化学势跨膜移动,于是能量又发生转换,以膜两侧出现了具有高电-化学势的离子(分别为 K^+ 和 Na^+)而以势能的形式储存起来;泵出膜外的 Na^+ 由于其高浓度而有再进入膜内的趋势,膜内高浓度的 K^+ 则有再移出膜的趋势,这就是一种势能储备。这种 Na^+、K^+ 不均匀分布建立的生理势能储备是神经和肌肉组织兴奋性的基础。④所建立的 Na^+ 浓度势能储备是其他物质(葡萄糖,氨基酸)继发性主动转运的能量来源。⑤膜内外 Na^+、K^+ 浓度差是维持 Na^+-Ca^{2+} 交换的动力,对维持细胞内 Ca^{2+} 浓度的稳定有重要作用。

2)继发性主动转运:是间接利用钠泵分解 ATP 释放的能量逆浓度差进行的跨膜主动转运。钠泵活动形成的势能储备,还可用来完成一些其他物质的逆浓度差的跨膜转运,这主要见于前面提到的肠上皮和肾小管上皮细胞对葡萄糖、氨基酸等营养物质的较为安全吸收现象,这显然有主动转运过程的参与。但这种要耗能的过程并不直接伴随 ATP 或其他供能物质的消耗。这些物质的跨膜转运经常要伴有 Na^+ 由上皮细胞的管腔侧同时进入细胞;后者是葡萄糖等进入细胞的必要条件,没有 Na^+ 由高浓度的膜外顺浓度差进入膜内,就不会出现葡萄糖等分子逆浓度差进入膜内。在完整的在体肾小管和肠黏膜上皮细胞,由于在细胞的基底-外侧膜上有钠泵存在,因而能造成细胞内 Na^+ 浓度经常低于小管液和肠腔液中 Na^+ 浓度的情况,于是 Na^+ 不断由小管液和肠腔液顺浓度差进入细胞,由此释放的势能则用于葡萄糖分子的逆浓度进入细胞。葡萄糖主动转运所需的能量不是直接来自 ATP 的分解,而是来自膜外 Na^+ 的高势能;但造成这种高势能的钠泵活动是需要分解 ATP 的,因而糖的主动转运所需的能量是间接地来自 ATP,为此把这种类型的转运称为继发性主动转运(见图 2-4),或称联合转运。在不同的情况下,被转运的物质分子有的与 Na^+ 移动的方向相同,有的两者方向相反。甲状腺细胞特有的聚碘作用,也属于继发性主动转运。

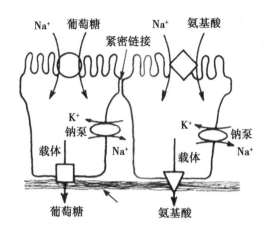

图 2-4　葡萄糖和一些氨基酸的继发性主动转运模式图

注：上方弯曲的管腔侧膜上的圆和方块，分别表示同葡萄糖和某些氨
基酸的继发性转运有关的转运蛋白质。

主动转运是人体最重要的物质转运形式，除上述的钠泵外，目前了解较多的还有钙泵（Ca^{2+}-Mg^{2+} 依赖式 ATP 酶）、H^+-K^+ 泵（H^+-K^+ 依赖式 ATP 酶）等。这些泵蛋白在分子结构上和钠泵很类似，都以直接分解 ATP 为能量来源，将有关离子进行逆浓度的转运。钙泵主要分布在骨骼肌和心肌细胞内部的肌浆网上，激活时可将胞浆中的 Ca^+ 迅速集聚到肌浆网内部，使胞浆中 Ca^+ 浓度在短时期内下降达成 100 倍以上；这是诱发肌肉舒张的关键因素。H^+-K^+ 泵主要分布在胃黏膜壁细胞表面，与胃酸的分泌有关。

主动转运与被动转运的区别：①提供能量的方式不同；②一个逆电化学梯度，一个顺电化学梯度；③主动转运使膜两侧浓度差更大，而被动转运则使之更小。

（4）出胞与入胞作用

细胞对一些大分子物质或固态、液态的物质团块，可通过出胞和入胞进行转运。

出胞主要见于细胞的分泌活动，如内分泌腺把激素分泌到细胞外液中，外分泌腺把酶原颗粒和黏液等分泌到腺管的管腔中，以及神经细胞的轴突末梢把神经递质分泌到突触间隙中。多种细胞的蛋白质分泌物首先在粗面内质网中合成；然后进入高尔基复合体加工，并使分泌物外包上一层膜性结构，形成分泌囊泡，后者逐渐向细胞膜内侧面靠近；最后囊泡膜与细胞膜互相融合，并在融合处出现裂口，将囊泡内容物一次性全部排空，而囊泡膜也就变成了细胞膜的组成部分，如图 2-5 所示。

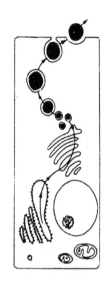

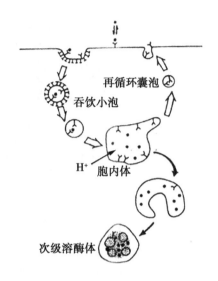

再循环囊泡

吞饮小泡

H^+ 胞内体

次级溶酶体

图 2-5 分泌物的出胞过程　　　　图 2-6 受体介导式入胞过程示意图

注:分泌囊泡逐渐向细胞膜内侧面靠近,两者的膜相互融合,
融合处膜破裂,分泌物排出,而后囊泡膜成为细胞膜的组成部分。

入胞和出胞相反,指细胞外某些物质团块(如侵入体内的细菌、病毒、异物或血浆中脂蛋白颗粒、大分子营养物质等)进入细胞的过程。如果进入的是固体,该过程称为吞噬;如为液体,则称吞饮。入胞进行时,首先是细胞环境中的某些物质与细胞膜接触,引起该处的细胞膜发生内陷,以至包被这些物质,再出现膜结构的断离,最后是异物连同包被它的那一部分膜整个地进入细胞质中,如图 2-6 所示。

2.2　细胞的信号传递

生命体的细胞,不断地受到其生活环境中各种理化因素的影响。细胞对所在环境的改变做出反应是细胞的基本功能。细胞生活环境中各种信号,如化学、机械、电刺激等信号,一般首先作用于细胞膜(化学信号中少数的类固醇激素和甲状腺激素除外),通过膜结构中一种或数种特殊蛋白质分子的变构作用,将外界环境变化的信息以新的信号形式传递到膜内,再引发靶细胞相应的功能改变,这一过程称为细胞的跨膜信号转导或跨膜信号传递。虽然跨膜信号转导涉及多种不同的刺激信号在多种不同的细胞中引发多种不同的功能改变,但转导过程都只通过少数几种途径或方式实现。

受体是一种能够识别和选择性结合某种配基(信号分子)的大分子,多为糖蛋白,当与配基结合后,通过信号转导作用将胞外信号转化为胞内化学或物理信号,以启动一系列过程和生物学效应。

2.2.1　离子通道受体介导的信号转导

1.化学门控通道

这一类通道主要分布于骨骼肌细胞终板膜、神经细胞的突触后膜以及某些嗅、味觉感受细胞的膜中。神经-肌接头处终板膜上的 N-型乙酰胆碱门控通道是种典型的化学门控通道。由于这类通道具有受体功能，所以也称为通道型受体。属于这类的通道蛋白质在体内并不多，目前只证明了一些氨基酸递质，包括谷氨酸、门冬氨酸、γ-氨基丁酸和甘氨酸等，主要是通过同 N-型乙酰胆碱（Ach）门控通道结构类似的化学门控通道影响其靶细胞。

2.电压门控通道

这一类通道蛋白质主要分布于神经细胞和骨骼肌细胞膜中（突触后膜和终板膜除外）的 Na^+、K^+ 和 Ca^{2+} 通道等。这类通道蛋白质的分子结构类似于化学门控通道，不同的是膜外侧无特异结合部位，而在分子结构中存在一些对跨膜电位改变敏感的结构域或亚单位。跨膜电位的改变可刺激通道蛋白质氨基酸序列中某些带电部位发生位移，从而改变通道蛋白的构型，使通道开放，允许某种或某些离子通过孔道进入膜内外而完成跨膜信号转导。

3.机械门控通道

体内存在不少能感受机械性刺激并引致细胞功能改变的细胞。例如，内耳毛细胞顶部的听毛在受到切和力的作用产生弯曲时，毛细胞会出现短暂的感受器电位，这也是一种跨膜信号转换，即外来机械性信号通过某种结构内的过程，引起细胞的跨膜电位变化。从听毛受力而致听毛根部所在膜的变形，到该处膜出现跨膜离子移动之间，只有极短的潜伏期，因而推测可能是膜的局部变形或牵引，直接激活了附近膜中的机械门控通道。

4.细胞间通道

还有一种通道，不是沟通胞浆和细胞外液的跨膜通道，而是允许相邻细胞之间直接进行胞浆内物质交换的通道，故称为细胞间通道。

化学门控通道主要分布于肌细胞终板膜、神经细胞突触后膜及某些嗅、味觉感受细胞的膜中，使所在膜产生终板电位、突触后电位等局部电反应。电压门控通道主要分布在骨骼肌和心肌细胞的一般质膜中，使之具有产生可传导动作电位和出现自律性兴奋的能力。机械门控通道使机械感受器细胞能对机械刺激发生反应。

各种门控通道完成的跨膜信号转导特点包括速度相对较快，以及对外界作用出现反应的位点较局限。

2.2.2　由膜的特异受体蛋白质、G 蛋白和膜的效应器酶组成的跨膜信号传递

对内分泌系统，信息通过化学信号分子（即激素）传递给"靶细胞"后，还需要经过信号转导机制，才能被靶细胞感知并导致其功能的改变。如前所述，信号分子必须首先和靶细胞的受体结合。小分子亲脂性信号分子与细胞质受体，继而与细胞核受体结合，调控基因的表达。亲水性和大分子亲脂性信号分子则只能与细胞膜受体结合，通过改变膜受体的性质，将信息转导入细胞内，导致细胞内第二信使含量增加，蛋白激酶或蛋白磷酸酶活性发生改变。对亲水性和大分子亲脂性信号分子来说，细胞膜受体是将胞外信息导入细胞内的重要枢纽。以下详细介绍细胞膜受体和它介导的跨膜信号转导。根据受体类型的不同，跨膜信号转导的方式可分为三种，分别是通道型受体介导的信号转导；G 蛋白耦联受

体介导的信号转导;酪氨酸激酶受体介导的信号转导。

1.通道型受体介导的跨膜信号转导

通道型受体并非一个独立的膜蛋白质分子,而是指该受体是细胞膜上某种化学门控离子通道的亚单位。受体具有和特异性配体结合的能力,结合后可使离子通道开放,离子跨膜流动导致膜电位发生变化,因此这类受体也被称为促离子受体。目前已证明,这类受体的配体包括 ACh、谷氨酸(Glu)、γ-氨基丁酸(GABA)和甘氨酸(Gly)等。

在神经-骨骼肌接头的后膜上存在的化学门控阳离子通道就是一种典型的通道型受体,又称为 N-型乙酰胆碱受体。这是一个由 5 个亚单位(2α、β、γ、δ)围成的跨膜通道,每个亚单位都含有 4 个结构域(M_1、M_2、M_3、M_4),每一个结构域有 6 个 α 螺旋,5 个亚单位带负电的 M_2 共同构成通道的内壁。两个 α 亚单位上各有一个 ACh 的结合位点,当与两个 ACh 分子结合时,通道分子的构象改变而开放。

2.G 蛋白耦联受体介导的跨膜信号转导

G 蛋白耦联受体是由 7 个跨膜螺旋组成的膜蛋白质,它与细胞膜内侧面的 G 蛋白相耦联,与该受体结合的配体包括大部分激素(主要是含氮激素)、多种神经递质以及嗅味分子等,如图 2-7 所示。由于该受体与配体结合可引起细胞内物质代谢的改变,所以又被称为促代谢受体。与通道型受体介导的信号转导比较,G 蛋白耦联受体介导的信号转导效应出现缓慢,但反应灵敏。

信号转导过程

信号分子与细胞膜上 G 蛋白耦联受体结合

↓

G 蛋白的 α 亚基构象改变,并与 β、γ 亚基分离

[与二磷酸鸟苷(GDP)分离后,与三磷酸鸟苷(GTP)结合]

↓

使细胞膜的效应器酶激活或抑制

↓

胞浆中的第二信使增加或减少

↓

从胞内引起细胞代谢等功能改变

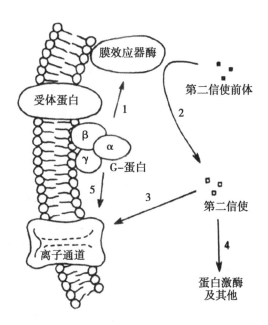

图 2-7　由膜受体-G 蛋白-膜效应器酶组成的跨膜信号传递系统和第二信使类物质的生成

第二信使是相对于激素等化学分子被称为第一信使而言的，包括环磷酸腺苷（cAMP），环磷酸鸟苷（cGMP），甘油二脂（DG）和肌醇三磷酸（IP$_3$）等。

效应器酶包括腺苷酸环化酶（催化 ATP 生成 cAMP）、磷酸二脂酶［催化 cGMP 降解为鸟苷酸（GMP）］和磷脂酶 C 的效应器酶［催化细胞膜磷脂生成三磷酸肌醇（IP$_3$）和二酰甘油（DG）］等。

2.2.3　酶耦联受体介导的信号转导

近年来发现，一些肽类激素如胰岛素，以及在机体生长、发育过程中出现的统称为细胞因子的物质，包括神经生长因子、上皮生长因子、成纤维细胞生长因子、血小板源生长因子和血细胞分化过程中的集落刺激因子等，它们对相应的靶细胞的作用，是通过细胞膜上的酪氨酸激酶受体完成的。

酪氨酸激酶受体具有受体和激酶的双重活性，结构比较简单。膜外的肽段为与信息分子结合的受体部分，膜内的结构域为酪氨酸激酶。当配体与受体结合时，受体本身发生自磷酸化，而激活自身的酪氨酸激酶活性。激酶再磷酸化靶蛋白的酪氨酸残基，再通过一系列磷酸化的级联反应，影响基因的表达。

2.3　细胞的生物电现象和兴奋性

一切活的细胞，不论在安静还是活动过程中，均有电的变化，这种现象称为生物电。目前，对健康人和患者进行心电图、脑电图、肌电图，甚至视网膜电图、胃肠电图的检查，已经成为发现、诊断和估量疾病进程的重要手段。然而人体各器官的电现象的产生，是以细胞水平的生物电现象为基础的。

2.3.1 兴奋性和刺激引起兴奋的条件

1.兴奋性和兴奋含义

活的组织或细胞对外界刺激(如机械的、化学的、温热的或适当的电刺激)发生反应的能力,就是生理学早期对于兴奋性的定义。而兴奋定义为细胞对刺激发生反应的过程。例如,把蟾蜍的腓肠肌和支配它的神经由体内剥离出来,制成神经-肌肉标本。这时如果在神经游离端一侧轻轻地触动神经,或通以适当的电流,可以看到肌肉出现一次快速的缩短和舒张;如把刺激直接施加于肌肉,也会引起类似的收缩反应;只要刺激不造成组织的损伤,上述反应可以重复出现,这就是神经和肌肉组织具有兴奋性的证明。

在近代生理学中,兴奋性被理解为细胞在受刺激时产生动作电位的能力,而兴奋一词就成为产生动作电位的过程或动作电位的同义语了。如果细胞对很弱的刺激就能发生反应,产生动作电位,则表示该细胞有高兴奋性。只有那些在受刺激时能出现动作电位的组织,才能称为可兴奋组织;只有组织产生了动作电位时,才能说组织产生了兴奋。

影响兴奋性的因素有:①静息电位水平,其绝对值越大,引起兴奋所需要的阈刺激增大,兴奋性降低。②阈电位水平,阈电位上移,则与静息电位距离增大,引起兴奋所需要的阈刺激增大,兴奋性降低。③通道的性状,离子通道具有不同的状态,若失活则兴奋性下降至零。

2.刺激引起兴奋的条件和阈刺激

具有兴奋性的组织和细胞,并不对任何程度的刺激都能表现兴奋或出现动作电位。刺激指细胞所处环境因素的任何变化。实验表明,刺激要引起组织细胞发生兴奋,必须在以下三个参数达到某一临界值:刺激的强度、刺激的持续时间以及刺激强度对于时间的变化率(即强度对时间的微分)。这三个参数对于引起某一组织和细胞的兴奋并不是一个固定值,它们存在着相互影响的关系。在实验室中,常用各种形式的电刺激作为人工刺激,用来观察和分析神经或各种肌肉组织的兴奋性,度量兴奋性在不同情况下的改变。这是因为电刺激可以方便地由各种电仪器(如电脉冲和方波发生器等)获得,它们的强度、作用时间和强度-时间变化率可以容易地控制和改变;并且在一般情况下,能够引起组织兴奋的电刺激并不造成组织损伤,因而可以重复使用。

为了说明刺激的各参数之间的相互关系,可以先将其中一个参数固定于某一数值,然后观察其余两个的相互影响。例如,当使用方波刺激时,由于不同大小和持续时间的方波上升支都以同样极快的增加速率达到某一预定的强度值,因而可以认为上述第三个参数是固定不变的,而每一方波电刺激能否引起兴奋,就只决定于它所达到的强度和持续的时间了。在神经和肌组织进行的实验表明,在强度-时间变化率保持不变的情况下,在一定的范围内,引起组织兴奋所需的最小刺激强度,与这一刺激所持续的时间呈反变的关系;这就是说,当刺激的强度较大时,它只需持续较短的时间就足以引进组织的兴奋,而当刺激的强度较弱时,这个刺激就必须持续较长的时间才能引起组织的兴奋。但这个关系只是当所用强度或时间在一定限度内改变时是如此。如果将所用的刺激强度减小到某一数值时,则这个刺激不论持续多么长也不会引起组织兴奋;与此相对应,如果刺激持续时间逐渐缩短时,最后也会达到一个临界值,即在刺激持续时间小于这个值的情况下,无论使用多么大的强度,也不能引起组织的兴奋(见图2-8)。

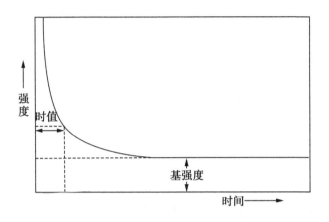

图 2-8 刺激强度-时间变化曲线

固定刺激的持续时间和强度-时间变化率为某一中等程度的数值;能引起组织兴奋、即产生动作电位所需的最小刺激强度,称为阈强度,简称阈值,相当于阈强度的刺激叫阈刺激。强度小于阈值的刺激,称为阈下刺激;阈下刺激不能引起兴奋或动作电位,但并非对组织细胞不产生任何影响。

3.组织兴奋及其恢复过程中兴奋性的变化

细胞在接受一次有效刺激出现兴奋的过程及以后的一段时间内,其兴奋性将发生一系列有规律的变化,然后恢复正常。用阈强度衡量兴奋性的变化,可将其分为几个时期:

(1)绝对不应期

在组织接受刺激而兴奋的当时及以后一个较短的时间内,无论再施加多么强大的刺激都不能再产生兴奋,即在这一时期内出现的任何刺激均"无效",这一段时期称为绝对不应期。其表明细胞兴奋性为零,原因是 Na^+ 通道失活。

(2)相对不应期

绝对不应期之后,兴奋性逐渐恢复,新的刺激有可能引起新的兴奋,但使用的刺激强度必须大于该组织正常的阈强度,这个时期称为相对不应期。上述绝对和相对不应期的存在,反映出组织在一次兴奋后所经历的兴奋性改变的主要过程,即在绝对不应期内,由于阈强度成为无限大,故此时的兴奋性下降到零;在相对不应期内,兴奋性逐渐恢复,但仍低于正常值,此时需使用超过对照阈强度的刺激强度,才能引起组织的兴奋;到相对不应期结束时,兴奋性才逐渐恢复到正常。

(3)超常期和低常期

在相对不应期之后,组织还经历了一段兴奋性先是轻度增高,继而又低于正常的时期,分别称为超常期和低常期。超常期兴奋性稍高于正常,对阈下刺激可起反应,低常期相反。

绝对不应期的持续时间相当于前次刺激所引起的动作电位主要部分的持续时间,那么在已有动作电位存在的时期就不可能产生新的兴奋或动作电位,亦即细胞即便受到连续的快速刺激,也不会出现两次动作电位在同一部位重合的现象;由于同样的理由,不论细胞受到频率多么高的连续刺激,它在这一细胞所能引起的兴奋或动作电位的次数,总不会超过某一个最大值;这个最大值理论上不可能超过该细胞和组织的绝对不应期的倒数。例如,蛙的有髓神经纤维的绝对不应期或动作电位的持续时间约为 2 ms,那么此纤维每秒钟内所能产生的动作电位的次数不可能超过 500 次。

2.3.2 细胞的生物电现象及其产生机制

1.生物电现象的观察和记录方法

神经在接受刺激时,在受刺激的部位产生了一个可传导的电变化,以一定的速度传向肌肉,这一点可以用阴极射线示波器为主的生物电测量仪器测得,如图 2-9 所示。

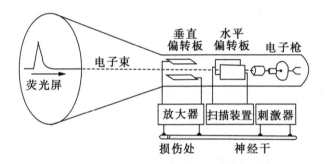

图 2-9 用阴极射线示波器及有关设备观察生物电现象的基本实验布置

图 2-9 中由射线管右侧电子枪形成的电子束连续射向荧光屏,途中经过两对板状的偏转电极;当电子束由水平偏转板两极之间通过时,由于板上有来自扫描发生器装置的锯齿形电压变化,使射向荧光屏的电子束以一定的速度做水平方向的反复扫动。这时,如果把由两个测量电极引导来的生物电变化经放大器放大后加到垂直偏转板的两极,那么电子束在做横扫的同时又做垂直方向的移动。这样,根据移动电子束在荧光屏上形成的光点的轨迹,就能准确地测量出组织中的微弱电变化的强度及其随时间变化的情况。如果神经干在右端受到刺激,神经纤维将产生一个传向左端的动作电位,当它传导到同放大器相连的第一个引导电极处时,该处的电位暂时变得相对较负,于是在一对垂直偏转板上再现电位差,在荧光屏上可看到一次相应的光点波动;当动作电位传导到第二个引导电极处时,该处也将变得较负,于是荧光屏上会出现另一次方向相反的光点波动;这样记到的两次电位波动,称作双相动作电位。把神经标本做一些特殊处理,如将第二个记录电极下方的神经干损伤,使该处不能产生兴奋,那么再刺激神经右端时,在示波器上只能看到一次电位波动,这称为单相动作电位。

2.细胞的静息电位和动作电位

细胞水平的生物电现象主要有两种表现形式,就是它们在安静时具有的静息电位和它们受到刺激时产生的动作电位。

(1)静息电位(RP)

静息电位指细胞未受刺激时存在于细胞膜内外两侧内负外正的跨膜电位差。测量细胞静息电位的方法如图 2-10 所示。

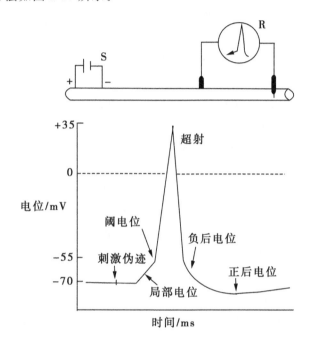

图 2-10　单一神经纤维静息电位和动作电位的实验模式图

注:R 表示记录仪器,S 是一个电刺激器。当测量电极中的一个微电极刺入轴突内部时可发现膜内持续处于较膜外低 70 mV 的负电位状态。当神经受到一次短促的外加刺激时,膜内电位快速上升到＋35 mV 的水平,经 0.5～1.0 ms 后再逐渐恢复到刺激前的状态。

R 表示测量仪器如示波器,和它相连的一对测量电极中有一个放在细胞的外表面,另一个连了微电极,准备刺入膜内。当两个电极都处于膜外时,只要细胞未受到刺激或损伤,可发现细胞外部表面各点都是等电位的。但如果让微电极缓慢地向前推进刺穿细胞膜进入膜内,那么在电极尖端刚刚进入膜内的瞬间,在记录仪器上将显示出一个突然的电位下降,这表明细胞膜内外两侧存在着电位差。因为这一电位差是存在于安静细胞的表面膜两侧的,故称为跨膜静息电位,简称静息电位。规定膜外电位为 0,膜内电位大都在 －100～－10 mV。例如,枪乌贼的巨大神经轴突和蛙骨骼肌细胞的静息电位为－70～－50 mV,哺乳动物的肌肉和神经细胞为－90～－70 mV,人的红细胞为－10 mV,等等。静息电位在大多数细胞是一种稳定的直流电位(一些有自律性的心肌细胞和胃肠平滑肌细胞例外),只要细胞未受到外来刺激而且保持正常的新陈代谢,静息电位就稳定在某一相对恒定的水平。把静息电位存在时膜两侧所保持的内负外正状态称为膜的极化;当静息电位增大(数值向膜内负值加大的方向变化)时,称作膜的超级化;相反,如果膜内电位向负值减少的方向变化,称作去极化或除极;去极化至零电位后电位进一步变为正值,称反极化,膜电位高于零电位的部分称为超射;细胞发生去极化后再向静息电位方向恢复,则称作复极化。

(2)动作电位(AP)

动作电位是指各种可兴奋组织在静息电位基础上,受到一个有效刺激,在细胞膜两侧产生的快速短暂、可逆、有扩布性的电位变化。在不同的可兴奋细胞,动作电位也不同。例如,神经和骨骼肌细胞的动作电位的持续时间以一个或几个毫秒计,而心肌细胞的动作电位则可持续数百毫秒。

仍用图 2-10 中的实验布置,观察动作电位的产生和波形特点。当神经纤维在安静状况下受到一次短促的阈刺激或阈上刺激时,膜内原来存在的负电位将迅速消失,并且进而变成正电位,即膜内电位在短时间内由原来的$-90\sim-70$ mV 变到$+20\sim+40$ mV 的水平,由原来的内负外正变为内正外负。这样,整个膜内外电位变化的幅度应是$90\sim130$ mV,这构成了动作电位变化曲线的上升支;动作电位上升支中零位线以上的部分称为超射值。由刺激所引起的这种膜内外电位的倒转是暂时的,很快就出现膜内电位的下降,回复到刺激前原有的负电位状态,这构成了动作电位曲线的下降支。可见,动作电位实际上是膜受刺激后在原有的静息电位基础上发生的一次膜两侧电位的快速而可逆的倒转和复原。在神经纤维,它一般在 0.5~2.0 ms 的时间内完成,这使得它在描记的图形上表现为一次短促而尖锐的脉冲样变化,因而常把这种构成动作电位主要部分的脉冲样变化称为峰电位。在峰电位下降支最后恢复到静息电位水平以前,膜两侧电位还要经历一些微小而较缓慢的波动,称为后电位。后电位包括两个,前面一个膜电位的负值小于静息电位,称负后电位;后一个的负值大于静息电位,称正后电位。负后电位和正后电位也可以分别称为后去极化和后超极化。一般是先有一段持续 5~30 ms 的负后电位,再出现一段延续更长的正后电位。峰电位存在的时期就相当于绝对不应期,这时细胞对新的刺激不能产生新的兴奋;负后电位出现时,细胞大约正处于相对不应期和超常期,正后电位则相当于低常期。

单一神经或肌细胞动作电位产生的一个特点是,只要刺激达到了阈强度,再增加刺激并不能使动作电位的幅度有所增大;也就是说,峰电位可能因刺激过弱而不出现,但在刺激达到阈值以后,它就始终保持某种固有的大小和波形,不衰减。此外,动作电位不是只出现在受刺激的局部,它在受刺激部位产生后,还可沿着细胞膜向周围传播,而且传播的范围和距离并不因原初刺激的强弱而有所不同,直至整个细胞的膜都依次兴奋并产生一次同样大小和形式的动作电位。这种在同一细胞上动作电位大小不随刺激强度和传导距离而改变的现象,称作"全或无"现象。

3.生物电现象的产生机制

早在 1902 年,伯恩斯坦(Bernstein)就提出膜学说,他根据当时关于电离和电化学的理论成果提出了经典的膜学说来解释当时用粗劣的电测量仪器记录到的生物电现象。他认为细胞表面膜两侧带电离子的不同分布和运动,是产生生物电的基础。

(1)静息电位和 K^+ 平衡电位

已知所有正常生物细胞内的 K^+ 浓度比细胞外 K^+ 浓度高 30 倍左右,而细胞外 Na^+ 浓度比细胞内 Na^+ 浓度高 10 倍,因此 K^+ 必然会有一个向膜外扩散的趋势,而 Na^+ 有一个向膜内扩散趋势。而膜在安静状态下只对 K^+ 通透,只能有 K^+ 移出膜外,又由于膜内带负电荷的蛋白质大分子不能随之移出细胞,于是随着 K^+ 移出,出现膜内变负而膜外变得较正的状态。K^+ 的这种外向扩散并不能无限制地进行,这是因为移到膜外的 K^+ 所造成的外正内负的电场力,将对 K^+ 的继续外移起阻碍作用,而且 K^+ 移出的愈多,这种阻碍也会愈大。当促使 K^+ 外移的膜两侧 K^+ 浓度势能差同已移出 K^+ 造成的阻碍 K^+ 外移的电势能差相等时,两种力量达到平衡,将不会再有 K^+ 的跨膜净移动,而由已移出的 K^+ 形成的膜内外电位差,也稳定在某一不再增大的数值。这一稳定的电位差称为 K^+ 平衡电位。Bernstein 用这一原理说明细胞跨膜静息电位的产生机制。不难理解,K^+ 平衡电位所能达到的数值,是由膜两侧原初存在 K^+ 浓度差的大小决定的,它的精确数值可根据物理化学上著名的能斯特(Nernst)公式算出:

$$E_k = \frac{RT}{ZF} \cdot \ln \frac{[K^+]_o}{[K^+]_i} \tag{2-1}$$

公示(2-1)中 E_k 表示 K^+ 平衡电位,R 是通用气体常数,Z 是离子价,F 是法拉第(Farady)常数,T 是绝对温度;式中只有$[K^+]_o$ 和$[K^+]_i$ 是变数,分别代表膜两侧的 K^+ 浓度。如果把有关数值代入,室温以 27 ℃ 计算,再把自然对数化为常用对数,则公式(2-1)可简化为公式(2-2):

$$E_k = \frac{8.31 \times (27+273)}{1 \times 96500} \times 2.3 \log \frac{[K^+]_o}{[K^+]_i} (V)$$

$$= 0.0595 \log \frac{[K^+]_o}{[K^+]_i} (V)$$

$$= 59.5 \log \frac{[K^+]_o}{[K^+]_i} (mV) \tag{2-2}$$

实际测得的静息电位的数值与 Nernst 公式计算出的理论值(−91.8 mV)非常接近。如果人工改变细胞外液中 K^+ 的浓度,同时测此时的静息电位与理论值比较,也是基本一致的。当细胞外液中 K^+ 浓度升高时,静息电位就降低(绝对值变小)。

静息电位的数值略小于理论上的 E_k 值,一般认为是由于膜在静息时对 Na^+ 也有极小的通透性(只有 K^+ 通透性的 1/50～1/100)的缘故;由于膜外 Na^+ 浓度大于膜内,即使小量的 Na^+ 逸入膜内也会抵消一部分 K^+ 外移造成的膜内负电位。

细胞内液能保持高浓度 K^+ 是钠泵不断消耗腺嘌呤核苷三磷酸(ATP)主动转运的结果,而 ATP 的产生则要靠细胞的正常新陈代谢。因此,凡是缺氧气、低温、使用某种代谢抑制剂,皆可使 K^+ 浓度降低而使静息电位降低。

（2）动作电位

动作电位的产生是由于膜对离子的通透性在受到刺激后发生短暂的、可逆性改变。在静息状态下细胞膜对 K^+ 通透，对 Na^+ 不通透，因此静息电位接近于 K^+ 的平衡电位。而在动作电位的去极化时相，膜对 Na^+ 的通透性增加 $500\sim5\,000$ 倍，大大超过膜对 K^+ 的通透性。大量 Na^+ 快速流入细胞，即进入细胞内的正电荷大大越过移出细胞的正电荷，因此膜内负电位减小，以至消失，并进而出现锋电位。此时膜内外电位极性倒转，即膜内为正膜外为负，其电位接近于钠的平衡电位。此时在示波器上出现动作电位的上升支即去极相。很快膜对 Na^+ 的通透性又下降，而对 K^+ 的通透性则增大，K^+ 又顺其浓度差外流，造成动作电位的下降支即复极相，使膜两侧的电位差恢复到它原来的静息电位水平。实验证明，预先改变细胞外 Na^+ 浓度，使细胞内外浓度差发生变化，就会使动作电位的幅度或其超射出现相应的变化，而静息电位不变。由上可见，动作电位的去极相和复极相的出现是在 Na^+ 泵造成的 Na^+、K^+ 不均衡分布的前提下，由于膜对 Na^+、K^+ 有选择性的通透性增高或降低为基础的，而这种通透性改变的实质是膜 Na^+、K^+ 通道状态的改变。Na^+ 通道有两种不同的状态，即静息、激活和失活状态；似两个闸门，即激活阀门和失活阀门，只有两个闸门都开放时，Na^+ 才能通过。K^+ 通道只有开放和关闭两种状态。当膜处于静息电位水平（$-90\,mV$）时，激活阀门关闭，失活闸门开放，膜外 Na^+ 不能流入膜内，K^+ 通道关闭，阻止 K^+ 经此通道从膜内流向膜外。当膜电位从 $-90\,mV$ 去极化达到 $-70\,mV$ 左右时，Na^+ 通道失活，闸门构型发生变化，激活闸门开放，膜对 Na^+ 的通透性增加 $500\sim5\,000$ 倍，大量 Na^+ 经 Na^+ 通道涌入膜内；激活闸门开放后零点几毫秒，失活闸门也开始关闭。但其关闭过程比激活闸门开放较缓慢，Na^+ 内流停止。与此同时，K^+ 通道也已完全开放（在去极化时开始缓慢开放），K^+ 外流增加，大大加速复极化过程。由于 K^+ 通道开放持续到复极化后数毫秒，从而造成超极化后电位。Na^+ 通道失活闸门在膜电位没有恢复到或接近原初的静息电位之前不会重新开放，因此细胞膜在没有去极化的情况下 Na^+ 通道是不会开放的。Na^+ 通道可被河豚毒素（TTX）特异地阻断，而四乙胺则可特异地阻断 K^+ 通道。局部麻醉药，如盐酸普鲁卡因由于可阻止去极化时的 Na^+ 通道开放，故可阻止动作电位的产生。

由上述可知，膜对某种离子通透性的大小，实质上是由该离子通道的开闭状态决定的。由于离子是带电的，因此当离子通道的状态发生改变时，必然引起跨膜离子电流的变化。使用一种称为电压钳的实验技术，能定量地测出细胞兴奋时流过通道的跨膜离子（如 Na^+、K^+）电流。电压钳技术是采用外加电流的方法人为地改变膜电位，并通过电子反馈线路把膜电位固定或"钳制"于某一特定数值，记录和分析流过膜的离子电流。

电压钳实验的设计根据是离子做跨膜移动时形成了跨膜离子电流（I），而通透性亦即离子通过膜的难易程度，就是膜的电阻（R）或其倒数电导（G），因此所谓膜对某种离子通透性增大时，实际是膜对该离子的电导加大；对于带电离子来说，膜电导就是膜通透性的同义语。根据欧姆定律 $I=VG$，可知在膜两侧电位差（V）固定不变的条件下，测出的跨膜电流 I 的变化,就可作为膜电导变化的度量。测定膜在受刺激时跨膜电流的改变在技术上是容易的,但在这过程中要保持膜电位固定不变却不容易。因为当存在跨膜离子电流时,离子的进出膜会使不导电而有电容(C)特性的脂质膜充电或放电,因而根据 $V=Q/C$ 的关系(其中 Q 为电量,相当于 I 和时间 t 的乘积),跨膜离子的移动必然要引起跨膜电位的改变,实际上记录到的动作电位就是这种改变。因为如此,霍奇金(Hodgkin)等自行设计了一种应用负反馈原理的电子学装置,使它们能在跨膜电位维持恒定的情况下,测量跨膜离子电流的强度改变,并由此计算出膜电导即膜通透性的变化情况。电压钳实验的基本原理模式图如图 2-11 所示。图中电极 1 插入巨大神经轴突内一定距离,用来测量和监察这一段轴突膜内的电位,此电极先连到一个电压放大器,再在一个示波器上显示。电极 1 测得电位值经放大后同时输给一个负反馈放大器(FBA),这是整个仪器设计的关键部分,它可把测得的膜内电位同来自一个电压源的、由实验者预先设定的要求保持恒定的电位值进行比较,如果二者有差值,FBA 就会通过电极 2 向轴突膜内输出相应强度和方向的电流。由于仪器线路的精密设计和快速反应,电极 2 输出电流的改变正足以补偿标本由于跨膜离子电流使膜充放电而引起的跨膜电位的变动,于是与电极 1 相连的示波器上显示出膜内电位固定在设定的数值,而在电流放大器 IA 上测得的跨膜离子电流的变化,就反映了膜电导的变化。

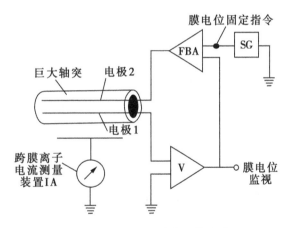

图 2-11　电压钳实验布置模式图

　　近年来发展了膜片钳的技术,可以直接研究在膜片两侧施加不同电压时单一离子通道的开放和关闭的情况。而用电压钳技术所测出的是一大片细胞膜众多的离子通道的离子电流。膜片钳技术的基本原理是用一根玻璃微电极的尖端与细胞膜接触,通过管腔施以一定负压将膜的极小部分紧紧吸住,这部分膜可能只含有一个离子通道,而电极尖端开口处的边缘与膜紧密接触,形成很高的电阻,因此微电极所记录的电流变化只反映单个离子通道的导电情况。

　　离子电流的方向通常规定为正离子流通的方向,正电荷移出膜外或负电荷移入膜内都称之为外向电流,而正电荷移入膜内或负离子移出膜外则称为内向电流。跨膜离子电流的大小可用离子的电导表示,它是电阻的倒数。G_{Na} 为 Na^+ 的电导,G_K 为 K^+ 的电导。电导变化与电位变化的关系如图 2-12 所示。电导大,表示膜对该离子运动的电阻小,膜对该离子的通透性大;反之亦反。

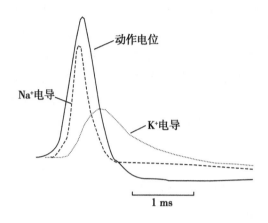

图 2-12　电导变化与电位变化的关系示意图

注:根据电压钳实验中测得的 Na^+ 电导(G_{Na})和 K^+ 电导(G_k)的变化过程,可以算出在膜电位不进行人为固定时,相应的 Na^+、K^+ 离子电流在膜电容上引起的电位变化(实线),其形状同在标本上记录到的动作电位的波形一致。

　　动作电位发生后,膜电位虽已恢复原先的静息电位水平,而膜两侧原有的离子浓度尚未恢复。研究证明,神经纤维每发生一次动作电位,进入膜内的 Na^+ 和随后由神经纤维出来的 K^+ 仅约各为其总量的 1/10,因此对细胞内 Na^+、K^+ 的总浓度的影响很微小。可是,当神经纤维连续发生动作电位时,就会使进入膜内的 Na^+ 和移出膜外的 K^+ 越来越多,势必要降低膜内外的 Na^+ 和 K^+ 浓度的比值,从而使动作电位越来越小,直至消失。因此在动作电位过后的恢复期,细胞还要把这种变化恢复过来,这就需要 Na^+ 泵的作用。实际上,Na^+ 泵对膜内 Na^+ 的增多很敏感,在每一次兴奋后的恢复期内,Na^+ 泵能将进入的 Na^+ 泵出,同时泵入逸出的 K^+,使细胞内外的 Na^+ 和 K^+ 浓度又恢复到兴奋前的水平。复极化到静息电位以后出现的后超极化,可能主要是 Na^+ 泵作用的结果。后去极化的产生,是由于复极时迅速外流的 K^+ 堆积于膜外表面,暂时阻碍了 K^+ 的快速外流所致。

2.3.3　兴奋的引起和兴奋的传导机制

1.阈电位和峰电位的引起

　　膜内负电位必须去极化到某一临界值时,才能在整段膜引发一次动作电位,这个临界值比正常静息电位的绝对值小 10~20 mV,称为阈电位。例如,巨大神经轴突的静息电位为 -70 mV,它的阈电位约为 -55 mV。这不是由于小于阈电位的去极化不引起 G_{Na} 的增加,实际情况是这时也有一定数目的 Na^+ 通道开放,但由于膜对 K^+ 的通透性仍大于 Na^+,因而少量的 Na^+ 内流及其对膜内电位的影响随即被 K^+ 的外流所抵消,因而去极化不能继续发展下去,不能形成动作电位。只有当外来刺激引起的去极化达到阈电位水平时,由于

较多量 Na^+ 通道的开放造成了膜内电位较大的去极化,而此去极化已不再能被 K^+ 外流所抵消,因而能进一步加大膜中 Na^+ 通道开放的概率,结果又使更多 Na^+ 内流增加而造成膜内进一步地去极化,如此反复促进,就形成一种正反馈的过程,称为再生性循环。其结果使膜内去极化迅速发展,形成动作电位陡峭的升支,直至膜内电位上升到近于 Na^+ 平衡电位的水平。因此可见,阈电位不是单一通道的属性,而是在一段膜上能使 Na^+ 通道开放的数目足以引起上面描述的再生性循环出现的膜内去极化的临界水平。由此也不难理解,只要刺激大于能引起再生性循环的水平,膜内去极化速度就不再决定于原刺激的大小;整个动作电位上升支的幅度也只决定于原来静息电位的值和膜内外的 Na^+ 浓度差,而与引起此次动作电位的刺激大小无关。此即动作电位所以能表现"全或无"现象的机制。阈电位是用膜本身去极化的临界值来描述动作电位的产生条件,所谓阈强度是能使膜的静息电位去极化到阈电位的外加刺激的强度。

2.局部兴奋及其特性

阈下刺激虽未能引起细胞、组织产生动作电位,也能引起该段膜中所含 Na^+ 通道的少量开放,只是开放的概率少,于是少量内流的 Na^+ 和电刺激造成的去极化叠加起来,在受刺激的膜局部出现一个较小的膜的去极化反应,称为局部反应或局部兴奋。局部兴奋由于强度较弱,且很快被外流的 K^+ 所抵消,因而不能引起再生性循环而发展成真正的兴奋或动作电位。

局部兴奋有以下几个基本特性:①不是"全或无"的,而是随着阈下刺激的增大而增大。②不能在膜上做远距离的传播,虽然发生在膜的某一点的局部兴奋,可以使邻近的膜也产生类似的去极化,但随距离加大而迅速减小以至消失,这个局部兴奋所波及的范围在一般神经细胞膜上不超过数十乃至数百微米,局部兴奋的这种电紧张性扩布有重要生理意义。③局部兴奋是可以互相叠加的,也就是说,当一处产生的局部兴奋由于电紧张性扩布致使邻近处的膜也出现程度较小的去极化,而该处又因另一刺激也产生了局部兴奋,虽然两者单独出现时都不足以引发一次动作电位,但遇到一起时可以叠加起来,有可能达到阈电位而引发一次动作电位,称为兴奋的空间性总和;局部兴奋的叠加也可以发生在连续受数个阈下刺激的膜的某一点,亦即当前面刺激引起的局部兴奋尚未消失时,与后面刺激引起的局部兴奋发生叠加,称为时间性总和。总和现象在神经元细胞的功能活动中十分常见且重要。

体内某些感受器细胞、部分腺细胞和平滑肌细胞,以及神经细胞体上的突触后膜和骨骼肌细胞的终板膜,它们在受刺激时不产生"全或无"形式的动作电位,而只出现原有静息电位的微弱而缓慢的变动,分别称为感受器电位、慢电位、突触后电位和终板电位。这些电位也具有类似局部兴奋的特性。这些形式的电变化,实际是使另一细胞或同一细胞的其他部分的膜产生"全或无"式动作电位上的过渡性电变化。

3.兴奋在同一细胞上的传导机制

可兴奋细胞的特征之一是它任何一处的膜产生的动作电位,都可沿着细胞膜向周围传播,使整个细胞的膜都经历一次类似于被刺激部位的离子电导的改变,表现为动作电位沿整个细胞膜的传导。传导的机制实际已包含在兴奋膜的上述特性之中。如图 2-13 所示,当神经纤维的某一小段,因受到足够强的外加刺激而出现了动作电位,即该处出现了膜两侧电位的暂时性倒转,由静息时的内负外正变为内正外负,但和该段神经相邻接的神经段仍处于安静时的极化状态;由于膜两侧的溶液都是导电的,于是在已兴奋的神经段和与它相邻的未兴奋的神经段之间,将由于电位差的存在而有电荷移动,称为局部电流。电荷的运动方向是膜外有正电荷由未兴奋段移向已兴奋段,膜内有正电荷由已兴奋段移向未兴奋段。流动的结果造成未兴奋段膜内电位升高而膜外电位降低,亦即引起该处膜的去极化;这一过程开始时,就相当于电紧张性扩布。当局部电流的出现使邻接的未兴奋的膜去极化到阈电位时,也会使该段出现它自己的动作电位。所谓动作电位的传导,实际是已兴奋的膜部分通过局部电流"刺激"了未兴奋的膜部分,使之出现动作电位;这样的过程在膜表面连续进行下去,就表现为兴奋在整个细胞的传导。由于动作电位产生期间电位变化的幅度和陡度相当大,因此在单一细胞局部电流的强度超过了引起邻近膜兴奋所必需的阈强度数倍以上,因而以局部电流为基础的传导过程不易因某处动作电位不足以使邻接的膜产生兴奋而导致传导"阻滞",这一点与一般化学性突触处的兴奋传递有明显的差别。

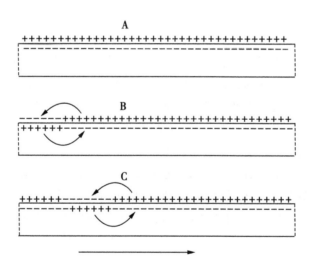

图 2-13　神经纤维传导机制的模式图
A:静息时;B:发生兴奋后;C:传导过程中。
注:弯箭头表示膜内外局部电流的流动方向,下方直箭头表示冲动传导方向。

兴奋传导机制虽然以无髓神经纤维为例,但在其他可兴奋细胞(如骨骼肌细胞)的兴奋传导,基本上遵循同样的机制。有髓神经纤维在轴突外面包有一层相当厚的髓鞘,髓鞘主要成分的脂质是不导电或不允许带电离子通过的,因此只有在髓鞘暂时中断的朗飞结处,轴突膜才能和细胞外液接触,使跨膜离子移动得以进行。因此,当有髓纤维受到外加刺激时,动作电位只能在邻近刺激点的朗飞结处产生,而局部电流也只能发生在相邻的朗飞结之间,其外电路要通过髓鞘外面的组织间液,因此动作电位表现为跨过每一段髓鞘而在相邻朗飞结处相继出现,这称为兴奋的跳跃式传导。跳跃式传导时的兴奋传导速度比无髓纤维或一般细胞的传导速度快得多;而且由于跳跃式传导时,单位长度内每传导一次兴奋所涉及的跨膜离子运动的总数要少得多,因此它还是一种"节能"的传导方式。

2.4 肌细胞的收缩功能

人体各种形式的运动,主要是靠一些肌细胞的收缩活动来完成的,根据形态特点,肌肉分为横纹肌、平滑肌;根据肌肉功能可分为骨骼肌、心肌、平滑肌。本节以骨骼肌为重点,介绍肌细胞的收缩机制。

在骨和关节的配合下,通过骨骼肌的收缩和舒张,完成各种躯体运动。骨骼肌由大量成束的肌纤维组成,每条肌纤维就是一个肌细胞。成人肌纤维呈细长圆柱形,直径约 $60~\mu m$,长可达数毫米乃至数十厘米。在大多数肌肉中,肌束和肌纤维都呈平行排列,它们两端都和由结缔组织构成的腱相融合,后者附着在骨上,通常四肢的骨骼肌在附着点之间至少要跨过一个关节,通过肌肉的收缩和舒张,就可能引起肢体的屈曲和伸直。人体所有的骨骼肌活动,是在中枢神经系统的控制下完成的。

2.4.1 骨骼肌细胞的结构和分子组成

骨骼肌细胞含有大量的肌原纤维和丰富的肌管系统,且其排列高度规则有序。肌细胞是体内耗能做功,完成机体多种机械运动的功能单位。一块骨骼肌由大量肌束组成,肌束又由大量肌纤维构成,一条肌纤维就是一个肌细胞。

1.肌原纤维和肌小节

每个肌纤维含有大量直径 $1\sim2~\mu m$ 的纤维状结构,称为肌原纤维。它们平行排列,纵贯肌纤维全长,在一个细胞中可达上千条之多。每条肌原纤维的全长都呈现规则的明、暗交替,分别称为明带和暗带;而且在平行的各肌原纤维之间,明带和暗带又都分布在同一水平上。暗带的长度比较固定,不论肌肉处于静止、受到被动牵拉或进行收缩时,它都保持 $1.5~\mu m$ 的长度;在暗带中央,有一段相对透明的区域,称为 H 带,它的长度随肌肉所处状态的不同而有变化。在 H 带中央亦即整个暗带的中央,又有一条横向的暗线,称为 M线。明带的长度是可变的,它在肌肉安静时较长,并且在一定范围内可因肌肉所受的被牵引而变长,但明带在肌肉收缩时可变短;明带中央也有一条横向的暗线,称为 z 线(或 z盘)。肌原纤维上每一段位于两条 z 线之间的区域,是肌肉收缩和舒张的最基本单位,它包含一个位于中间部分的暗带和两侧各 1/2 的明带,合称为肌小节。由于明带的长度可变,肌小节的长度在不同情况下可变动于 $1.5\sim3.5~\mu m$,通常在体骨骼肌安静时肌小节的长度为 $2.0\sim2.2~\mu m$。

肌小节的明带和暗带包含有更细的、平行排列的丝状结构,称为肌丝。暗带中含有的肌丝较粗,直径约 10 nm,称为粗肌丝,其长度与暗带相同。实际上暗带的形成就是由于粗肌丝的存在,M线则是把成束的粗肌丝固定在一定位置的蛋白质结构。明带中的肌丝较细,直径约5 nm,称为细肌丝。它们由z线结构向两侧明带伸出,每侧的长度都是1.0 nm,它的游离端在肌小节总长度小于3.5 nm的情况下,必然有一段要伸入暗带,和粗肌丝处于交错和重叠的状态;如果由两侧z线伸入暗带的细肌丝未能相遇而隔有一段距离,这就形成了H带。肌肉被拉长时,肌小节长度增大,这时细肌丝由暗带重叠区拉出,使明带长度增大,H带也相应地增大。

2.肌管系统

肌管系统指包绕在每一条肌原纤维周围的膜性囊管状结构,由来源和功能都不相同的两组独立的管道系统组成。一部分肌管的走行方向和肌原纤维相垂直,称为横管系统或称T管,是由肌细胞的表面膜向内凹入而形成。它们穿行在肌原纤维之间,并在z线水平(有些动物是在暗带和明带衔接处的水平)形成环绕肌原纤维的管道;它们相互交通,管腔通过肌膜凹入处的小孔与细胞外液相通。将标记物加入细胞的浸浴液中,这些物质可以很快在每一条环绕肌小节的横管系统中出现,但不能进入肌浆和肌浆网中去。T管作用是将肌细胞膜的兴奋沿T管膜传入细胞内部。

肌原纤维周围还有另一组肌管系统,就是肌浆网,它们的走行方向和肌小节平行,称为纵管系统或称L管;纵管系统或肌浆网主要包绕每个肌小节的中间部分,这是一些相互沟通的管道,但是在接近肌小节两端的横管时管腔出现膨大,称为终末池,它使纵管以较大的面积和横管相靠近。L管作用是用于Ca^{2+}的储存、释放与再积聚。每一横管和来自两侧肌小节的纵管终末池,构成了三联管结构。横管和纵管的膜在三联管结构处并不接触,中间尚隔有约12 nm的间隙,这样的结构有利于细胞内外的信息传递。横管系统的作用是将肌细胞兴奋时出现在细胞膜上的电变化沿T管膜传入细胞内部,肌浆网和终末池的作用是通过对钙离子的储存、释放和再积聚,触发肌小节的收缩和舒张;而三联管结构是把肌细胞膜的电变化和细胞内的收缩过程衔接或耦联起来的关键部位。

2.4.2 神经-骨骼肌接头处的兴奋传递

运动神经纤维到达末梢时失去了髓鞘,以裸露的轴突末梢嵌入肌纤维膜的凹陷中,形成神经-骨骼肌接头。与神经元间的突触相似,神经-骨骼肌接头也由三部分构成:①接头前膜,即轴突末梢的细胞膜;②接头间隙,位于接头前、后膜之间,充满了细胞外液;③接头后膜,即骨骼肌纤维的肌膜,又称终板膜。

终板膜在接头处常形成很多皱褶,以增大接头后膜的面积。运动神经纤维的兴奋以"电-化学-电"的模式最终引起接头后膜的电位改变,继而引起骨骼肌纤维兴奋的产生,这一过程称为神经-骨骼肌接头处兴奋的传递。其中电-化学-电是指突触或神经-肌肉接头处兴奋的传递,是通过突触或接头前膜的磷酸酯酶(AP),触发神经递质的释放,递质经接头间隙弥散,再作用于突触接头后膜上的受体,最终引起突触或接头后的细胞产生自己的AP。

1.兴奋传递的接头前过程

轴突末梢的轴浆中,含有大量囊泡,每个囊泡中储存有恒量的乙酰胆碱(ACh)分子,有 5 000～10 000 个,它们可通过出胞作用进行"量子式释放"。在安静状态时,末梢内的 Ca^{2+} 浓度很低,只有少数囊泡与接头前膜随机融合,自发释放 ACh。当有神经冲动传来时,轴突末梢的膜局部去极化,导致电压门控 Ca^{2+} 通道开放,Ca^{2+} 的内流触发大量囊泡出胞,将所含全部 ACh 释放到接头间隙。一次 AP 可引起 200～300 个囊泡释放,使 10^6 以上个 ACh 分子进入接头间隙。

2.兴奋传递的接头后过程

在接头后膜上,存在有特殊的化学门控离子通道受体,每个通道受体分子含有两个能与 ACh 特异结合的位点,也叫作 N-型乙酰胆碱受体。当其与通过接头间隙扩散到接头后膜的 ACh 结合后,构象改变导致通道开放。这种通道允许 Na^+、K^+ 通透,Na^+ 内流和 K^+ 外流的总体结果是使接头后膜去极化,这一局部极化电位称为终板电位。它不表现"全或无"的特征。个别囊泡在安静时自发释放 ACh,引起接头后膜微小的电位改变则称为微终板电位。终板电位产生后,以电紧张性扩布的形式影响接头周围的一般肌膜,使其发生去极化。接头周围的肌膜上含有电压门控式 Na^+ 通道和 K^+ 通道,可受膜的去极化刺激而开放。由于终板电位的幅度很高(60 mV),超过引起肌细胞膜 AP 所需的刺激阈值的 3～4 倍,因此它扩布到周围很容易引起肌膜去极化达到阈电位水平,使 Na^+ 内流和膜去极之间形成再生式循环,触发 AP 产生。

可见,与神经突触的兴奋传递不同,神经-肌肉接头处兴奋的传递通常是"一对一"的,即运动纤维每一次到达末梢的 AP,都能"可靠地"使肌细胞兴奋一次。当然,两种传递的特点是相似的,包括:①单向传递;②时间延搁;③易受环境因素的影响。

ACh 在引起肌细胞兴奋后被迅速清除,避免了终板膜的持续去极化。ACh 是由分布在接头间隙和接头后膜上的胆碱酯酶降解的。

2.4.3　兴奋-收缩耦联

兴奋-收缩耦联(excitation-contraction coupling)是指连接肌纤维的兴奋和收缩的中介过程。它包括三个步骤:电兴奋通过横管系统传到肌细胞的深处;三联管结构处的信息传递;肌浆网(即纵管系统)对 Ca^{2+} 释放和再聚积,及其导致的肌肉收缩和舒张。

1.兴奋传递引起终池 Ca^{2+} 释放

由于横管膜是肌细胞膜的延续,肌细胞膜的 AP 可沿凹入细胞内部的横管膜传导,直至深入三联管结构即每个肌小节的近旁。在三联管结构处信息是如何由横管传递给终池的,目前仍不十分清楚,有学说认为,横管膜上存在一种特殊的蛋白质,正对着旁边终池膜上的 Ca^{2+} 通道,起机械堵塞作用。当横管膜发生去极化,该蛋白质构象改变,不再堵住 Ca^{2+} 通道而使其开放,于是终池内的 Ca^{2+} 被大量释放到肌浆中。安静时肌浆中 Ca^{2+} 浓度维持在很低的水平(7～10 mol/L),发生兴奋收缩耦联后,肌浆 Ca^{2+} 浓度可增高 100 倍之多。

2.进入肌浆中的 Ca^{2+} 触发肌丝的滑行

进入肌浆中的高浓度 Ca^{2+} 与细肌丝上的肌钙蛋白结合,引起细肌丝构象改变,暴露出其上的横桥结合位点,粗肌丝上的横桥与之结合,并发生扭动、解离和再结合、再扭动的循环过程,拉动细肌丝不断向粗肌丝间隙中滑动,使肌小节缩短,肌肉产生收缩,如图 2-14 所示。

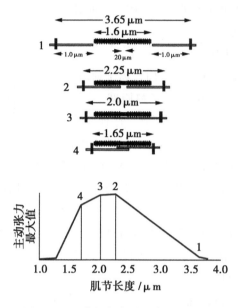

图 2-14　肌肉初长度对肌肉收缩的影响

由于 Ca^{2+} 的作用使每一肌小节中细肌丝向粗肌丝的间隙中滑行,使粗细肌丝重叠程度增加,肌小节缩短肌肉收缩,这就是肌丝滑行理论。

(1)肌丝的分子组成及横桥的作用

一条粗肌丝是由 200～300 个肌凝蛋白分子有规则地排列而成的。每个肌凝蛋白分子呈长杆状,一端具有球形膨大部。杆状部朝 M 线聚合成束,形成粗肌丝的主干,球状部有规则地裸露在主干的表面,并与主干方向垂直,称为横桥。横桥在粗肌丝表面的分布非常规则,在每 42.9 nm 长的粗肌丝上有六个横桥存在,它们两两相对,组成三组,平均排列在粗肌丝上,相邻两个横桥间有 60° 的夹角。这六个横桥的空间位置正好对应环绕粗肌丝的六条细肌丝,当有 Ca^{2+} 作用时,横桥可与细肌丝上的特定位点结合。细肌丝由三种蛋白质分子组成,其主干由球状的肌纤蛋白单体聚合为双螺旋结构而成。原肌凝蛋白也呈双螺旋结构,与肌纤蛋白双螺旋并行,其空间位置恰好在肌纤蛋白和横桥之间,从而阻碍二者的结合。还有一种球形的蛋白质称为肌钙蛋白,以一定的间隔结合在原肌凝蛋白双螺旋上。肌钙蛋白含有三个亚单位,C 亚单位中有一些双负电结合位点,因而可结合 Ca^{2+};T 亚单位负责将肌钙蛋白分子结合在原肌凝蛋白上;I 亚单位的作用是在 C 亚单位与 Ca^{2+} 结合后,将信息传递给原肌凝蛋白并使其构象改变,解除其对肌纤蛋白和横桥结合的阻碍作用。

肌纤蛋白和组成粗肌丝的肌凝蛋白都被称为收缩蛋白质,而组成细肌丝的另外两种蛋白质,分别是原肌凝蛋白和肌钙蛋白,被称为调节蛋白质。

(2)肌纤维的收缩

Ca^{2+} 与肌钙蛋白 C 亚单位结合,I 亚单位促使原肌凝蛋白构象改变,暴露出肌纤蛋白上的横桥结合位点。由于横桥本身具有 ATP 酶的活性,可分解与其相结合的 ATP 释放能量,用于横桥与肌纤蛋白的结合、扭动。当另一个 ATP 与横桥结合时,它与肌纤蛋白解离而去结合下一个位点,如此循环牵动细肌丝向粗肌丝间隙滑行,使肌小节的长度不断缩短。可见,Ca^{2+} 是连接兴奋和机械收缩的重要环节。

3.钙泵的活动导致肌纤维的舒张

肌浆网膜上的钙泵是一种 $Ca^{2+}-Mg^{2+}$ 依赖的 ATP 酶。当肌浆中的 Ca^{2+} 浓度升高时,钙泵被激活,通过分解 ATP 获得能量,将 Ca^{2+} 逆浓度梯度转运回肌浆网中。肌浆中 Ca^{2+} 浓度随之降低,Ca^{2+} 从肌钙蛋白上解离下来,引起肌纤维的舒张。

2.4.4　骨骼肌收缩的外部表现和力学分析

骨骼肌在体内的功能,是受到刺激时产生缩短和(或)张力。肌肉收缩时是以产生张力为主,还是以表现缩短为主,决定于肌肉的负荷条件和肌肉本身的机能状态。

肌肉遇到的负荷有两种:①前负荷(preload),指肌肉收缩前已加于肌肉上的负荷。前负荷使肌肉收缩前被拉长到某一长度,即初长度(initial length)。②后负荷(afterload),指肌肉收缩开始后遇到的负荷或阻力,它阻碍肌肉的缩短。后负荷存在时,肌肉首先通过增加张力以对抗后负荷,这时肌肉不表现缩短而张力增加,称为等长收缩(isometriccontraction)。只有当张力增加到足以对抗甚至超过后负荷时,肌肉才能开始缩短,且缩短一旦开始,张力就不再增加,这种收缩称为等张收缩(isotonic contraction)。

综上所述,影响肌肉收缩时作功能力或力学表现的因素有三个,即前负荷、后负荷和肌肉本身的功能状态(即肌肉收缩能力)。

1.前负荷(或初长度)对肌肉收缩的影响

固定后负荷,不断增加肌肉的前负荷,即得到骨骼肌收缩的长度-张力曲线(length-tension relation)。随着初长度的增加,肌肉的张力曲线分别经历了上升支、平台和下降支。张力的大小与肌小节中粗细肌丝的重叠程度密切相关。例如,粗细肌丝完全不重叠,肌肉的张力为零;重叠过度,无法达到最大的横桥结合率,张力也不能达到最大。只有当肌肉的初长度恰好使每个肌小节的长度为 $2.2~\mu m$ 左右,此时形成的横桥与细肌丝结合位点数目最多,张力就达到最大(平台)。我们知道肌小节中每根细肌丝的长度是 $1.0~\mu m$,两根细肌丝之和为 $2.0~\mu m$,而肌小节的最适初长度并不等于 $2.0~\mu m$,而是 $2.2~\mu m$。这是因为粗肌丝中央(M 线附近)没有横桥存在,即使细肌丝伸入到这个位置,也不能增加横桥的结合效率。此外,上升支的前段斜率大,后段斜率小,这是因为前段对应长度的肌小节中细肌丝不但越过 M 线,还与另一侧的粗肌丝形成横桥结合,因而张力随长度上升的速率更大;后段对应的肌小节初长度较长,此时细肌丝的头部在 M 线附近,形成的横桥数目相对减少,使斜率变小。

2.后负荷对肌肉收缩的影响

固定前负荷,观察后负荷对肌肉收缩的影响。开始肌肉不能缩短,只表现张力的增加,即等长收缩;当张力增加到足以对抗后负荷时,肌肉开始缩短,此时张力不再增加,即等张收缩。肌肉在后负荷条件下收缩时,总是张力产生在前,缩短在后,而且后负荷越大,肌肉缩短前产生的张力越大,肌肉缩短出现越晚,缩短的初速度和肌肉缩短的总长度越小。

记录不同后负荷下肌肉产生的张力和其开始缩短时的初速度并作图,即张力-速度曲线(见图 2-15)。可见二者呈反变关系,后负荷越大,肌肉缩短的速率越小。将曲线向上延长至后负荷为零,即得到理论上的最大缩短速度 v_{max}。

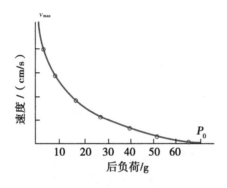

图 2-15　骨骼肌的张力-速度曲线

3.肌肉收缩能力的改变对肌肉收缩的影响

上述的前、后负荷的改变对肌肉收缩时张力产生、缩短速度以及做功能力等力学表现的影响,显然是在肌肉功能状态恒定的情况下对所处负荷条件改变所做出的不同反应。但肌肉的状态也是可以改变的,它也可以影响肌肉收缩的效率。例如,缺氧、酸中毒、肌肉中能源物质缺乏,以及其他原因引起的兴奋-收缩耦联、肌肉蛋白质或横桥功能特性的改变,都可能降低肌肉收缩的效果,而 Ca^{2+}、咖啡因、肾上腺素等体液因素则可能通过影响肌肉的收缩机制而提高肌肉的收缩效果。将影响肌肉收缩效果的肌肉内部功能状态的改变,定义为肌肉收缩能力的改变,以区别于肌肉收缩时外部条件即前、后负荷改变所导致的收缩效果的改变。很难简单地根据肌肉某项力学指标的改变,确定是否发生了肌肉收缩能力的改变。

4.肌肉的单收缩和单收缩的复合

正常人体内,当骨骼肌在运动神经的支配下进行收缩时,几乎无例外地接受来自神经的连续刺激。肌肉在受到不同频率的连续刺激时,将产生不同的收缩形式。

(1)单收缩

整块骨骼肌或单个肌细胞受到一次短促的刺激时,先是产生一次动作电位,紧接着出现一次机械收缩,称为单收缩。根据收缩时肌肉所处的负荷条件不同,单收缩可以是等长的,也可以是等张的。单收缩由一个收缩期和舒张期组成,前者持续时间较后者为短。实际上,当肌肉受到一串频率较低的连续刺激时。只要两个连续的刺激中的前一个刺激所产生的一次机械收缩与后一个刺激引起的下一次机械收缩不发生融合,所产生的收缩形式都是单收缩。整个单收缩的时间因肌肉不同而有显著差异,如人的眼外肌的一次单收缩不超过 10 ms,而腓肠肌可达 100 ms 以上。

(2)单收缩的复合

如果给肌肉以连续的脉刺激,肌肉的收缩情况将随刺激的频率而有不同。在刺激的频率较低时,因每一个新的刺激到来时由前一次刺激引起的单收缩过程(包括舒张期)已经结束,于是每次刺激都引起一次独立的单收缩;当刺激频率增加到某一限度时,后来的刺激有可能在前一次收缩的舒张期结束前即到达肌肉,于是肌肉在自身尚处于一定程度的缩短或张力存在的基础上进行新的收缩,发生了所谓收缩过程的复合,这样连续进行下去,肌肉就表现为不完全强直收缩,其特点是每次新的收缩都出现在前次收缩的舒张期过程中,在描记曲线上形成锯齿形;如果刺激频率继续增加,那么肌肉就有可能在前一次收缩的收缩期结束以前或在收缩期的顶点开始新的收缩,于是各次收缩的张力或长度变化可以融合而叠加起来,使描记曲线上的锯齿形消失,这就是完全强直收缩。体内骨骼肌收缩几乎都属于完全强直收缩,只不过强直收缩的持续时间可长可短。强直收缩显然可以产生更大的收缩效果,如强直收缩所能产生的最大张力可达单收缩的 4 倍左右。这是因为肌肉在只接受一次刺激时,释放到肌浆中的 Ca^{2+} 很快被肌浆网上的 Ca^{2+} 泵回收入肌浆网,而连续刺激可使肌浆中的 Ca^{2+} 维持在一个饱和的高浓度水平。不同肌肉单收缩的持续时间不同,因而能引起肌肉出现完全强直收缩的最低临界频率在不同肌肉也不同。例如,单收缩快速的眼球内直肌需要每秒约 350 次的高频刺激才能产生完全强直收缩,而收缩缓慢的比目鱼肌只需每秒约 30 次的频率就够了。

2.5　肌电图及神经传导速度

肌肉和肌腱被认为是中枢神经系统和骨骼之间的中间界面,通过电信号沟通中枢神经系统和骨骼之间的联系。肌细胞产生的电流可以像心肌细胞产生电流后记录到的心电图一样被检测和记录下来。肌电图记录肌肉在静止状态、主动收缩和周围神经受刺激时的电活动。应用肌电图技术,人们可研究正常肌肉的功能及用于肌肉异常或疾病的诊断。

肌肉电活动的变化可反映肌肉、神经肌肉接头、周围神经和脊髓前角运动神经细胞的功能状态。肌肉中的电信号可以通过电极检测,经放大再被记录下来。现代化的肌电图仪装有电子刺激器及叠加仪,可做神经传导速度、重复电刺激、甚至脑诱发电位的检查,对于神经肌肉疾病和周围神经损伤的诊断有很大帮助。检查时可应用共轴针电极插入肌肉或将片状电极放置于肌肉表面的皮肤上。表面电极对于研究大肌肉很简单方便;针电极可以透过皮肤置于肌肉当中,绝缘导线电极穿入针管内,用此电极可以检测小肌肉和深层肌肉。微细的导线电极也可以插入肌肉并滞留在肌肉内用于运动学研究,这种电极非常细小,不会产生疼痛,所以可常规使用。用这些电极检测的信号经过放大和适当的电流信号处理而被记录下来,将肌肉的电活动显示在阴极射线示波器上,再用照相装置将图像抓摄下来,或用热笔在记录纸上记录下来。现代肌电图仪都附有扬声装置,可聆听不同电活动的声音变化,亦可将曲线与声音变化记录在磁带上备查,保证了记录的肌电信号尽可能接近肌肉中产生的肌电信号。

2.5.1 肌电描记法

肌电描记法是指用来研究各个肌纤维和运动单位电活性的方法。肌电描记检查(EMG)常和神经传导研究一同应用于确定损伤的来源,是神经源性、肌肉源性还是联合来源。如果损伤是神经来源的,EMG能帮助定位损伤的水平;如果损伤是位于运动神经元、脊神经根、神经丛或是周围神经的,其也能帮助评定周围神经损伤的预后。肌肉的电学活性通过直接插入肌肉的记录电极来研究。

1.EMG电极

EMG通常采用两种类型的电极,分别是同心针电极和单极针电极(见图2-16)。同心针电极含有一个外部的不锈钢套管,里面有一根除了针头外均绝缘的单根导线。内部导线作为记录电极,外部套管作为参考电极。被检者通过另外分开的表面电极接地,记录其外部套管和内部导线之间的电位差异。单极针电极为一根实心的小钢针,通常为不锈钢材质,除了针尖外均绝缘,记录针尖和参考电极间的电位差异。参考电极可为紧贴皮肤的传导性平板或插入皮下的针。同心电极记录区域较单极电极记录区域小。相对于单针电极圆形的记录区域,同心电极具有一个非对称的记录区。电极记录的运动单位动作电位具有双相或三相波形。

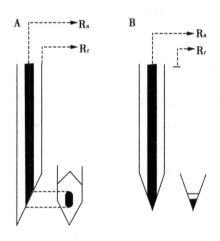

图 2-16　同心电极(A)和单极电极(B)

R_a=主动电极;R_r=参考电极

一个典型的EMG记录过程操作如下:当肌肉放松时将针插入肌肉,记下插入电位的存在和范围,然后,用电极对肌肉进行系统的探察,以标记自发电位的存在。接着患者被要求主动收缩肌肉到达最大张力下水平,记录在肌肉内多个不同点的各个运动单位的参数。测量参数为电位的形状、大小、起始激活频率、其他单位募集前所需激活运动单位的比例以及募集运动单位的数目。

2.插入电位

当针插入肌肉及在肌肉内移动时,会出现一个单个的爆发电位,通常持续 $300\sim500\ ms$,其活性与电极的移动有关,是肌纤维损伤或机械刺激的结果。插入刺激持续长于 $300\sim500\ ms$,可能是失神经支配的早期征象,常见于多发性肌炎、肌强直性疾病和一些其他肌病。相反,插入电位的减弱见于失神经支配期延长后,肌纤维为结缔组织替代,纤维发生变性。

3.静息肌肉的 EMG 电位

健康肌肉中,EMG 电位通常在静息状态下无法记录到,除了在肌肉的终板区域,在那里两种终板电位可被记录到。表 2-1 列出了正常肌肉中终板电位的特征。终板噪音电位描述的是非传播的终板去极化(微小终板电位),是由于运动神经终端神经递质的无规则释放所引起的。终板电位冲动是由于肌肉内神经的激动所引起的非传播性的单个肌纤维的放电。

表 2-1　　　　　　　　　　　正常自发动作电位

参数	终板噪音	终板峰值
波幅	$10\sim15\ \mu V$	$100\sim200\ \mu V$
持续时间	$1\sim2\ ms$	$3\sim5\ ms$
频率	$20\sim40\ Hz$	$5\sim50\ Hz$
冲动发送间隔	不规则	不规则
声音	嘶嘶声	噼啪声
波形	单相(负性)	双相(初始负性)

自发电位能从松弛肌肉中记录,它的产生并非来自运动终板,而是紧随于插入电位,其产生属正常水平。自发电位的基本类型包括纤颤电位、正性尖波、自发收缩电位、肌纤维颤搐放电、复合重复放电。

纤颤电位为单个肌纤维自发产生的动作电位。这些电位通常有节律性,且被认为由于失神经支配的肌纤维静息膜电位的振动而产生的,它们呈典型的双相或三相波形。通过其开始时的正性期和当记录通过扬声器放大时可听见的重复的“咔哒”音,纤颤电位很容易同终板电位区分开,其波形特征如表 2-2 所示。正性尖波常见于和纤颤电位相伴随,但在损伤后,它们显得更明显。正性尖波来自损伤的单条纤维,它们的波形包括起始处的正性期和紧跟其后的小波幅、长周期(小于 10 ms)的慢性负性期。

表 2-2   失神经支配的自发性动作电位

参数	纤颤电位	正性尖波
波幅	$20\sim300\ \mu V(<1\ mV)$	$20\sim300\ \mu V(<1\ mV)$
周期	$1\sim5\ ms$	$10\sim30\ ms(<100\ ms)$
频率	$1\sim50\ Hz$	$1\sim50\ Hz$
冲动发送间隔	通常规则	通常规则
声音	脆性"咔哒"声	沉闷"砰砰"声
波形	双相和三相(起始正性波,然后负性尖波)	双相和三相(起始正性波,然后负性长波)

    纤颤动作电位和正性尖波可见于失神经支配肌肉,但不出现于神经损伤后的3~5周内。它们最常见于影响运动神经元的神经源性损伤、脊神经根、神经丛或周围神经。它们将持续存在,直到肌纤维被神经重新支配或发生纤维变性。单独的纤颤电位对诊断肌肉的失神经支配无意义,因为它们可发生于如多发性肌炎、肌肉营养障碍等主要肌肉疾病。而且这些电位也能见于正常健康肌肉,它们的出现并不具有病理意义。

    纤颤电位由代表整个或部分运动单位的一群肌纤维的自发性放电所产生,常产生明显的肌肉抽搐,其最常发生于前角细胞疾病。纤颤电位群是多个运动单位放电的结果,常发生于侧束硬化性肌萎缩、进行性脊髓肌肉萎缩或其他的前角细胞变性疾病如脊髓灰质炎和脊髓空洞症,这些放电被称为肌纤维颤搐放电。在其放电过程中,多个运动单位分别发出冲动,通常有2~10个峰,频率为30~40 Hz,规则间歇0.1~10 s后再发。肌纤维颤搐爆发冲动被认为是脱髓鞘运动神经纤维异位生长的结果。

    4.主动活动过程中 EMG 电位

    各个运动单位动作电位能用 EMG 电极在小于最大主动收缩的情况下测得。运动单位动作电位(MUAP)代表电极记录范围内受单个神经元支配的肌纤维的电极电位总和。运动单位动作电位通常为具有特征性形状、波幅和周期的三相波形(见图 2-17)。通过仔细的电极放置和患者能一致地进行亚最大主动收缩,可记录到单个的运动单位动作电位。

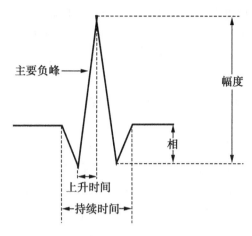

图 2-17　一个运动单位动作电位的测量参数

　　通过定量测定,从每一个部位能记录到 2～3 个可以清楚区分的运动单位。单个针极插入后能通过进针少许或退针少许及改变针的方向而测得多个部位。在患者的一次轻微主动收缩过程中,能测得 20 个或更多的运动单位的动作电位及其类型、波幅、周期和形状。这些数值可与在同一实验室、同样条件下、相同年龄段、相同部位的正常肌肉测量所得的数值相比较。运动单位动作电位的一般项目特征如表 2-3 所示。

表 2-3　　　　　　　　　　　　　　运动单位动作电位的一般项目特征

波幅	变化(在 3 mV 以上)
周期	变化(<15 ms)
频率	依赖于负重程度(50/s 以上)
形状	双相和三相,5%～12% 为多相(多于 4 相)
冲动发生模式	半节律性
声音	尖锐而脆

　　上升时间即测量从开始时的正性峰至随后负性峰的时间(见图 2-19)。它所测定的是 EMG 电极和产生主要峰电位的肌纤维之间的距离。在可接收到运动单位动作电位的测定中,它通常小于 500 ms。主要峰电位的波幅主要由那些在记录电极 1 mm 半径以内的肌纤维所决定。通常波幅越高,说明从属于同一单位的肌纤维排列越靠近。然而,同一运动单位内的其他远处肌纤维也对波幅起辅助决定作用。周期是测定从最初的离开基线漂移到最后的返回基线。它反映了运动单位内主要肌纤维的活动,是显示运动单位区域的良好指示。波形的形状也能用于诊断目的。多相动作电位百分比的上升,可提示单个运动单位内去同步化放电或纤维个体的减少。

测量运动单位结构和功能特征变化的另一种方法是通过最大和亚最大主动收缩间的评估恢复模式。根据尺寸原则,小张力单位在大张力单位前恢复。当张力需求升高时,已经恢复的单位提高它们的冲动发生频率,而其他单位则恢复。恢复频率被定义为其他单位恢复时,单位的冲动发生频率。一般来讲,恢复率(平均冲动发生频率除以激活单位数目)不应超过 5%,当率值升高时,提示运动单位的丧失。

干扰模式是肌肉最大负重时记录的动作电位。通过最大收缩时记录到的完整的干扰模式提示单位个体不能被辨认。累积反应的平均波幅是对发出冲动单位数目的估计。在引起可激活运动单位减少的疾病中,当张力需求升高时,其他单位的恢复受到限制,所以健存单位必须以一个非正常的高频率发出冲动,作为对缺失的运动单位的补偿。在上运动神经元损伤引起的疾病中,最大收缩时的冲动发生频率通常要比期望值低。在肌肉疾病中,运动单位的大小较正常情况下小,结果大量的单位恢复,产生特定的亚最大张力。在晚期肌发生性疾病中,恢复模式与在神经发生性疾病中所观察到的模式很相似,原因是运动单位的整个缺失。

5.单个纤维的 EMG

在传统 EMG 中,一个同心或单极电极被用来研究运动单位内限定数目的肌纤维动作电位时间和空间的联系。近年来,多种其他技术的发展,被用来检测肌纤维个体和运动终板的动作电位、运动单位分布区域和整个运动单位的积累动作电位。这些技术包括单纤维 EMG、扫描 EMG、大体 EMG。

单纤维 EMG 能用来评估运动单位纤维的密度和神经肌肉传递。电极由 0.5 mm 的钢套管和 1～14 个铂导线组成,每根直径为 25 μm,并在电极针尖后约几个微米处有一侧方暴露孔,如图 2-18 所示。细小的电极表面允许选择性地记录单根肌纤维。在某种情况下,能记录到属于同一单位的两个纤维的动作电位,并可研究其神经肌肉传递。两个动作电位间的时间间隔在连续放电间发生变化,这种变化称为颤动现象,主要记录的是两个运动终板传递时间变化的结果。颤动现象被表述为平均连续电势差(MCD),是连续放电时电位间间隔差异的平均值,计算如下:MCD=[D_1-D_2]+[D_2-D_3]+……+[$D_{n-1}-D_n$]/$n-1$,这里 D=各个电位间间隔,n=放电数目。

当异常很小时,必须分析每个纤维对的 50 次放电,最少要分析 20 对。颤动现象的正常值范围为 20～50 μs,但偶尔可低达 5 μs。颤动现象的升高可见于重症肌无力和伴随的失神经支配。

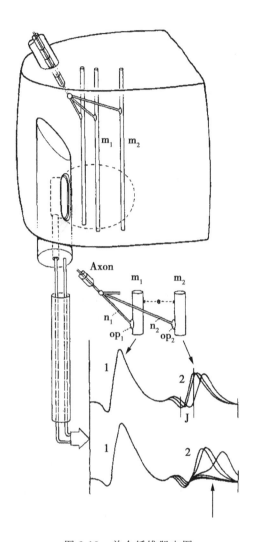

图 2-18　单个纤维肌电图

注:成对的单纤维潜在功能可通过使其做触发试验进行研究。这样可测得成对单

纤维之间的变化(上),也可显示出"阻塞"的情况(下),J＝jitter。

单纤维 EMG 也能提供记录电极 300 μm 的摄入半径内运动单位纤维的局部分布及密度信息。电极放置靠近 1 条激活纤维,同步放电纤维的数目将被记录,为了能被记录到,1个动作电位必须有超过 200 μV 的波幅和不少于 300 μs 的上升期。1 个单位的纤维密度是通过测量运动单位分布区域内 20 个不同点后计算得到的。在年轻成人的指总伸肌中,其密度通常小于 1.5,神经再支配后,运动单位纤维密度通常会升高,如图 2-19 所示。

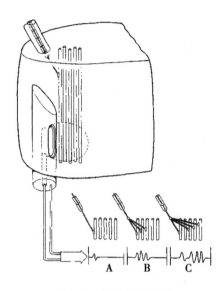

图 2-19　纤维密度研究

注:通过应用单纤维 EMG 针,可读取其针极区域内单个纤维的动作
电位数目,这反映出单个轴突触发的肌纤维数目。

2.5.2　神经传导速度

运动神经传导速度(MCV)测定是用电刺激神经干的不同点,诱发出肌肉的动作电位(MAP),通过测定神经干上不同刺激点之间的距离以及在不同刺激点所得 MAP 潜伏期之差,计算出该段神经干的运动传导速度。

感觉神经传导速度(SCV)是在手指或足趾上放置环形电极,电刺激感觉神经末梢,在近段神经干上用皮肤电极或近神经的针极收集神经动作电位,同样通过测定神经干上不同刺激点之间的距离以及在不同刺激点所得动作电位潜伏期之差,计算出 SCV。但由于感觉神经动作电位很小,必须使用平均技术。

对于运动末梢潜伏期,应该注意到神经传导和神经肌肉接头传递所需要的时间,而 SCV 末端潜伏期则完全是神经传导的时间。MAP 平均波幅约 10 mV,所以潜伏期是由刺激点到电位偏离基线的起始处计算的,而 SCV 的动作电位约为几十微伏(μV),因此潜伏期是由刺激点到动作电位的正性波峰计算的。

神经传导速度是了解周围神经病的重要手段,它对病情的严重程度、部位以及鉴别轴索与脱髓鞘性损害,均有很大帮助。其缺陷是传统的测定多局限于周围神经的远端段,而对近端段如神经丛或神经根的损害则不能测出。

2.5.3　中枢神经系统对肌肉活动的控制

对肌电信号的研究使人们对中枢神经系统对肌肉活动的控制有了较为深入的了解,使用适当的电极可以了解每一运动单位的活动和分布状况。信号采集和分析技术的进步使研究者能够分析不同兴奋时间中和产生不同的收缩力量的情况下有多少运动单位参与工作。中枢神经对肌肉活动的控制与肌肉的类型有关,中枢神经对小肌肉及控制精细运动的肌肉和对大肌肉群的控制有所不同。小肌肉可以在近于 60 Hz 的高频冲动刺激下活动,而大肌肉群则主要是对近于 25 Hz 的冲动发生反应,因而神经系统对小肌肉有着更大范围的控制作用。

从肌电图研究的数据可以了解神经系统对肌肉力量的控制作用。增加肌肉的收缩力基本上是通过两种方式,即增加参与收缩的运动单位和增加对运动单位发放的刺激冲动的频率。这两种方式都是通过中枢神经系统所发放的神经冲动予以实现的,因此中枢神经系统对运动单位的控制方式是统一的过程而不是各自分离的。运动单位参与肌肉收缩活动的顺序以运动单位的大小为基础,最小的运动单位首先被募集,然后才是愈来愈大的运动单位。

不同肌肉运动单位募集的形式各不相同。小肌肉在其收缩力达到最大收缩力 50% 时,它的运动单位已基本上全部被募集,改变神经冲动的发放频率又可以改变这些被募集运动单位的活动水平。而在大肌肉,大的运动单位只有在接近产生肌肉最大收缩力时才被募集。虽然肌电图信号的强弱与肌肉的收缩力大小有一定的关系,但这种关系并非线性的。此外,二者的关系在不同的个体和不同的肌肉有变异。一般来说,小肌肉的肌电信号与肌肉收缩力之间的关系比较趋于线性,而大肌肉则几乎表现不出线性关系,因为肌电信号的增加比力量的增加多得多。

肌电图是用于评估肌肉疲劳的一个重要方法。人们设想做等长收缩的肌肉的肌电似乎应当是一个恒定的肌电信号。然们事实上肌电图的信号是随着肌肉收缩的时间、收缩的强度和疲劳状况而发生变化的。通常肌肉以一定力量收缩时,肌肉的积分肌电图信号会随收缩时间的延长而增加,而运动单位的激发平均频率和频率中值却下降。在肌肉开始做等长收缩后肌电图的频率很快发生移动。肌电图的这种特征性变化为研究肌肉疲劳提供了一个极好的指标。

目前在临床上应用肌电图来检查肌肉的功能及中枢神经系统对肌肉活动的控制已日益增多。虽然肌电图可以检测肌肉的活动状况,但是肌电信号并不能直接反映肌肉的收缩力,应用肌电图分析可以对肌肉的疲劳状况进行评估。目前肌电图已广泛地应用于运动训练和康复医学中,同时也被应用于人体运动学的研究中。

2.5.4　肌电图在神经肌肉疾病诊断中的应用

肌电图技术的运用使得对神经肌肉疾病的诊断水平提高了一步,而且也成为一个主要诊断方法。最初是为神经病学专家们应用于研究神经病变,现在已广泛应用于研究肌肉疾患,也应用于神经和神经根慢性损伤的诊断中。

运动神经损伤后,失去了对肌肉的控制作用。在神经失用症的病例,损伤部位远端的神经并不会坏死,但肌肉对刺激却不能产生电活动反应。如果损伤是轴突断伤或神经断裂,则轴突远端会产生坏死。数周后运动终板也呈现退行性病变,病变的发生与损伤部位和突触之间的距离有关。突触出现退行性病变后,肌细胞膜系统内也出现病变。肌纤维自动去极化产生轴突动作电位。这种自发放电现象是来自于肌纤维而不是一个运动单位,因此电位弱小并且是间断性的。使用针电极检测到的这种电变化亦称为纤颤,它是去神经的指征。如果神经损伤的部位位于脊神经根部而且是不完全性的,由于它在脊髓水平还有许多细小的分支,它的动作电位可以仍表现出正常的形式或者只有幅度下降,但是安静时仍然在肌肉可以检测到纤颤电位。

去神经和轴突远端坏死后,神经会重新分布于肌肉上。这可能是损伤部分的轴突再生,或者是轴突芽生产生分支而分布于肌肉上。再生的轴突和芽生的分支分布于肌肉,结果就形成了一个大的不规则的运动单位。这些运动单位的动作电位比正常的动作电位大而且复杂。这种异常的动作电位称为巨型多相动作电位,它是神经在肌肉上重新分布的征象。

2.5.5 肌电图在运动学中的应用

运动学也就是研究运动的科学,极大地受益于肌电图技术的发展。通过肌电图技术可以使人们了解,在某些特定的活动时动员了哪些肌肉以及肌肉参与活动的时间。肌电图的运用对人体步态分析也贡献良多。单靠动力学和能量学结合,分析关节运动以及分析人体与地面相接触时的反作用力并不能了解肌肉的活动状况,而肌电图是测量肌肉活动的方法。肌电图与人体运动学分析相结合大大地提高了人们对正常和病理状况下步态分析的水平。

过去的半个世纪,肌电图已经被应用于人体的步态分析。目前肌电图的应用更加广泛,它已应用在复杂的人体运动(像游泳),甚至于像以前人们了解甚少的网球和高尔夫球运动。由肌电图获得的数据可以用于了解和评估运动时肌肉的工作状况,用于改善运动技术和表现,也可用于评估康复治疗的效果。而微丝导线电极和遥测肌电图技术又大大增加了肌电图应用的范围。

2.6 复习思考题

1.简述细胞膜的组成及其结构特点。

2.物质跨膜转运有哪几种方式?每种转运方式的特点是什么?

3.细胞膜钠-钾泵活动的生理意义有哪些?

4.举例说明细胞膜原发性主动转运与继发性主动转运的不同。

5.简述出胞和入胞的概念。

6.什么是第二信使?机体内重要的第二信使有哪些?

7.简述 G 蛋白耦联受体信号转导的主要途径。

8.什么叫静息电位?细胞静息电位产生的机制是什么?

9.什么叫动作电位?细胞动作电位产生的机制是什么?

10.细胞动作电位是怎样传导的?

11.简述兴奋性、可兴奋组织、刺激的概念。

12.简述骨骼肌神经-肌接头处兴奋的传递过程。

13.肌肉收缩肌丝滑行理论的主要内容是什么？

14.肌肉收缩的能量转换过程是什么？

15.简述横纹肌兴奋-收缩耦联的基本过程。

16.影响横纹肌收缩效能的因素有哪些？

17.人体生理功能的调节方式有哪些？

18.简述肌电图的检测方法。

19.简述肌电图检查中常见的电位特征。

20.运动神经传导速度和感觉神经传导速度是如何测定的？

第3章 血 液

内容提要

体液和内环境的概念,内环境稳态的概念、维持及意义。

血液的组成,包括红细胞比容。血液的理化特性,包括血液的比重、黏滞性,血浆渗透压、晶体渗透压与胶体渗透压的形成及意义、等渗溶液。血浆 pH 值。

红细胞生理:红细胞膜的通透性,红细胞的可塑性变形性,红细胞的悬浮稳定性和血沉,红细胞的渗透脆性与溶血,红细胞的数量和生理功能。

白细胞生理:白细胞的分类及数量,各类白细胞的生理功能、吞噬作用。

血小板生理:血小板的生理特性及其生理功能、生理性止血的机制。血液凝固:凝血因子与凝血过程。抗凝系统。纤维蛋白溶解。

血细胞的生成与破坏:红细胞生成的调节。血型:ABO 血型系统,Rh 血型系统,输血原则,血型的应用,人体血量正常值。

3.1 血液与内环境

3.1.1 体液及其分布

人体内所有的液体,包括水分及溶解于其中的溶质,总称为体液。其重量约占体重的60%。其中 2/3 存在于细胞内,称为细胞内液,1/3 存在于细胞外,称为细胞外液。细胞外液又按其分布部位不同而分为血液、组织液、淋巴液、脑脊液。体液的各部分彼此隔开又相互联系。外界的氧气(O_2)、营养物质和水都是先进入血浆,再通过组织液而进入组织细胞,供其利用,而其代谢产物则透过细胞膜进入组织液,又经血浆运送至排泄器官而排出体外。血浆与组织液间的物质交换主要通过毛细血管壁进行,而组织液与组织细胞内液之间的物质交换是通过细胞膜的物质转运过程完成的。

3.1.2 内环境与稳态

1.内环境的概念和作用

人体生存在经常变化着的外环境中,外环境包括自然环境和社会环境,但对于体内的绝大多数细胞来说,它们并不能与外环境直接接触,而是生存在细胞外液中。细胞外液是体内细胞直接生存的液体环境,因此又称之为内环境(internal enviroment)。内环境是生理学上一个非常重要的概念,是相对于人体所处的外环境而言的。

内环境对细胞的生存与正常生理功能的维持十分重要。内环境所起的作用是为机体细胞提供必要的理化条件,使细胞内的各种酶促反应和生理功能得以正常进行。内环境同时也为细胞提供营养物质,并接受来自细胞的代谢尾产物。

2.稳态的概念和意义

内环境的化学成分及理化性质,如各种离子的浓度、温度、酸碱度及渗透压等,在正常情况下,变动范围很小,保持着相对稳定的状态,称为稳态(homeostasis)。稳态包括两方面的含义:一方面是指细胞外液的理化特性总在一定水平上恒定,不随外环境的变动而变化,如不同季节自然环境的温度有很大的变化,但人体内的温度总是维持在 37 ℃左右;另一方面是指这个恒定状态并不是固定不变的,它是一个动态的平衡,是在微小波动中保持相对恒定的,如正常人血液的 pH 值在 7.35～7.45 之间变动。

内环境的稳态是细胞进行正常生命活动的必要条件,它的维持是一个复杂的生理过程。一方面外环境变化的影响和细胞的新陈代谢不断破坏内环境的稳定,另一方面通过人体器官的活动与调节又使破坏了的稳态得以恢复。从这个意义上说,人体的生命活动正是在稳态的不断破坏和恢复的过程中得以维持和进行的。如果稳态不能维持,内环境的理化条件发生较大变化并超过人体的调节能力,就会威胁到人体的正常功能,还可导致生病甚至死亡。例如临床上的酸中毒,如不迅速纠正将会产生严重后果。人体的各种生理功能都是为了维持稳态,给组织细胞提供一个适宜而稳定的生活环境,以利于它们发挥正常的生理功能。

稳态的概念最初是由美国生理学家沃尔特·坎农(W.B. cannon)提出的。目前,稳态的概念已经扩展开来,它不仅用于内环境理化特性的动态平衡,也可用于某一细胞功能、某一生物化学反应、某一器官或系统的活动乃至整个机体的相对稳定状态的维持和调节。

3.1.3 血液的组成和特性

血液(blood)是体内充满于心血管系统的一种流体组织,在心脏收缩的驱动下,血液在心血管内不断地循环流动,沟通人体内部及其与外环境之间的相互联系。一方面,由于血液具有运输、调节和防护等功能,对体内各器官系统活动和人体健康都有十分重要的影响,所以人体失血、血液成分或性质的改变、血液循环障碍等如果超过一定限度,都可造成机体代谢失常、器官功能紊乱、组织损伤等后果,严重时可危及生命。另一方面,人体各器官的生理和病理变化,往往会引起血液成分的改变,因此血液检验在临床诊断上具有很重要的意义。

人体内血液的总量称为血量,正常成年人的血量相当于体重的 7%～8%,或相当于每千克体重 70～80 mL,其中血浆量为 40～50 mL。幼儿体内的含水量较多,血量占体重的

9%。血量分为循环血量和储备血量,循环血量占绝大部分,在心血管中快速流动;储备血量占小部分,休息时滞留在肝、脾、腹腔,流动慢、应急时可加入循环血量。

血量相对恒定对于人体正常生命活动有重要意义。人体失血小于10%的时候,机体调节机制可进行代偿;失血大于等于20%时代偿不能维持动脉血压,可导致功能障碍;失血大于等于30%时会出现生命危险。

1.血液的组成

人类的血液由血浆和悬浮在其中的血细胞组成(见图3-1)。取一定量的血液经过抗凝处理后,静置或离心,血液分为两层,上层淡黄色液体为血浆,下层深红色的是血细胞,中间白色透明薄层是白细胞和血小板。1 L血浆中含有900~910 g水(占90%~91%),65~85 g蛋白质(占6.5%~8.5%)和20 g低分子物质(占2%)。低分子物质中有多种电解质和小分子有机化合物,如代谢产物和某些激素等。血浆中电解质含量与组织液基本相同。

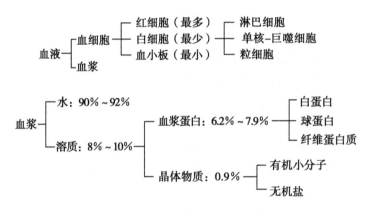

图 3-1　血液的组成

血细胞在血液中所占的容积百分比,称为血细胞的比容(hematocrit),正常男性为0.40~0.50(40%~50%),正常女性为0.37~0.48(37%~48%)。血细胞比容可以反映全血中血细胞数量的相对值,当红细胞数量或血浆容量发生改变时,血细胞比容也随之改变。例如,某些贫血患者的血细胞比容减小,严重脱水患者的血细胞比容增大。

2.血液的生理功能

(1)运输功能

血液将氧气及各种营养物质从肺及消化道运送到全身各组织细胞,以供利用。同时将组织细胞的代谢产物如二氧化碳(CO_2)及尿素等运送到肺、肾、皮肤和肠管等处排出体外,以保证新陈代谢的正常进行。体内各内分泌腺分泌的激素也通过血液的运输,到达靶器官,实现其体液性调节的作用。

(2)调节体温

血液中含有大量的水分。水的比热容较大,能大量吸收体内产生的热,缓冲体温的变化,并能将机体深部器官产生的热量带到体表予以发散。

(3)防御保护功能

血液中具有吞噬作用的白细胞,能吞噬、分解进入机体的细菌等异物和机体本身的坏死组织;血浆中的多种免疫物质和淋巴细胞,具有免疫作用;血液中的血小板和凝血因子,当机体损伤出血时,起到凝血和止血作用。其他如激肽释放酶-激肽系统也有重要的免疫作用。血液的免疫功能和生理止血功能,对于维护机体的生存具有极其重要的意义。

(4)"缓冲"作用

例如血液中含有多种缓冲对,缓冲血浆使机体的 pH 值保持稳态,以维持内环境相对稳定。

3.血液的理化特性

血液呈红色,这是红细胞内含有血红蛋白的缘故。动脉血液内氧分压高,氧合血红蛋白较多,呈鲜红色;静脉血中二氧化碳分压高,血红蛋白含氧较少,呈暗红色。血浆中因含有微量的胆色素,故呈淡黄色。空腹血浆清澈透明,进餐之后,尤其是摄入较多的脂类物质后,血浆中悬浮很多脂蛋白微滴而变得混浊。因此,临床上做某些血液成分检测,都要求空腹采血,以避免食物的影响。

正常人全血的比重为 1.050~1.060,其比重高低主要取决于红细胞的数量和血浆蛋白的浓度,红细胞数量越多,血液的比重越大。血浆的比重为 1.025~1.030,其比重高低主要取决于血浆蛋白的浓度,血浆中蛋白质含量愈多则血浆比重愈大。血液比重大于血浆,说明红细胞比重大于血浆。利用这种比重差异,可以进行血细胞比容和红细胞沉降率的测定,也可以使红细胞与血浆的分离。

将与抗凝剂混匀的血液静置于一支玻璃管(如分血计)中,红细胞由于密度较大,将因重力而下沉,但正常时下沉十分缓慢。通常以红细胞在 1 小时内下沉的距离来表示红细胞沉降的速度,称为红细胞沉降率。正常男性的红细胞沉降率第 1 小时不超过 3 mm,女性不超过 10 mm。红细胞下降缓慢,说明它有一定的悬浮稳定性;红细胞沉降率愈小,表示悬浮稳定性愈大。红细胞沉降率在患有某些疾病时加快,如活动性肺结核、风湿热等。

血液黏滞性是由于血液在流动时内部分子或颗粒间的相互摩擦而产生的。通常是在体外测定血液或血浆的黏滞性,并用与水相比的相对黏滞性来表示,正常人全血的黏滞性为 4~5,血浆为 1.6~2.4。全血的黏滞性主要取决于红细胞的数量和它在血浆中的分布状态;血浆的黏滞性则主要取决于血浆蛋白质的含量。例如严重贫血患者,红细胞大量减少,血液黏滞性也减小。大面积烧伤患者,由于血浆中水分渗出,血液被浓缩而使血液黏滞性增大。此外,血液黏滞性也受血流速度的影响,当血液在血流速度很快时(如在动脉内),其黏滞性不随流速而变化。但血流速度小于一定限度时,则黏滞性与流速成反比的关系。这主要是由于血流缓慢时,红细胞可叠连或聚集成其他形式的团粒,使血液的黏滞性增大。在人体内因某种疾病使微循环血流速度减慢时,红细胞在其中叠连和聚集,对血流造成很大阻力,使血压升高,影响循环的正常进行。血液的黏滞性是形成血流阻力的重要因素之一。

人体内血浆渗透压约为 313 mmol/L,相当于 7 个大气压(708.9 kPa,5 330 mmHg),是由血浆中溶质颗粒的运动形成的,它的大小取决于溶质颗粒的总数,而与溶质的种类和颗粒的大小无关。血浆的渗透压主要来自溶解于其中的晶体物质,特别是电解质,称为晶体渗透压。由于血浆与组织液中晶体物质的浓度几乎相等,所以它们的晶体渗透压也基本相等。血浆中虽含有多量蛋白质,但蛋白质分子量大,所产生的渗透压甚小,不超过 1.5 mOsm/(kg·H₂O),约相当于 3.3 kPa(25 mmHg),称为胶体渗透压。由于组织液中蛋白质很少,所以血浆的胶体渗透压高于组织液。在血浆蛋白中,白蛋白的分子量远小于球蛋白,故血浆胶体渗透压主要来自白蛋白。若白蛋白明显减少,即使球蛋白增加而保持血浆蛋白总含量基本不变,血浆胶体渗透压也将明显降低。血浆胶体渗透压虽小,但对于血管内外的水平衡有重要作用,胶体渗透压下降可造成组织水肿。细胞外液的晶体渗透压的相对稳定,对于保持细胞内外的水平衡和维持细胞形态极为重要。

血液呈弱碱性,正常人血浆的 pH 值为 7.35～7.45。当血浆 pH 值低于 7.35 时为酸中毒,高于 7.45 时为碱中毒。血浆 pH 值低于 6.9 或高于 7.8,将危及生命。血浆 pH 值主要决定于血浆中主要的缓冲物质,即碳酸氢钠(NaHCO₃)/碳酸(H₂CO₃)的比值(通常为 20)。在血浆还中有蛋白质钠盐/蛋白质、磷酸一氢钠(Na₂HPO₄)/磷酸二氢钠(NaH₂PO₄),在红细胞内尚有血红蛋白钾盐/血红蛋白、氧合血红蛋白钾盐/氧合血红蛋白、Na₂HPO₄/NaH₂PO₄、磷酸二氢钾(KH₂PO₄)、碳酸氢钾(KHCO₃)/H₂CO₃ 等缓冲对,都是很有效的缓冲对系统。一般酸性或碱性物质进入血液时,由于有这些缓冲系统的作用,对血浆 pH 值的影响已减至很小。特别是在肺和肾脏不断地排出体内过多的酸或碱的情况下,通常血浆 pH 值的波动范围极小。

3.2　血浆

血浆(blood plasma)是血细胞的细胞外液,是内环境的重要组成部分。在正常情况下,通过机体的各种调节作用,血浆的成分可以保持相对恒定。但当机体患病时,血浆中某些成分变动可超出正常范围。因此,测定血浆成分,可为某些疾病的诊断提供依据。

3.2.1　血浆的主要成分及功能

血浆中 91%～92% 为水分,固体物质仅占 8%～9%,它包括血浆蛋白质分子如激素、营养物质及代谢产物等。

1.血浆蛋白

血浆蛋白是血浆中蛋白质的总称,采用盐析法可将其分为白蛋白、球蛋白和纤维蛋白原三类。正常成人血浆蛋白含量为 60～80 g/L,其中白蛋白的含量最多,为 40～50 g/L,球蛋白次之,为 20～30 g/L,纤维蛋白原含量最少,为 2～4 g/L。血浆中白蛋白与球蛋白的比值(A/G)为 1.5∶1～2.5∶1,临床上测定 A/G 比值主要用于检查肝功能。因为白蛋白全部由肝脏合成,而球蛋白可由肝外组织合成,当肝患病时(肝硬化),肝合成蛋白质的能力下降,可致 A/G 比值小于 1.5,甚至出现倒置。

血浆蛋白具有多方面的功能,主要有以下五个方面:①运输功能:如某些血浆蛋白可以和脂溶性物质结合,使之成为水溶性的,便于运输,也可与分子较小的物质(如激素)呈可逆性结合,从而防止它们从肾脏流失。②缓冲功能:白蛋白和它的钠盐组成缓冲对,与其他无机盐缓冲对一起,缓冲血浆中可能发生的酸碱变化。③参与机体的免疫功能:血浆中的免疫球蛋白和补体是参与机体免疫功能的主要蛋白质。免疫球蛋白(Ig)是在特异性抗原的诱发下,免疫细胞产生的特异性抗体,其结构分为 IgG、IgA、IgM、IgD 和 IgE。IgE是血浆中含量最多的一种,是主要的抗异物抗体,它能同进入机体的特异性抗原起免疫反应,消除抗原对机体的危害作用。补体是广泛参与非特异性和特异性免疫反应的一类血浆蛋白,它能与免疫球蛋白结合(IgM 和 IgG),共同消除异物的有害作用。④参与生理止血功能:血浆中绝大多数凝血因子、生理抗凝物质以及溶解血纤维的物质都是血浆蛋白。⑤维持血浆肢体渗透压:白蛋白因其分子量小、数量多,成为构成血浆胶体渗透压的主要成分。

2.无机盐

无机盐约占血浆总量的 0.9%,绝大部分呈离子状态,其中正离子以 Na^+ 为主,还有少量的 K^+、Mg^{2+}、Ca^{2+} 等;负离子主要是氯离子 Cl^-,此外还有磷酸一氢根(HPO_4^{2-})、硫酸根(SO_4^{2-})、碳酸氢根(HCO_3^-)等。血浆中的这些离子对形成血浆晶体渗透压,维持酸碱平衡和神经肌肉的兴奋性等,都有重要意义。

3.非蛋白含氮化合物

血浆中除蛋白质以外的其他含氮物质,总称为非蛋白含氮化合物,是蛋白质或核酸的代谢原料和产物,包括尿素、尿酸、肌酸、肌酐、氨、多肽、胆红素等。临床上把非蛋白含氮化合物中所含的氮总称为非蛋白氯(NPN),正常成人血中 NPN 含量为 $14\sim25$ mmol/L。其中 $1/3\sim1/2$ 为尿素氮。这些蛋白质的代谢产物主要由肾脏排出体外,故测定血中 NPN 或尿素氮含量,有助于了解体内蛋白质的代谢情况和肾功能。

4.水

血浆中水占 $91\%\sim92\%$。血浆中各种营养物质、代谢产物等大多数是溶解于水而进行运输的。水还能运输热量,参与体温调节。

此外,血浆中还有葡萄棉、脂类、酮体、乳酸等有机物和激素、维生素等微量物质和气体。

3.2.2 血浆渗透压

渗透压是一切溶液所固有的特性,是推动渗透过程发生的动力,这个动力来自溶液中溶质的吸水力量,因此,我们就把溶液中溶质所具有的吸引和保留水分子的能力称为渗透压。渗透压的大小与溶质颗粒的数目成正比,与溶质的化学性质和大小无关。当半透膜两侧的溶液渗透压不等时,水分子可以从低渗透压一侧向高渗透压一侧渗透。

1.血浆渗透压的形成及数值

血浆是一种复杂的水溶液,其渗透压由两部分溶质形成。一部分是小分子的晶体物质,如葡萄糖、氯化钠(NaCl)、尿素等形成了晶体渗透压;另一部分是大分子的胶体物质,如血浆蛋白形成了胶体渗透压。由于血浆中小分子晶体颗粒的数量非常多,因此血浆晶体渗透压所占数值很大,为720~797 kPa,几乎近似血浆渗透压。

血浆胶体渗透压的值很小,仅为3.33 kPa(25 mmHg)。0.9%的NaCl溶液和5%葡萄糖溶液的渗透压与血浆渗透压相近,故称为等渗溶液。渗透压高于或低于血浆渗透压的溶液分别称为高渗或低渗溶液。

2.血浆渗透压的作用

在毛细血管处,血浆与组织液之间有血管壁相隔;在血浆与血细胞之间有细胞膜相隔。血管壁和细胞膜都是半透膜,但它们的通透性不同,因而决定了血浆晶体渗透压和血浆胶体渗透压表现出不同的生理作用。

(1)血浆晶体渗透压的作用

细胞膜对于不同的电解质离子具有选择通透性。细胞膜允许水自由通过而不允许蛋白质通过,各种离子(K^+除外)也很难通过细胞膜,所以细胞膜两侧的胶体或晶体渗透压梯度都会促使渗透的产生。但由于晶体渗透压很高,它在细胞内外的水分交流中起到重要作用。正常情况下,细胞内外的渗透压保持平衡,红细胞形态结构保持正常。如果血浆晶体渗透压降低,则这种平衡丧失,进入红细胞的水分增多,红细胞膨胀,功能减退甚至破裂发生溶血;反之,可使红细胞皱缩。因此,血浆晶体渗透压具有维持细胞内外水分的交换相分布及保持红细胞正常形态的作用。

(2)血浆胶体渗透压的作用

毛细血管壁允许水分子、各种离子和小分子晶体物质自由通过,但大分子的蛋白质则很难通过。因此,血管内外的晶体渗透压相等,而毛细血管内外水分子交流取决于胶体渗透压。正常情况下,血浆中的蛋白质含量比组织液的高,使血浆胶体渗透压大于组织液胶体渗透压,结果血管外的水分不断被吸引到血管内。当血浆蛋白减少,血浆胶体渗透压下降时,组织液中的水分回流减少,引起水肿。因此,血浆胶体渗透压具有调节毛细血管内、外水分交换,维持血浆容量的作用。

3.3 血细胞及其功能

3.3.1 血细胞的生成

血细胞包括红细胞、白细胞和血小板三类细胞,它们均起源于造血干细胞。在个体发育过程中,造血器官有一个变迁的过程。在胚胎发育的早期,是在卵黄囊造血,从胚胎第二个月开始,由肝、脾造血;胚胎发育到第五个月以后,肝、脾的造血活动逐渐减少,骨髓开始造血并逐渐增强;到婴儿出生时,几乎完全依靠骨髓造血,但在造血需要增加时,肝、脾可再参与造血以补充骨髓功能的不足。因此,此时的骨髓外造血具有代偿作用。儿童到4岁以后,骨髓腔的增长速度已超过了造血组织增长的速度,脂肪细胞逐步填充多余的骨髓腔;到18岁左右,只有脊椎骨、肋骨、胸骨、颅骨和长骨近端骨骺处才有造血骨髓,但造血组织的总量已很充裕。成年人如果出现骨髓外造血,已无代偿的意义,而是造血功能紊乱的表现。

1.干细胞阶段

全能造血干细胞是能生成所有血细胞的干细胞(THSC),它们通过自我复制,生成髓系干细胞和淋巴系干细胞。髓系干细胞是生成红细胞、血小板和除淋巴细胞以外的所有白细胞的祖先细胞,淋巴系干细胞是生成 T 淋巴细胞和 B 淋巴细胞的祖先细胞。

2.祖细胞阶段

髓系干细胞和淋巴系干细胞继续分化,可形成各系定向祖细胞,它们只能向特定的细胞系方向分化,可以区分为红系祖细胞(CUF-E)、粒-单核系祖细胞,即集落形成细胞(CUF-GM)、巨核系祖细胞(CUF-MK)、嗜酸系祖细胞(CUF-CF)和 T、B 淋巴系祖细胞(CUF-TB)。

3.前体细胞阶段

各系定向祖细胞经过进一步分化,形成了形态上可以辨认的各系幼稚细胞,称为前体细胞。

4.成熟细胞阶段

前体细胞进一步发育成熟,由幼稚细胞成长为成熟细胞,被释放进入血液循环。

3.3.2　红细胞生理

1.红细胞的数量、形态和功能

红细胞(erythrocyte,red blood cell,RBC)是血液中数量最多的细胞,其含有血红蛋白,因而使血液呈红色。正常男性每微升血液中平均约含红细胞 500 万个(5.0×10^{12}/L),女性较少,平均约 420 万个(4.2×10^{12}/L),新生婴儿的红细胞数可超过 6.0×10^{12}/L,出生后数周逐渐下降。红细胞含量在儿童期一直保持在较低水平,且无明显性别差异,直到青春期才逐渐增加,接近成人水平。正常红细胞呈双凹圆碟形,无核无线粒体,平均直径约 8 μm,周边稍厚,中央薄,表面积较大,如图 3-2 所示。

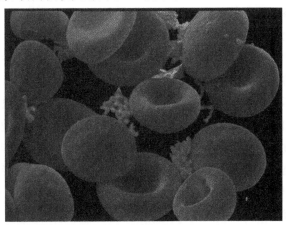

图 3-2　电子显微镜下红细胞形态

红细胞的主要功能是运输氧气和二氧化碳,其次是对酸碱物质起缓冲作用。红细胞的功能是由血红蛋白(hemoglobin)来完成的,血红蛋白是红细胞的主要成分,其含量在正常成年男性为 120~160 g/L,女性为 110~150 g/L。血红蛋白只有存在于红细胞内才能发挥作用,若红细胞破裂,血红蛋白逸出,其功能即丧失。

外周血液中红细胞数或血红蛋白含量低于最低值,称为贫血。贫血患者红细胞数和血红蛋白量常同时减少,但两者不一定平衡下降。如大细胞性贫血,其红细胞数显著减少,但血红蛋白量并不太低;缺铁性贫血,其红细胞数减少不多,而血红蛋白量则显著降低。

2.红细胞的生理特性

(1)红细胞膜有选择通透性

红细胞膜也是以脂质双分子层为骨架的半透膜,对物质的通透有一定的选择性,水分和脂溶性气体及负离子能自由透过,蛋白质不能透过,正离子也很难自由透过。血浆的晶体渗透压影响水分进出红细胞,正常情况下,红细胞内液与血浆大致等渗,并且两者保持相对稳定。

(2)红细胞的渗透脆性

红细胞的渗透脆性指红细胞膜对低渗溶液的抵抗力。抵抗力大的脆性小,反之则脆性大。临床上将红细胞置于一系列渗透压不同的低渗溶液中,观察红细胞对低渗溶液抵抗力的大小,称为脆性实验。正常情况下,红细胞在 0.6%~0.8% NaCl 溶液中,水分渗入使红细胞膨大成球形,在 0.45% NaCl 溶液中开始出现溶血,逸出血红蛋白;在 0.35%~0.30% NaCl 溶液中,全部红细胞都破裂溶血。正常人红细胞脆性也有差别,一般说来初成熟的红细胞脆性小,衰老的红细胞脆性大。某些疾病患者,如先天性溶血性黄疸患者,红细胞的脆性特别大;巨幼红细胞贫血患者,红细胞的脆性显著减小。因此,脆性实验具有一定的临床意义。

渗透压与血浆渗透压相等的溶液称为等渗溶液(如 0.85% NaCl 溶液),高于或低于血浆渗透压的则相应地称为高渗或低渗溶液。正常人的红细胞一般在 0.42% NaCl 溶液中时开始出现溶血,在 0.35% NaCl 溶液中时完全溶血。在某些溶血性疾病中,患者的红细胞开始溶血及完全溶血的 NaCl 溶液浓度均比正常人高,即红细胞的渗透抵抗性减小了,渗透脆性增加了。不同物质的等渗溶液不一定都能使红细胞的体积和形态保持正常;能使悬浮于其中的红细胞保持正常体积和形状的盐溶液,称为等张溶液。所谓"张力"实际是指溶液中不能透过细胞膜的颗粒所造成的渗透压。例如 NaCl 不能自由透过细胞膜,所以 0.85% NaCl 既是等渗溶液,也是等张溶液;但如尿素,因为它是能自由通过细胞膜的,1.9%尿素溶液虽然与血浆等渗,然而红细胞置入其中后立即溶血,所以不是等张溶液。

(3)红细胞的悬浮稳定性

虽然红细胞的比重大于血浆,但红细胞能够比较稳定地悬浮于血浆中而不易下沉,红细胞的这一特性称为红细胞的悬浮稳定性。临床上通常用红细胞沉降率来表示其悬浮稳定性的大小。将抗凝血液放于血沉管中,垂直静置 1 小时,观察第一小时末血柱上方出现的血浆层高度(毫米数),以表示红细胞下沉的速率,即红细胞沉降率(简称血沉 ESR)。其正常值在成年男性不超过 3 mm,成年女性一般不超过10 mm。红细胞沉降率越小,表示悬浮稳定性越大。

有关红细胞悬浮稳定性及其影响因素的机制,一般认为与红细胞呈双凹碟形,其表面积与体积的比值较大,使它与血浆产生的摩擦较大,以及红细胞带负电荷,彼此之间相互排斥等因素有关。据实验观察,血浆对红细胞的悬浮稳定性有决定性影响,当血浆中带正电荷的球蛋白和纤维蛋白原增多时,促使红细胞叠连,红细胞沉降即加速。而当血浆中白蛋白增多时则反之。

此外,血浆中的脂类物质也可影响红细胞叠连,如胆固醇可促使红细胞叠连,血沉加快;卵磷脂则可妨碍红细胞叠连,使血沉减慢。患某些疾病(如活动性肺结核、风湿热等)时血沉加快,女性在月经期和妊娠期间血沉也加快。

(4)红细胞的可变形性

红细胞在没有受到外在应力作用而处于未变形状态时,外形为双凹碟形结构,平均直径小于 8 μm。当流动着的红细胞要通过口径比它小的毛细血管(直径小于 7.5 μm)或血窦孔隙,红细胞会发生卷曲变形,通过以后又可以恢复原状。红细胞的可变形性与其呈双凹碟形、表面积大、膜和内容物均具有流动性有关。红细胞表面积与体积的比值越大,其变形的能力就越大。

3.3.3　白细胞生理

白细胞是一类无色有核的血细胞,呈球形,体积比红细胞大。正常成年人白细胞总数是 4 000~10 000/ μL,白细胞的数目在不同的时间和机体不同的功能状态下是有较大变化范围的。当每微升超过 10 000 个白细胞时,称为白细胞增多;而每微升少于 4 000 个白细胞时,称为白细胞减少。

白细胞不是一个均一的细胞群,根据其形态、功能和来源部位可以分为三大类,分别是粒细胞、单核细胞和淋巴细胞。粒细胞又分为中性、嗜酸性和嗜碱性粒细胞。中性粒细胞最多,占总数的 50%~70%;淋巴细胞次之,占 20%~40%;其余细胞较少。

白细胞在机体发生炎症、过敏或损伤时发挥重要作用,是机体免疫系统的一个重要组成部分。

1.中性粒细胞

中性粒细胞是在组织中发挥作用的。在趋化因子的吸引下,中性粒细胞通过自身变形运动渗出血管壁,向组织炎症部位游走,将异物包围起来并吞入胞浆。

2.嗜酸性粒细胞

嗜酸性粒细胞具有趋化性和吞噬功能,特别是在对蠕虫的免疫反应中有重要作用。

3.嗜碱性粒细胞

嗜碱性粒细胞胞质中有较大的颗粒,颗粒内含有肝素和组胺,可引起过敏反应。

4.单核细胞

单核细胞在血液中大约循环 72 小时,然后进入组织,成为组织巨噬细胞。单核细胞与巨噬细胞表现出更强的吞噬作用。单核细胞和中性粒细胞主要是在组织中发挥作用,在吞噬细菌、异物过程中,由于释放溶酶体过多,而发生"自我溶解"形成脓液,排出体外。

5.淋巴细胞

淋巴细胞在机体的特异性免疫反应应答过程中,起着关键作用。其中 T 细胞参与细胞免疫,可长期对抗病毒、细菌、癌细胞的侵犯;B 细胞参与体液免疫,当受抗原刺激后,B 细胞转化成浆细胞,浆细胞可合成和分泌抗体。

3.3.4 血小板生理

血小板形状不规则,不具备完整的结构,直径 $2\sim4~\mu m$,成群存在。血小板是从骨髓成熟的巨核细胞胞浆中脱落下来的有代谢活性的无核小块细胞。巨核细胞虽然在骨髓的造血细胞中为数最少,但其产生的血小板却对机体的止血功能极为重要。每个巨核细胞可产生 1 000～6 000 个血小板。正常成年人的血小板数量是 $(150\sim350)\times10^9/L$,男性高于女性,进食、运动时增高,妇女月经期减少。若血小板过少,易发生出血;过多易形成血栓。

1.血小板的生理特性

(1)黏附

当血管损伤暴露其内膜下的胶原纤维时,使血小板激活,激活后的血小板即在胶原纤维上发生黏附,称为血小板黏附。血小板黏附是血小板止血及血栓形成的开始步骤。

(2)聚集

血小板之间的相互黏着称血小板聚集。

(3)释放

血小板黏附、聚集后将储存在致密体、α-颗粒或溶酶体内的物质排出称为血小板释放。释放物包括 ADP、儿茶酚胺等,ADP 可使其聚集变为不可逆而加强,儿茶酚胺可使小动脉收缩有助止血。

(4)收缩

血小板内含有收缩蛋白,在 Ca^{2+} 的作用下可发生收缩。收缩可使血凝块回缩硬化,牢固止血过程。

(5)吸附

血小板表面可吸附血浆中多种凝血因子。一旦血管破损,随着血小板黏附和集聚,破损局部的凝血因子亦即增多,促进凝血过程的发生和进行。

2.血小板的生理功能

(1)参与生理性止血

小血管损伤后血液将从血管流出,在数分钟后出血将自行停止,称为生理性止血。用一个小撞针或注射针刺破耳垂或指尖使血液流出,然后测定出血延续的时间,这一段时间称为出血时间。出血时间的长短可以反映生理止血功能的状态,正常出血时间为1～3分钟。血小板减少,出血时间即相应延长,这说明血小板在生理止血过程中有重要作用;但是血浆中一些蛋白质因子所完成的血液凝固过程也十分重要。凝血有缺陷时常会出血不止。

　　生理性止血过程主要包括血管收缩、血小板血栓形成和血液凝固三个环节(见图3-5):①小血管损伤时首先表现为受损局部及附近血管收缩,使局部血流减少,若破损不大,可使血管破口封闭,从而限制出血;②在血管损伤部位,血小板黏附、聚集形成松软的血小板止血栓而堵塞伤口达到初步止血;③血管受损也可动用凝血系统,在局部迅速发生血液凝固,使血浆中可溶性的纤维蛋白原转变成不溶性的纤维蛋白,以加固止血栓,称二期止血。生理性止血是机体重要的保护机制之一。当血管受损,一方面要求迅速形成止血栓以避免血液的流失;另一方面应将止血反应限制在损伤局部,以便保持血管内血液的流体状态。因此,生理性止血是多种作用相反的因子和机制相互作用维持精确平衡的后果。上述三个时期虽有先后,但又是相互重叠,密切相关的。血小板在各期中都起一定作用。

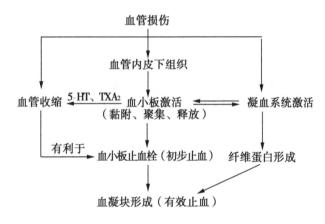

图 3-5　生理止血的三个环节

　　(2)维持毛细血管正常通透性

　　用放射性同位素标记血小板示踪和电镜观察,发现血小板可以融合入内皮细胞,并随时沉着了血管壁以填补内皮细胞脱落留下的空隙。因而对保持内皮细胞完整和修复有重要作用。当血小板减少至 $50 \times 10^9/L$ 以下时,毛细血管壁脆性增加,易受损出血,皮肤和黏膜可出现紫癜,甚至发生自发性出血。

　　(3)促进血液凝固

　　血小板有很强的促凝血作用。如将血液置于管壁上涂一层硅胶的玻璃管中,使血小板不易解体,即使未加抗凝剂,血液也能保持液态达 72 小时以上,若加入血小板匀浆则立即发生凝血。这是由于血小板内含有多种血小板因子(PF),如 PF_2 称纤维蛋白原激活因子,PF_3 即血小板磷脂,PF_4 为抗肝素因子,PF_6 又称抗纤溶酶因子。当黏着和聚集的血小板暴露出单位膜上的磷脂表面时,又能吸附许多凝血因子,促进血液凝固。

3.4 凝血与止血

3.4.1 血凝、抗凝与纤维蛋白溶解

血液离开血管数分钟后,由流动的液体状态变成不能流动的胶冻状凝块,这一过程称为血液凝固或血凝。在凝血过程中,血浆中的纤维蛋白原转变为不溶的血纤维。血纤维交织成网,将很多血细胞网罗在内,形成血凝块。血液凝固后1～2小时,血凝块又发生回缩,并释出淡黄色的液体,称为血清。血清与血浆的区别,在于前者缺乏纤维蛋白原和少量参与血凝的其他血浆蛋白质,但又增添了少量血凝时由血小板释放出来的物质。

血浆内有防止血液凝固的物质,称为抗凝物质。血液在血管内能保持流动,除其他原因外,抗凝物质起了重要的作用。血管内又存在一些物质可使血纤维再分解,这些物质构成纤维蛋白溶解系统(简称纤溶系统)。

在生理止血中,血凝、抗凝与纤维蛋白溶解相互配合,既有效地防止了失血,又保持了血管内血流畅通。

1.血液凝固

血浆与组织中直接参与凝血的物质,统称为凝血因子,其中已按国际命名法用罗马数字编了号的有12种(见表3-1)。此外,还有前激肽释放酶、高分子激肽原以及来自血小板的磷脂等直接参与凝血过程。除因子Ⅳ与磷脂外,其余已知的凝血因子都是蛋白质,而且因子Ⅱ、因子Ⅶ、因子Ⅸ、因子Ⅹ、因子Ⅺ、因子Ⅻ以及前激肽释放酶都是蛋白酶。通常在血液中,因子Ⅱ、因子Ⅶ、因子Ⅸ、因子Ⅹ、因子Ⅺ、因子Ⅻ都是无活性的酶原,必须通过有限水解在其肽链上一定部位切断或切下一个片段,以暴露或形成活性中心,这些因子才成为有活性的酶,这个过程称为激活。被激活的酶,称为这些因子的"活性型",习惯上于该因子代号的右下角加一"a"字来表示。如凝血酶原被激活为凝血酶,即由因子Ⅱ变成因子Ⅱ$_a$。因子Ⅶ是以活性型存在于血液中的,但必须有因子Ⅲ(即组织凝血激酶)同时存在才能起作用,而在正常时因子Ⅲ只存在于血管外,所以通常因子Ⅶ在血流中也不起作用。

表 3-1 　　　　　　　　　　　按国际命名法编号的凝血因子

编号	名称
因子 Ⅰ	纤维蛋白原(fibrinogen)
因子 Ⅱ	凝血酶原(prothrombin)
因子 Ⅲ	组织凝血激素(tissue thromboplastin)
因子 Ⅳ	Ca^{2+}
因子 Ⅴ	前加速素(proaccelerin)
因子 Ⅶ	前转变素(proconvertin)
因子 Ⅷ	抗血友病因子(antihemophilic factor,AHF)
因子 Ⅸ	血浆凝血激酶(plasma thromboplastin component,PTC)
因子 Ⅹ	司徒氏(Stuart-Prower)因子

续表

编号	名称
因子 XI	血浆凝血激酶前质（plasma thromboplastin antecedent，PTA）
因子 XII	接触因子（contact factor）
因子 XIII	纤维蛋白稳定因子（fibrin-stabilizing factor）

　　凝血过程基本上是一系列蛋白质有限水解的过程，凝血过程一旦开始，各个凝血因子便一个激活另一个，形成一个"瀑布"样的反应链直至血液凝固。凝血过程大体上可分为三个阶段（见图 3-3、图 3-4）：①凝血酶原激活物的形成；②凝血酶原激活为凝血酶；③纤维蛋白生成。

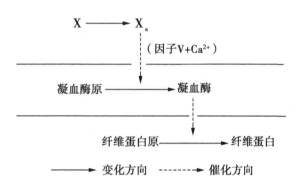

图 3-3　凝血过程的三个阶段简图

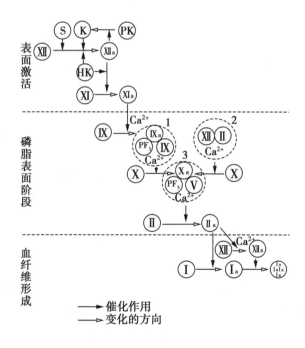

图 3-4　血液凝固过程示意图

凝血酶原激活物的形成可以通过两种途径。如果只是损伤血管内膜或抽出血液置于玻璃管内,完全依靠血浆内的凝血因子逐步使因子 X 激活从而发生凝血的,称为内源性激活途径;如果是依靠血管外组织释放的因子 Ⅲ 来参与因子 X 的激活的,称为外源性激活途径,如创伤出血后发生凝血的情况。

(1)内源性途径

内源性途径一般从因子 Ⅻ 的激活开始。血管内膜下组织,特别是胶原纤维,与因子 Ⅻ 接触,可使因子 Ⅻ 激活成 Ⅻ$_a$。Ⅻ$_a$ 可激活前激肽释放酶使之成为激肽释放酶;后者反过来又能激活因子 Ⅻ,这是一种正反馈,可使 Ⅻ$_a$ 大量生成。Ⅻ$_a$ 又激活因子 Ⅺ 成为 Ⅺ$_a$。由因子 Ⅻ 激活到 Ⅺ$_a$ 形成为止的步骤,称为表面激活。表面激活过程还需有高分子激肽原参与,但其作用机制尚不清楚。表面激活所形成的 Ⅺ$_a$ 再激活因子 Ⅸ 生成 Ⅸ$_a$,这一步需要有 Ca^{2+}(即因子 Ⅳ)存在。Ⅸ$_a$ 再与因子 Ⅷ 和 PF$_3$ 及 Ca^{2+} 组成因子 Ⅷ 复合物,即可激活因子 X 生成因子 X$_a$。

PF$_3$ 可能就是血小板膜上的磷脂,它的作用主要是提供一个磷脂的吸附表面。因子 Ⅸ$_a$ 和因子 X 分别通过 Ca^{2+} 而同时连接于这个磷脂表面,这样,因子 Ⅸ$_a$ 即可使因子 X 发生有限水解而激活成为 X$_a$。但这一激活过程进行很缓慢,除非是有因子 Ⅷ 参与。因子 Ⅷ 本身不是蛋白酶,不能激活因子 X,但能使 Ⅸ$_a$ 激活因子 X 的作用加快几百倍。所以因子 Ⅷ 虽是一种辅助因子,但是十分重要。遗传性缺乏因子 Ⅷ 将发生甲型血友病(hemophilia A),这时凝血过程非常慢,甚至微小的创伤也出血不止。先天性缺乏因子 Ⅸ 时,内源性途径激活因子 X 的反应受阻,血液也就不易凝固,这种凝血缺陷称为 B 型血友病(hemophilia B)。

(2)外源性途径

由因子 Ⅶ 与因子 Ⅲ 组成复合物,在有 Ca^{2+} 存在的情况下,激活因子 X 生成 X$_a$。因子 Ⅲ 原名组织凝血激酶,广泛存在于血管外组织中,在脑、肺和胎盘组织中特别丰富。因子 Ⅲ 为磷脂蛋白质。Ca^{2+} 的作用就是将因子 Ⅶ 与因子 X 都结合于因子 Ⅲ 所提供的磷脂上,以便因子 Ⅶ 催化因子 X 的有限水解,形成因子 X$_a$。

因子 X$_a$ 又与因子 Ⅴ、PE$_3$ 和 Ca^{2+} 形成凝血酶原酶复合物,激活凝血酶原(因子 Ⅱ)生成凝血酶(因子 Ⅱ$_a$)。在凝血酶原酶复合物中的 PF$_3$ 也是提供磷脂表面,因子 X$_a$ 和凝血酶原(因子 Ⅱ)通过 Ca^{2+} 而同时连接于磷脂表面,X$_a$ 催化凝血酶原进行有限水解,成为凝血酶(因子 Ⅱ$_a$)。因子 Ⅴ 也是辅助因子,它本身不是蛋白酶,不能催化凝血酶原的有限水解,但可使 X$_a$ 的作用增快几十倍。

因子 X 与凝血酶原的激活,都是在 PF$_3$ 提供的磷脂表面进行的,可以将这两个步骤总称为磷脂表面阶段。在这一阶段中,因子 Ⅱ(凝血酶原)、因子 Ⅶ、因子 Ⅸ 和因子 X 都必须通过 Ca^{2+} 连接于磷脂表面。因此,在这些因子的分子上必须有能与 Ca^{2+} 结合的部位。现已知,因子 Ⅱ、因子 Ⅶ、因子 Ⅸ、因子 X 都是在肝中合成。这些因子在肝细胞的核糖体处合成肽链后,还需依靠维生素 K 的参与,使肽链上某些谷氨酸残基于 γ 位羧化成为 γ-羧谷氨酸残基,构成这些因子的 Ca^{2+} 结合部位。因此,缺乏维生素 K 将出现出血倾向。

凝血酶有多方面的作用,它可以加速因子Ⅶ复合物与凝血酶原酶复合物的形成并增加其作用,这也是正反馈;它又能激活因子ⅩⅢ生成ⅩⅢ$_a$;但它的主要作用是催化纤维蛋白原的分解,使每一分子纤维蛋白原从 N-端脱下四段小肽,转变成为纤维蛋白单体,然后互相连接,特别是在ⅩⅢ$_a$作用下形成牢固的纤维蛋白多聚体,即不溶于水的血纤维。一般来说,通过外源性途径凝血较快,内源性途径较慢,但在实际情况中,单纯由一种途径引起凝血的情况不多。

在凝血的某些阶段,内源性途径与外源性途径之间存在着功能的交叉,也就是说,这两条途径之间具有某些"变通"的途径。例如,外源性的Ⅶ$_a$和因子Ⅲ可以形成复合物直接激活因子Ⅸ,从而部分代替了因子Ⅺ和ⅩⅡ$_a$的功能。这一机制得以解释为什么在因子Ⅸ缺乏时的出血倾向,较因子Ⅺ和ⅩⅡ缺乏时更为严重。另一方面,内源性因子ⅩⅡ的裂解产物和因子Ⅸ$_a$也能激活外源性的因子Ⅶ。

2.抗凝系统

正常人 1 mL 血浆含凝血酶原约 300 U,在凝血时通常可以全部激活。10 mL 血浆在凝血时生成的凝血酶就足以使全身血液凝固。但在生理止血时,凝血只限于某一小段血管,而且 1 mL 血浆中出现的凝血酶活性很少超出 8~10 U,说明正常人血浆中有很强的抗凝血酶活性。血浆中最重要的抗凝物质是抗凝血酶Ⅲ和肝素,它们的作用约占血浆全部抗凝血酶活性的 75%。

(1)丝氨酸蛋白酶抑制物

血浆中含有多种此类抑制物,抗凝血酶Ⅲ是最重要的一种。Ⅱ$_a$、Ⅶ、Ⅸ$_a$、Ⅹ$_a$、ⅩⅡ$_a$的活性中心均含有丝氨酸残基,都属于丝氨酸蛋白酶。抗凝血酶Ⅲ分子上的精氨酸残基,可以与这些酶活性中心的丝氨酸残基结合,这样就"封闭"了这些酶的活性中心而使之失活,从而发挥抗凝作用。

(2)肝素

肝素是一种酸性黏多糖,主要由肥大细胞和嗜碱性粒细胞产生,存在于大多数组织中,在肝、肺、心和肌组织中更为丰富。肝素在体内和体外都具有抗凝作用:①它能结合血浆中的一些抗凝蛋白,如抗凝血酶Ⅲ和肝素辅助因子Ⅱ等,使这些抗凝蛋白的活性大为增强。当肝素与抗凝血酶Ⅲ结合,则抗凝血酶Ⅲ与凝血酶的亲和力可增强 100 倍。②还可以作用血管内皮细胞,使之释放凝血抑制物和纤溶酶原激活物,从而增强对凝血的抑制和纤维蛋白的溶解。此外,肝素能激活血浆中的脂酶,加速血浆中乳糜微粒的清除,因而减轻脂蛋白对血管内皮的损伤,有助于防止与血脂有关的血栓形成。

(3)蛋白质 C 系统

蛋白质 C 系统是另一种具有抗凝作用的血浆蛋白,由肝合成,并有赖于维生素 K 的存在。蛋白质 C 以酶原形式存在于血浆中,蛋白质 C 在凝血酶的作用下发生有限的酶解过程,从分子上裂解下一个小肽后即具有活性。激活的蛋白质 C 与血管内皮表面存在的辅因子凝血酶调制素结合成复合物,在 Ca^{2+} 存在的条件下这种复合物使蛋白质 C 的激活过程大大加快。激活的蛋白质 C 具有多方面的抗凝血、抗血栓功能,主要的作用包括:①灭活凝血因子 V 和 Ⅷ。这种灭活反应需要有 Ca^{2+} 的存在,反应的速度很快;②限制因子 X_a 与血小板结合。使因子 X_a 激活凝血酶原的作用大为减弱;③增强纤维蛋白的溶解。激活的蛋白质 C 能刺激溶酶原激活物的释放,从而增强纤溶活性。激活的蛋白质 C 的这一作用只有在内皮细胞存在的情况下才能实现。维生素 K 缺乏或患肝病可使蛋白质 C 的合成减少,这种减少转而使蛋白质 C 的激活受阻。这增加了形成血栓的倾向。

体外延缓或阻止血液凝固的因素:①降低温度,当反应系统的温度降低至 10 ℃ 以下时,很多参与凝血过程的酶的活性下降,因此可延缓血液凝固,但不能完全阻止凝血的发生;②光滑的表面,也称不湿表面,可减少血小板的聚集和解体,减弱对凝血过程的触发,因而延缓了凝血酶的形成。例如,将血液盛放在内表面涂有硅胶或石蜡的容器内,即可延缓血凝;③去 Ca^{2+},由于血液凝固的多个环节中都需要 Ca^{2+} 的参加,因此如在体外向血液中加入某些能与钙结合形成不易解离但可溶解的络合物,从而减少了血浆中的 Ca^{2+},防止了血液凝固。由于少量枸橼酸钠进入血液循环不致产生毒性,因此常用它作抗凝剂来处理输血用的血液。此外,实验室中可使用草酸铵、草酸钾和螯合剂乙二胺四乙酸(ECTA)作抗凝剂,它们能与 Ca^{2+} 结合成不易溶解的复合物。但它们对机体有害,因而不能进入体内。

3.纤维蛋白溶解

在生理止血过程中,小血管内的血凝块常可成为血栓,填塞了这一段血管。出血停止、血管创伤愈合后,构成血栓的血纤维可逐渐溶解,先形成一些穿过血栓的通道,最后可以达到基本畅通。纤维蛋白被分解液化的过程,称为纤维蛋白溶解(简称纤溶)。

纤维蛋白溶解(纤溶)系统包括四种成分,即纤维蛋白溶解酶原(纤溶酶原,血浆素原)、纤维蛋白溶解酶(纤溶酶,血浆素)、纤溶酶激活物与纤溶抑制物。纤溶的基本过程可分为两个阶段,即纤溶酶原的激活与纤维蛋白(或纤维蛋白原)的降解(见图 3-5)。

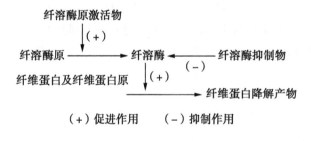

图 3-5　纤维蛋白溶解系统

(1)纤溶酶原激活

纤溶酶原可能是在肝、骨髓、嗜酸性粒细胞与肾中合成的;婴儿较少,妇女晚期妊娠时增多。纤溶酶原激活物分布广而种类多,主要有三类。第一类为血管激活物,在小血管内皮细胞中合成后释放于血中,以维持血浆内激活物浓度于基本水平。血管内出现血纤维凝块时,可使内皮细胞释放大量激活物,所释放的激活物大都吸附于血纤维凝块上,进入血流的很少。肌肉运动、静脉阻断、儿茶酚胺与组胺等也可使血管内皮细胞合成和释放的激活物增多。第二类为组织激活物,存在于很多组织中,主要是在组织修复、伤口愈合等情况下,在血管外促进纤溶。肾合成与分泌的尿激酶就属于这一类激活物,活性很强,有助于防止肾小管中纤维蛋白沉着。第三类为依赖于因子Ⅻ的激活物,如前激肽释放酶被Ⅻₐ激活后,所生成的激肽释放酶即可激活纤溶酶原。这一类激活物可能使血凝与纤溶互相配合并保持平衡。

（2）纤维蛋白的降解

纤溶酶和凝血酶一样,也是蛋白酶,但是它对纤维蛋白原的作用与凝血酶不同。纤维酶生成后,可逐步将纤维蛋白或纤维蛋白原分解成许多可溶性的小肽,即纤维蛋白降解产物。纤维蛋白降解产物通常不再发生凝固,相反,其中一部分有抗凝作用。

纤溶酶是血浆中活性最强的蛋白酶,但特异性较小,可以水解凝血酶、因子Ⅴ、因子Ⅷ、激活因子Ⅻₐ,促使血小板聚集和释放 5-羟色胺、ADP 等;但它的主要作用是水解纤维蛋白原和纤维蛋白。血管内出现血栓时,纤溶主要局限于血栓,这可能是由于血浆中有大量抗纤溶物质存在,而血栓中的纤维蛋白却可吸附结合较多的激活物所致。

（3）抑制物及其作用

抑制物主要是抗纤溶酶,但其特异性不大,例如,α_2-巨球蛋白能普遍抑制各种内切酶,包括纤溶酶、胰蛋白酶、凝血酶、激肽释放酶等。每一分子 α_2-巨球蛋白可结合一分子纤溶酶,然后迅速被吞噬细胞清除。血浆中 α_1-抗胰蛋白酶也对纤溶酶有抑制作用,但作用较慢,然而它分子量小,可渗出血管,控制血管外纤溶活动。看来这些抑制物的作用,是广泛控制在血凝与纤溶两个过程中起作用的一些酶类,这对于将血凝与纤溶局限于创伤部位,有重要意义。

4.表面激活与血液的其他防卫功能

血管损伤后暴露出内膜下组织,通过表面激活使因子Ⅻ激活成Ⅻa,因子Ⅻa又激活肽释放酶成为激肽释放酶,而激肽释放酶又可激活因子Ⅻ,从而形成一个正反馈环,可形成足够的Ⅻa和激肽释放酶。这样,不但同时激活了血凝和纤溶系统,也激活了补体系统和激肽系统。补体激活的一些产物和激肽都是作用很强的趋化因子,能吸收吞噬细胞到受损伤的部位,产生非特异性免疫反应。这样使生理止血功能与免疫功能相配合,有效地保护机体,减少创伤带来的损害,如图 3-6 所示。

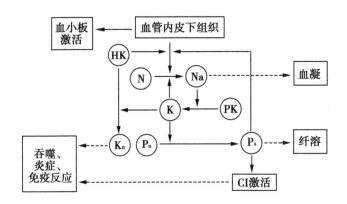

图 3-6　表面激活后血液各种防卫功能关系示意图

注：PK：前激肽释放酶；Pn：纤溶酶原；K：激肽释放酶；Ps：纤溶酶；HK：高分子激
肽原；CI：补体；Kn：激肽；Ⅻ 与 Ⅻₐ：因子Ⅻ及其激活型。

3.5　血型与输血原则

3.5.1　血型

血型是指红细胞表面特异抗原的类型，是机体免疫系统鉴别"自身"和"异物"的标志。在临床上，血型鉴定是输血与组织、器官移植成败的关键。

根据红细胞表面的抗原特异性的不同，已确认人类血液中有 15 个主要的血型系统。下面我们主要讨论临床上最重要和常见的 ABO 血型系统和 Rh 血型系统。

3.5.2　ABO 血型系统

1.ABO 血型系统的分型依据

血型系统的分型依据红细胞表面的凝集原，包括 A 凝集原和 B 凝集原两种。血清中天然产生的抗体（凝集素）包括抗 A 凝集素和抗 B 凝集素两种。

2.抗原、抗体的反应为免疫反应——红细胞凝集反应

红细胞凝集反应指的是相对应的抗原（凝集原）与抗体（凝集素）的免疫反应，使红细胞紧紧地粘连在一起，成为一簇簇不规则的细胞团的现象。这是一个不可逆的反应，红细胞凝集最终会发生溶血。若在机体中发生是一种能危及生命的严重的输血反应。

溶血：当凝集的红细胞破裂时，有血红蛋白逸出的现象，称为溶血。

3.临床上 ABO 血型的鉴定方法

用已知的标准 A 型血血清（含抗 B 凝集素）和 B 型血血清（含抗 A 凝集素），分别与被鉴定人的红细胞混悬液相混合，依其发生凝集反应的结果，判定被鉴定人红细胞表面上所含的凝集原的种类，再根据含有的凝集原类别确定血型。

3.5.3　输血原则

1.严格进行交叉配血试验

即供血者的红细胞混悬液和受血者的血清相混合，称主侧或直接配血；受血者的红细

胞混悬液和供血者的血清相混合,称为次侧或间接配血(见图 3-7)。

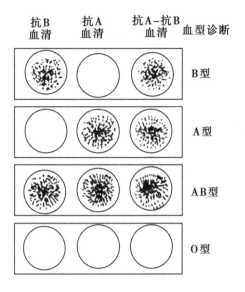

图 3-7　ABO 血型的测定

2.正常情况下同型输血是首选的输血原则

即交叉配血两侧均无凝集反应。因为同型血液之间不会存在相对应的凝集原与凝集素,不会发生溶血反应,安全可靠。

3.无法得到同型血液的特殊情况下,异型血象输采取交叉配血主侧不凝集原则

但输血时应量少,速度缓慢,并在输血过程中严密监视。

4.若交叉配血时,主侧有凝集者

不管次侧结果如何均为配血不合,绝对不能相输。

3.5.4　Rh 血型

1.Rh 血型分型依据

红细胞膜表面是否存在有 Rh 凝集原,有的为 Rh 阳性血型,没有的为 Rh 阴性血型。

2.Rh 血型系统的特点

(1)在人群中,Rh 阳性占多数(中国大致为 99% 以上),只有少数人为 Rh 阴性。

(2)人的血清中不存在能与 Rh 抗原(凝集原)起反应的天然抗体。Rh 阴性的人,在接受 Rh 抗原后,可通过体液免疫产生抗 Rh 抗体。

3.临床 Rh 血型反应现象

(1)Rh 阴性的人,接受 Rh 阳性的血液后,可产生抗 Rh 抗体。当此人第二次接受 Rh 阳性血液时,即可发生输入的红细胞被凝集的现象。

(2)Rh 阴性的母亲,在第一次妊娠期中,若胎儿为 Rh 阳性,其红细胞因某种原因进入母体后,可产生抗 Rh 抗体。母亲再次妊娠时,抗 Rh 抗体可通过胎盘进入胎儿体内,使又为 Rh 阳性的胎儿发生新生儿溶血反应。

3.6 复习思考题

1.何为机体内环境？内环境稳态有何生理意义？

2.血浆渗透压是如何构成的？其相对稳定有何生理意义？

3.何为红细胞悬浮稳定性？其大小标志什么？正常男女的血沉值是多少？

4.血小板有哪些生理功能？

5.简述血液凝固的基本过程。

6.简述血浆蛋白的生理功能。

7.何为纤维蛋白溶解？基本过程和意义如何？

第4章　血液循环

内容提要

　　心脏的泵血功能,包括心动周期,泵血过程和机制,心输出量及其影响因素,心力储备;心音和心音图;

　　心肌的生物电现象和生理特性,包括心室肌细胞的静息电位及动作电位的形成机制,自律细胞的最大复极电位及动作电位的形成机制;心肌细胞的电生理特性;心肌的兴奋性,一次兴奋过程中兴奋性的周期性变化,兴奋性的周期性变化与收缩活动的关系;自动节律性和心肌的传导性;正常心电图及其各波的意义。

　　各类血管的功能特点,包括血流量、血流阻力、血压及血流动力学的概念;动脉血压的形成机制及其影响因素;动脉脉搏;静脉血压,静脉回流量及其影响因素;微循环的组成;血流和组织液之间的物质交换;组织液的生成,影响组织液生成和回流的因素;淋巴液的生成和回流。

　　循环机能调节,神经调节,心交感神经和心迷走神经的作用,缩血管神经纤维和舒血管神经纤维的作用;心血管中枢,延髓心血管中枢;心血管反射;压力感受性反射、心肺感受器引起的心血管反射和化学感受性反射;体液调节,肾上腺素和去甲肾上腺素,肾素-血管紧张素系统,血管升压素,激肽释放酶-激肽系统,其他局部体液调节因素;自身调节;器官循环;冠脉循环的血流特点及其调节特点;肺循环的血流特点及其调节;脑循环的血流特点及其调节。

4.1　心脏的泵血功能

　　心脏不断作收缩和舒张交替的活动,舒张时容纳静脉血返回心脏,收缩时把血液射入动脉,为血液流动提供能量。心脏的这种节律性活动是动力,引起瓣膜的规律性开启和关闭及心腔内压力、容积,射血和充盈等一系列变化,同时有心音产生。

　　正常成年人安静时心率为 $60\sim100$ 次/分,因年龄、性别而有较大差异。儿童心率较快,初生儿可达 130 次/分,随年龄增长逐渐减慢。成年人女性心率比男性快,长期运动锻炼者心率较慢。临床上,成年人安静心率超过 100 次/分,称心动过速;低于 60 次/分,叫心动过缓。

4.1.1 心动周期的概念

心脏一次收缩和舒张,构成一个机械活动周期,称为心动周期。心房与心室的心动周期均包括收缩期和舒张期。由于心室在心脏泵血活动中起主要作用,故通常心动周期是指心室的活动周期而言。正常心脏的活动由一连串的心动周期组合而成,因此,心动周期可以作为分析心脏机械活动的基本单元。

心动周期持续的时间与心跳频率有关(见图 4-1)。成年人心率平均每分钟 75 次,每个心动周期持续 0.8 s。一个心动周期中,两心房首先收缩,持续 0.1 s,然后心房舒张,持续 0.7 s。当心房收缩时,心室处于舒张期,心房进入舒张期后不久,心室开始收缩,持续 0.3 s,随后进入舒张期,占时 0.5 s。心室舒张的前 0.4 s 期间,心房也处于舒张期,这一时期称为全心舒张期。一次心动周期中,心房和心室各自按一定的时程进行舒张与收缩相交替的活动,而心房和心室两者的活动又依一定的次序先后进行,左右两侧心房或两侧心室的活动则几乎是同步的;无论心房或心室,收缩期均短于舒张期。如果心率增快,心动周期持续时间缩短,收缩期和舒张期均相应缩短,但舒张期缩短更明显。因此,心率增快时,心肌工作的时间相对延长,休息时间相对缩短,不利于心脏的持久活动。

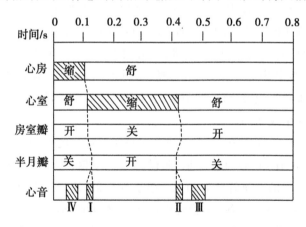

图 4-1　心动周期中心房和心室活动的顺序和时间关系

4.1.2　心脏泵血机制

心脏通过节律性舒缩活动不断地将从静脉回到心脏的血液射入动脉,以完成泵血功能。在一个心动周期中,由于心房肌和心室肌有秩序地收缩和舒张,形成了心脏内压力和容积的规律性变化;同时导致心瓣膜按一定规律开放和关闭,使得血液定向流动。左右心室同步收缩和舒张,使其射血和充盈过程基本同时进行。现以左心为例说明心室的射血和充盈过程,以便了解心脏泵血机制。

1.心室收缩与射血过程

每一心动周期从心房收缩开始,但泵血功能主要由心室活动来完成,故从心室收缩开始分析其泵血过程,如图 4-2 所示。

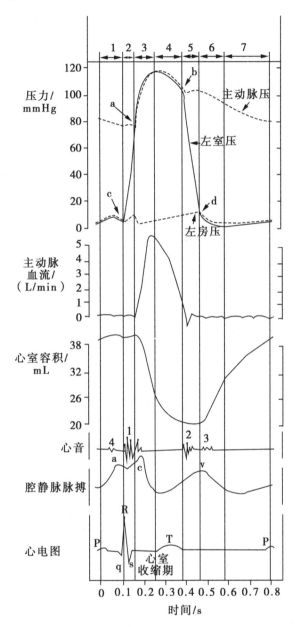

图 4-2　犬心动周期各时相中,心脏(左侧)内压力、容积和瓣膜等的变化

　　注:1:心房收缩期;2:等容收缩期;3:快速射血期;4:减慢射血期;5:等容
舒张期;6:快速充盈期;7:减慢充盈期。

　　a 和 b:分别表示主动脉瓣开启和关闭;c 和 d:分别表示二尖瓣关闭和开启
(1 mmHg＝0.133 kPa)。

（1）等容收缩期

心室开始收缩,室内压立刻上升,很快超过房内压。心室内血液推动房室瓣关闭,使血液不会逆流入心房。在心室内压继续上升但尚未超过主动脉压(心舒末期约为 10.70 kPa)时,主动脉瓣仍处于关闭状态。此时心室处于密闭状态,室内血液量不变。由于血液是不可压缩性液体,故心室肌的强烈收缩使室内压急剧上升,但心室肌纤维长度(即心室容积)不变,因此称之等容收缩期。此期历时约 0.05 s,其长短与后负荷及心肌收缩能力有关。后负荷增大或心肌收缩能力减弱,则等容收缩期延长。

（2）快速射血期

心室肌继续收缩,当室内压上升超过主动脉内压时,主动脉瓣被打开,血液迅速射入主动脉,故称为快速射血期。此期中心室容积减小很快(射出血量占总射血量的 2/3),室内压升至最高,血流速度很快,主动脉内压随之升高,其占时约 0.1 s。

（3）减慢射血期

快速射血期后,由于心室内血液减少,心室肌收缩强度减弱,心室容积缩小也相应变得缓慢,射血速度减慢,称为减慢射血期,历时约 0.14 s。此期中,心室内压已略低于主动脉内压,但血液靠原先心肌强烈收缩的功能,依靠惯性作用继续流入主动脉内,使心室容积降低到射血期的最低程度。

2.心室舒张与充盈过程

（1）等容舒张期

心室肌开始舒张,室内压下降,主动脉内血液倒流,使主动脉瓣关闭,阻止主动脉血液倒流入心室。此时室内压尚未低于房内压,房室瓣仍处于关闭状态,在这段时间(约为 0.06 s)心室又成为封闭腔。心室肌纤维长度(即心室容积)不变,但压力急剧下降,故称为等容舒张期。

（2）快速充盈期

心室肌继续舒张,室内压下降低于房内压时,房室瓣开放。心房和大静脉的血液迅速流入心室,称为快速充盈期(约占时 0.1 s)。此期进入心室的血量约占总充盈量的 2/3,心室容积相应增大。

（3）减慢充盈期

随后约 0.22 s 内,由于心室血液的充盈,心室和心房及大静脉之间的压力差减小,血液流入心室的速度减慢,称为减慢充盈期。此期心室容积进一步增大。

（4）心房收缩期

心室舒张末期,心房开始收缩。心房收缩之前,心脏正处于全心舒张。

4.1.3　心音

心动周期中,心肌收缩、瓣膜启闭、血液加速度和减速度对心血管壁的加压和减压作用以及形成的涡流等因素引起的机械振动,可通过周围组织传递到胸壁;如将听诊器放在胸壁某些部位,就可以听到声音,称为心音。若用换能器将这些机械振动转换成电信号记录下来,便得到了心音图。

心音发生在心动周期的某些特定时期,其音调和持续时间也有一定的规律;正常心脏可听到四个心音:即第 1 心音、第 2 心音、第 3 心音和第 4 心音。多数情况下只能听到第 1 和第 2 心音,在某些健康儿童和青年人也可听到第 3 心音,40 岁以上的健康人也有可能出现第 4 心音。心脏某些异常活动可以产生杂音或其他异常心音。图 4-3 是心音的听诊部位。

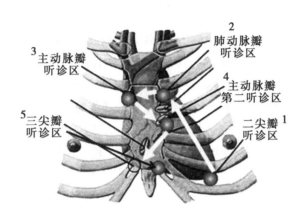

图 4-3　心音的听诊部位

第 1 心音发生在心缩期,音调低,持续时间相对较长,在心尖搏动处(左第五肋间隙锁骨中线)听得最清楚,通常可用第 1 心音作为心室收缩期开始的标志。

第 2 心音发生在心脏舒张期,频率较高,持续时间较短。听诊的第 2 心音主要与主动脉瓣的关闭有关,可用来标志心室舒张期开始。

第 3 心音发生在快速充盈期末,是一种低频、低振幅的心音。它可能是由于心室快速充盈期末,血流充盈减慢,流速突然改变,使心室壁和瓣膜发生振动而产生的。

第 4 心音是与心房收缩有关的一组心室收缩期前的振动,故也称心房音,是低频短音。正常心房收缩,听不到声音,但在异常有力的心房收缩和左室壁变硬的情况下,心房收缩使心室充盈的血量增加,心室进一步扩张,引起左室肌及二尖瓣和血液的振动,则可产生第 4 心音。

4.1.4　心输出量

心脏在循环系统中所起的主要作用就是泵出血液以适应机体新陈代谢的需要,不言而喻,心脏输出的血液量是衡量心脏功能的基本指标。

1.心输出量及其生理变异

(1)每分输出量和每搏输出量

一次心跳一侧心室射出的血液量,称每搏输出量,简称搏出量。一侧心室每分钟射出的血液量,称每分输出量,简称心输出量,等于心率与搏出量的乘积。左右两心室的输出量基本相等。

心输出量与机体新陈代谢水平相适应,可因性别、年龄及其他生理情况而不同。例如,健康成年男性静息状态下搏出量约为 70 mL(60～80 mL),心输出量为 5 L/min(4.5～6.0 L/min)。女性比同体重男性的心输出量约低 10%,青年时期心输出量高于老年时期。心输出量在剧烈运动时可高达 25～35 L/min,麻醉情况下则可降低到2.5 L/min。

(2)心脏指数

心输出量是以个体为单位计算的。不同个体新陈代谢总量不相等,用输出量的绝对值作为指标进行不同个体之间心功能的比较是不全面的。人体静息时的心输出量,也和基础代谢率一样,并不与体重成正比,而是与体表面积成正比的。以单位体表面积(m^2)计算的心输出量,称为心脏指数。中等身材的成年人体表面积为 1.6～1.7 m^2,安静和空腹情况下心输出量为 5～6 L/min,故心指数为 3.0～3.5 L/min·m^2。安静和空腹情况下的心指数,称之为静息心指数,是分析比较不同个体心功能时常用的评定指标。

心脏指数随不同条件而有不同。年龄在 10 岁左右时,静息心脏指数最大,可达 4 L/min·m^2 以上;以后随年龄增长而逐渐下降,到 80 岁时,静息心脏指数接近于 2 L/min·m^2;肌肉运动时,心脏指数随运动强度的增加大致成比例地增高;妊娠、情绪激动和进食时,心脏指数均增高。

2.射血分数

心室舒张末期充盈量最大,此时心室的容积称为舒张末期容积。心室射血期末,容积最小,这时的心室容积称为收缩末期容积。舒张末期容积与收缩末期容积之差,即为搏出量。正常成年人,左心室舒张末期容积约为 145 mL,收缩末期容积约 75 mL,搏出量为 70 mL。可见,每一次心跳,心室内血液并没有全部射出。搏出量占心室舒张末期容积的百分比,称为射血分数,健康成年人射血分数约为 50%。

3.心脏做功

心室一次收缩所做的功,称为每搏功,可以用搏出的血液所增加的动能和压强能来表示。心脏射出的血液所具有的动能在整个搏功中所占比例很小,可以不计。因此每搏功乘以心率即为每分功。

$$每搏功=搏出量×血液比重(1.055)×(平均动脉压-平均左房压)$$

右心室搏出量与左心室相等,但肺动脉平均压仅为主动脉平均压的 1/6 左右,故右心室做功量也只有左心室的 1/6。

4.影响心输出量的因素

每搏输出量乘以心率等于每分心输出量。因此,凡能影响每搏输出量和心率的因素,都能影响心脏的泵血功能。

(1)心搏出量的大小

1)异长自身调节:心室收缩的负荷称为前负荷,在完整心脏即指心室舒张末期的压力。在离体乳头肌的实验中观察到,在一定范围内,前负荷增加,心肌初长度增加,收缩产生的张力也增加,达最适前负荷时,心肌处于最适初长度,此时收缩产生的张力可达最大。

因为这时心肌粗、细肌丝相互作用的反应点数目最多。在完整心脏可用舒张末期的心室容积和压力来表示心室肌的初长度和前负荷。斯塔林(Starling)提出的"心肌收缩产生的能量是心肌纤维初长度的函数"的著名论点,是理解初长度对心脏泵血功能影响的基础,称为 Starling 机制,心室功能曲线也可称为 Starling 曲线(见图 4-4)。

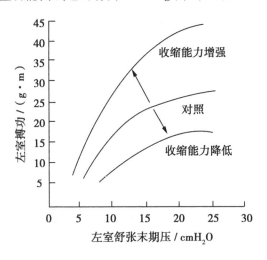

图 4-4　心室功能曲线(1 cmH_2O＝0.098 kPa)

前负荷对每搏出量的调节,是通过心肌初长度改变而引起心肌收缩力的改变。因此,把这种形式的调节称为异长自身调节。

心室前负荷-舒张末压是由心室舒张末期充盈的血量所决定的,充盈量大,充盈压就高,舒张末期容积也较大。凡是影响心室充盈量的因素,都能通过异长自身调节使每搏输出量发生改变。异长自身调节的意义是防止心室舒张末压力和容积发生过度和持续的改变。

2)等长自身调节:指在不改变心肌初长度的情况下,心肌收缩能力的变化引起的心输出量改变。例如,人体进行剧烈活动时,随着新陈代谢增高,输出量可成倍增加,而心脏舒张末期容积不一定增加。凡能影响心肌收缩能力的因素,都能通过等长自身调节来改变搏出量。例如交感神经活动增强、血中儿茶酚胺浓度增加或某些强心药物(如洋地黄)等都能增强心肌收缩能力,使搏出量增加。

3)后负荷对搏出量的影响:心肌收缩时,室内压必须超过动脉内压才能将血液射入动脉,动脉血压就是心室收缩的后负荷。因此,动脉压的变化必然会影响心室肌收缩而影响搏出量。当动脉血压升高即后负荷增加时,由于心室射血时的阻力增加,使心室等容收缩期延长,而使射血期缩短,心室肌缩短的速度和幅度降低,射血速度减慢、每搏输出量暂时减少,而心室内剩余血量增加,如静脉回心血量不变,则心室舒张末期充盈量增加,启动异长自身调节使心肌收缩力增强,以克服增大的后负荷,恢复到搏出量的原有水平。

（2）心率

心率在一定范围内变化，可影响每搏输出量或每分输出量。心率加快可增加每分输出量，但有一定限度。心率增快时，心脏功能周期的时间缩短，主要表现为心舒期的缩短。因而，心率如太快（超过 150 次/分），则心舒期明显缩短，当影响到心室的快速充盈时，心脏充盈不足，每搏输出量就减少，虽然每分钟搏动数增加，但每分输出量减少。心率太慢（低于 40 次/分），每分输出量亦减少。这是因为心舒期过长，心室的充盈早已接近于限度，再增加心舒时间也不能相应提高每搏输出量。因此，心搏频率最适宜时，其每分输出量最大，过快或过慢的心率都会减少每分输出量。

5.心脏功能储备

心脏的泵血功能能够广泛适应机体不同生理条件下的代谢需要，表现为心输出量可随机体代谢增长而增加。例如，健康人静息时心率平均 75 次/分，每搏输出量为 60～70 mL/次；而强体力劳动时心率可达 180～200 次/分，每搏输出量提高到 150～170 mL/次。故每分输出量可由5～6 L增大到30 L左右，即达所谓最大输出量，说明心输出量在平时不是最大的，但在需要时有增大的能力，称为泵功能储备或心力储备，即泵功能有一定储备力量。

最大输出量是最大限度地动用心率储备和搏出量储备。一般情况下，动用心率储备是提高心输出量的重要途径。动用心率储备可使心输出量增加 2～2.5 倍。搏出量储备包括收缩期储备和舒张期储备。收缩期储备指静息状态下心缩末期容积和做最大量射血后心缩末期容积的差值。例如，静息心缩末期容积约 75 mL/min，当射血能力达最高水平时，收缩末期容积可减少到 20 mL 以下，故收缩期储备为 55～60 mL。舒张期储备指心室最大程度舒张时所能增加的血量，静息状态下心舒末期容积约为 145 mL，由于心室扩大程度有限，最多只能达 160 mL，即舒张期储备只有 15 mL，远比收缩期储备小。所以当进行运动时，主要动用心率储备和收缩期储备，使心输出量增加。

4.1.5 传统超声心动图评价心脏收缩和舒张功能

1.心室收缩功能指标

（1）左室射血分数（EF）

EF 是最为常用的心室收缩功能指标，被广泛认为能评估心排量和提示预后的心脏收缩功能指标，如公式（4-1）所示：

$$EF = \frac{SV}{V_d} = \frac{D_d^3 - D_s^3}{D_d^3}\% \qquad (4-1)$$

公式（4-1）中 V_d 为左室舒张末期的容量，D_d 为左室舒张末期的直径，D_s 为左室收缩末期的内径，SV 为每搏量。

EF 的检测也可以采用心脏 MRI 的方法，与超声心动图相比，心脏 MRI 为一站式检查，即从一次检查可全面提供心脏形态学、心脏功能、心肌活性、冠脉情况、瓣膜形态运动等各方面信息。

心脏 MRI 与超声心动图计算左室射血分数的公式相同,而测算左室舒张末期容积与收缩末期容积的方法有差异。心脏 MRI 应用在模型研究中非常成熟的梯度图像,心室轮廓分析技术采用逐层勾画法,不需任何几何假设直接计算心室体积,特别适用于心室形态不规则的病理状态。超声心动图通过勾画 1 个层面的舒张期心内膜来计算容积;而 MRI 是通过分别勾画从心尖至心底 9～12 个层面的舒张末期与收缩末期的心内膜及心外膜来计算容积。从数据采集上考虑,MRI 比超声心动图原始数据量大。另外,超声心动图探头由于肋骨窗的限制,偏离了解剖学上的心尖,而从心尖前上方斜切左室,造成容积测值偏低,且层面选择受操作者主观影响较大;MRI 扫描定位准确,受操作者主观影响较小,可重复性高。

EF 的缺点是 EF 值的测定都是基于对心室几何形态的假设,而这种假设在非正常形态的心室就有局限性。而且,单纯应用 EF 可能会错误估测有三尖瓣、主动脉瓣返流患者的收缩功能。

(2)其他常见的收缩功能指标

1)每搏量

①椭圆形体积法(Pumbo 法):应用本方法时将左心室视为椭圆形体,如果 D_d 为左室舒张末期内径,D_s 为左室收缩末期内径,LD 为舒张末期的左室长轴(从心尖至二尖瓣环区左室椭圆形长轴),LS 为收缩末期的左室长轴,则 SV 可由下列公式(4-2)计算得出:

$$SV = \frac{\pi}{6}(LD \cdot D_d^2 - LS \cdot D_s^2) \tag{4-2}$$

②立方体积法:假设心脏为一立方体,用超声心动图测量左室舒张末期内径(D_d),收缩末期内径(D_s),根据立方体的体积计算方法,即可分别得到左室舒张末和收缩末的容积(D_d^3 和 D_s^3),二者之差即为 SV,因此得出公式(4-3)

$$SV = D_d^3 - D_s^3 \tag{4-3}$$

③回归方程法:心血管造影证明在正常情况下,用椭圆形体和立方体积法公式所测定左室容积的结果与左室造影结果密切相关。但在病理情况下,左室扩大者前后径远较长轴增大显著,Fortuin 为了克服对于大心脏的心脏容量估计过高的误差,按照左室内径与心血管造影之间左室容积的线性关系,提出了用回归方程式的方法来计算左心室容量的公式(4-4):

$$SV = V_d - V_s \tag{4-4}$$

$$其中 V_d = 59D_d - 153;V_s = 47D_s - 120$$

④Teichholz 校正公式法:上述立方体法在计算每搏量时,左心室的长短轴之比减低时对容量的估计偏高,而在长短轴之比增加时对容量的估计偏低。为了克服这些偏差,Teichholz 根据左室造影数据的回归关系提出容量(V)测定的校正公式(4-5):

$$V = \frac{7.0 + D^3}{D + 2.4} \tag{4-5}$$

本公式中,D 为室间隔至左室后壁的前后径。因此,每搏量(SV)可通过下式得到公式(4-6)：

$$SV = \frac{7.0 + D_d^3}{D_d + 2.4} - \frac{7.0 + D_s^3}{D_s + 2.4} \tag{4-6}$$

目前认为本公式是 M 型超声心动图测定左室功能最精确的方法。

2)心排血量(CO)

一分钟内左室排出的血量即为心排出量，单位为升/分(L/min)，在测算到每搏量后，乘以心率可以得到心排血量，即公式(4-7)：

$$CO = SV \times HR \tag{4-7}$$

每搏量和心排出量的缺点是存在与左室射血分数同样的局限性。

2.心室舒张功能指标

心室舒张功能指标包括等容舒张时间(IVRT)、二尖瓣血流图(E/A 比值)、E 峰减速时间、肺静脉血流图(S/D 比值)，这些指标在评价左室舒张功能上应用比较广泛。不过这些指标受到透声条件、年龄、心率、血压、心脏前后负荷、取样容积与声束等因素的影响，E/A比值在左心室舒张功能受损患者中晚期会出现假性正常化。

3.传统指标的综合评价

由于这些传统的指标只是片面地反映了心功能的单一方面，因而这些指标不是心脏的整体功能。

4.1.6 一种综合评价心脏的收缩舒张功能的新指数——Tei 指数

许多研究表明，受累的心脏往往同时存在收缩功能和舒张功能的改变，两者之间相互作用，关系错综复杂，单单评价心脏的收缩功能或舒张功能并不能真实地反映心脏的整体功能。因此，综合评价心脏的整体功能更加合理。1995 年，日本学者 Tei 提出一种崭新的评价指数——Tei 指数，也称为心肌性能指数，是由多普勒超声衍生而出的时间间期指数。

Tei 指数是等容收缩时间(ICT)与等容舒张期(IRT)之和，除以射血时间(ET)。以左心为例，通过描记二尖瓣血流图和左心室流出道的多普勒频谱图，可以分别测量二尖瓣血流的 A 峰结束至下一个 E 峰开始的间期 a，以及左心室流出道射血时间 b，左心的 Tei 指数可按 $(a-b)/b$ 来进行计算，同理也可测得右心室的 Tei 指数。

其优点是 Tei 指数中的变量 ICT、IRT 和 ET 均为心动周期中非常重要的时相，它们均在一定程度上受到心率、血压和心脏负荷的影响，而 Tei 指数是上述时间间期的比值，影响分子、分母的各种因素相互抵消，其结果反而不受心率、心室几何形态和心脏负荷的影响。而且该方法简便、无创伤、重复性高，综合考虑了心室收缩与舒张，能够全面反映心脏整体功能，是识别正常心功能和心功能异常的最佳指标，其临床应用价值优于射血分数、二尖瓣血流图 E/A 比值、DT 时间等传统指标。

4.1.7 三维彩色多普勒超声心动图评价心脏收缩功能——无创测量心脏每搏动能

1.心脏做功量的概念及意义

心脏(心室)做功可分为：挤压血液以抗衡血压所做的功，可以用搏出血液所增加的压强能（E_p）来表示；以某种速度驱出血液所做的功，可以用搏出血液所增加的动能（E_k）来表示。心室一次收缩所做的功，称为每搏功（W），W 为 E_p 和 E_k 之和。

在评价心脏功能方面，心脏做功量具有重要意义，首先心脏搏动与心室舒张末期容积结合，是在体心脏 Starling 曲线（心功能曲线）的理想表达方式。同时心脏做功量本身也是一项重要的心功能评定指标，因为心脏收缩不仅仅是排出一定量的血液，而且这部分血液具有很高的压强能及很快的流速，即血液在心血管内流动过程中所消耗的能量，是由心脏做功所供给的，否则血液循环将停止。此外，研究已证明心肌的耗氧量与心肌的做功量相平行，心脏做功量为反映心肌耗氧量的定量指标；与单纯心输出量相比，心脏做功量评价心脏泵血功能更为全面。

2.心脏做功量的计算及测量方法

心脏每次收缩，心室所产生的 E_p 为心室射血压和射血容积的乘积；同时由于心室充盈压是由静脉和心房输送回心的血液充盈心室造成的，计算左心室收缩释放的能量时不应将充盈压计算在内，因此计算 E_p 时应减去左室充盈压。左室充盈压可用左室舒张末期压或平均左房压表示，而在正常生理情况下，肺动脉楔压（PCWP）可以代表左室舒张末期压或平均左房压。所以计算左心室每搏压强能（E_p）见公式（4-8）：

$$E_p = (LVSP - PCWP) \cdot SV \tag{4-8}$$

式中 LVSP 为收缩期左室内压，SV 为心脏每搏量。

由于准确测量 LVSP、PCWP、SV 均需进行心导管检测，操作复杂，成本高，临床推广受限，实际应用中只可采用简化法进行近似估算，即用主动脉平均压代替 LVSP，将左室充盈压约计为 6 mmHg。在一般情况下，这一近似估算 E_p 的方法产生的误差比较小。

E_k 的计算见公式（4-9）：

$$E_k = \frac{1}{2} \cdot \rho \cdot Q \cdot v^2 \tag{4-9}$$

式中 v、Q 为收缩期通过主动脉瓣瓣口的血流速度和流量，v、Q 在收缩期随时间变化。采用 3D-CDE 重建主动脉瓣口短轴平面，收缩期每 40 ms 测量一次通过瓣口的血流平均速度（v）和血流量（Q），计算出 40 ms 内的动能 E_k。最后将整个收缩期内所有 E_k 相加，即得到整个收缩期心脏的每搏动能。

4.1.8 心电机械图评价心功能方面应用

心电机械图是心电图和心机械图（MCG）的合称。心机械图是指与心脏机械活动有关的可在体表描记出的低频机械振动，包括心脏及大血管机械活动的曲线图，如心尖搏动图（ACG）、颈动脉搏动图（含其他部位的动脉脉搏图）和颈静脉搏动图等。因其常与心电图、心音图同步记录以评定心脏的收缩和舒张功能等，故合称心电机械图。

1.颈动脉搏动图（CPT）

CPT 是用压电晶体传感器把颈总动脉管壁一张一缩的波动转换成电能，并加以放大而记录出的一种曲线图。

（1）记录方法

把传感器用辅助装置或用手固定于搏动的颈总动脉上，在吸气后屏气记录，一般记录5～10 个心动周期，记录时应避免吞咽动作。

（2）正常图形

CPT 有两个正波和一个负波，正波（叩击波）是由于心室收缩、动脉压力突然上升、管壁被扩张所引起的。正波的升支代表快速射血期，这是主动脉内压力迅速上升、管壁突然扩张所形成的。从降支开始即为缓慢射血期，此时因进入动脉内的血量少于向外周流去的血量，故动脉压力降低，管壁回缩形成下降支的前段。降支中出现一个向上的正波叫重搏波，其前一个小的向下的波叫负波（又叫波谷、切迹或降中峡，以 In 代表）。负波的发生是由于心室开始舒张，心室内压急骤下降至低于主动脉内压，血液向主动脉瓣方向回流所引起的。重搏波是由于主动脉瓣突然关闭，血液向瓣膜冲击，引起一个反冲使动脉内压又轻度升高，动脉管壁再一次扩张而形成。而后心室继续舒张，血液不断流向外周，随着动脉血液向外周流去，管壁继续回缩形成下降支后段，如图 4-5 所示。

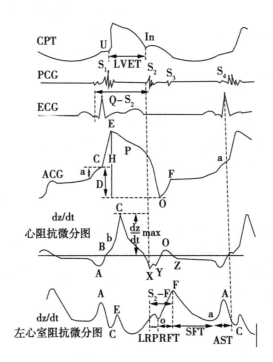

图 4-5　心电机械图和阻抗微分图的同步纪录

注：PCG：心音图；ECG：心电图；CPT：颈动脉搏动图；ACG：心尖搏动图；
LRP：左房压；LVET：左心室排血时间；Q-S₂：电机械收缩时间；RET：快速充盈期；
AST：心房收缩期；SFT：减慢充盈期。

（3）U 点～In 点的间距

通常用 CPT 的陡升起点（U 点）至重搏波切迹最低点（In 点）分别代表左室开始排血（主动脉瓣开放）和排血结束（主动脉瓣关闭）的时间。由于从主动脉根部到颈动脉处脉搏被传导需要一定时间，所以 U 点和 In 点相应地晚于主动脉瓣开放和关闭的时间，用 U 点～In 点的间距反映左室排血时间（左室射血时间，LVET），与创伤性方法测定的 LVET 较接近。

2.心尖搏动图（ACG）

用压电晶体换能器，把心脏搏动时心尖向外突出顶压胸壁所产生的低频振动转变成电能，并经放大记录而得到的一种低频位移曲线叫作 ACG。它可反映心脏收缩、舒张的间期及幅度的相对变化。

（1）记录方法

被试者取左侧卧位 $45°\sim60°$，左手上举至头，以扩大肋间隙。用扣诊法确定心尖搏动最强处把压电晶体换能器置于心尖搏动的中央，用胶布固定，待示波器上的图形清晰，再令患者吸气后憋气，以 50 mm/s 或 100 mm/s 的速度记录。

（2）正常图形

1）四个波：①心房收缩波（a 波，在 ECG 的 P 波后）；②心室收缩波（SW，开始为一迅速上升支，到达顶点 E 后迅速下降，然后出现平顶，再下降至最低的 O 点）；③快速充盈波（RFW，由 O 点到 F 点的曲线）；④缓慢充盈波（SFW，由 F 点到下一心动周期 a 波前的曲线）。

2）五个标志点：①C 点是 SW 开始急剧上升之点，又称心室收缩起点；②E 点是 SW 波顶点，标志主动脉瓣开放和射血的开始，又称心室射血点；③P 点，为 SW 下降支的转折点，即 SW 由 E 点急剧下降，到 P 点曲线转成平顶型，E 点是快速射血期和减慢射血期的交接点；④O 点是 SW 下降支的最低点，标志二尖瓣开放，又称心室充盈起点；⑤F 点，为 RFW 与 SFW 的交接点。

3）区别：应用高精度压力传感器对照研究后，发现 E 点和 O 点不能正确代表主动脉瓣和二尖瓣的开放点，因此用 ACG 法测定 STI 不如用 CPT 法（指用同步描记 CPT、ECG、PCG 测定 STI 的方法）准确简便，但用 ACG 法可评定舒张功能则有其优点。

3.心音图（PCG）

（1）记录方法

将压电晶体微音器置于二尖瓣或主动脉瓣听诊区，将心音发生的振动转变为电流，经放大后记出的曲线称心音图。

（2）正常图形

正常有四个心音，分别叫第 1 心音、第 2 心音、第 3 心音和第 4 心音（分别用 S_1、S_2、S_3 和 S_4 代表）。其中 S_1 和 S_2 有四个组成成分，以高额、高振幅的第二成分最为重要，其起点分别代表二尖瓣和主动脉瓣开始关闭的时间，即以 S_{1A} 代表二尖瓣关闭，以 S_{2A} 代表主动脉瓣关闭。

4.应用心电机械图评价心收缩功能常用指标及意义

(1)电机械收缩时间

它是指心室开始兴奋到机械收缩结束的时间,可从 ECG 的 QRS 波起点量到 PCG 的 S_{2A} 之间的时间(简称 Q-S_2),是判断正性变力效应的指标。

(2)电机械延迟时间

指心脏开始兴奋到开始收缩的时间,可从 ECG 的 QES 波起点量到 PCG 的 S_{1A} 之间的时间(简称 Q-S_1)。冠心病及二尖瓣狭窄患者 Q-S_1 往往延长。

(3)左室排血时间(LVET)

LVET 指主动脉瓣开放到关闭的时间,可从 CPT 的 U 点～In 点间期测得。LVET 长短取决于心肌纤维的缩短程度(在整体中可以每搏输出量大小表示)和缩短速度(在整体中以射血速度表示)。在射血速度不变的情况下,LVET 长,表示 SW 多和心功能好。

(4)排血前时间(PEP)

PEP 指心室开始兴奋到主动脉瓣打开的时间,可从 Q-S_2 减去 LVET 求得。PEP 主要反映心室收缩速度和心室去极化速度。冠心病患者心肌收缩能力下降,PEP 明显延长,正常值为 80～100 ms,患者的 PEP 常超过 110 ms。

(5)等容收缩时间(ICT)

ICT 指心室收缩时容积不变(即房室瓣关闭到主动脉瓣尚未打开,呈密闭状态)的阶段。ICT 常从 PEP 减去 Q-S_1 求得。ICT 是 PEP 的主要组成阶段,ICT 长短取决于等容收缩时心室的收缩速率,即与左室压力上升速率和心室收缩所需上升的压力高度有关。心脏收缩力强,单位时间内心室压力上升速度快,则 ICT 短,所以,ICT 是评价心室收缩速率(压力上升速度)的一个指标。

(6)PEP/LVET 比值

PEP/LVET 比值为排血前时间与左室排血时间的比值,常用 CPT、ECG、PCG 同步记录测得,正常值为 0.28～0.35。这是评定左心室功能较敏感的指标,与心血管造影时测得的射血分数(EF)有显著负相关($R=-0.90$)。

5.应用心电机械图评价心舒张功能常用指标及意义

(1)等容舒张期(IRT)

IRT 指主动脉瓣关闭至房室瓣尚未打开(心室处于密闭状态)的阶段,即 PCG 上 A_2 至 ACG 上 O 点的时距(A_2-O 间期)。舒张功能下降时,IRT 延长。

(2)快速充盈期(RFT)

RFT 指从 ACG 上 O 点至 F 点即 O-F 间期,是反映心室早期主动舒张功能的指标之一。

(3)早期舒张时间(EDT)

EDT 指从主动脉瓣关闭至左室充盈速率发展到最大值所经历的时间,即 PCG 上 A_2 至 ACG 上 F 点的间期。EDT 为 IRT 与 RFT 之和,故 EDT 能较好地反映心室的主动舒张功能,心室舒张功能异常时,该值常明显延长,是判断心脏舒张功能的常用指标。

(4)a/H 百分比值

a/H 百分比值指的是 ACG 的 a 波振幅与总波幅(E-O 垂直高度)的百分比,由于 a 波振幅可因心房代偿性收缩加强而增大,故 a/H 百分比值可间接反映心室舒张末压的高低或心室顺应性能的好坏。正常人 a/H 百分比常低于 10%,而冠心病患者常超过 20%。

(5)a/D 百分比值

a/D 百分比值指的是 ACG 上 a 波高度与总舒张波高度(从 a 波峰至 O 点的垂直距离)之比的百分比,其临床意义与 a/H 百分比相似,是反映心室顺应性能的指标之一。正常范围为 25%～40%,心脏顺应性下降时该比值增大。

4.2　心肌的生物电现象和生理特征

心脏有泵血功能,与心肌细胞的特殊生理特性(自动节律性、兴奋性、传导性和收缩性)是分不开的。这些生理特性又是以心肌细胞的生物电现象为基础的。

根据心肌细胞组织学特点、电生理特性以及功能上的区别,分为两大类,两类心肌细胞分别实现一定的职能,互相配合,完成心脏的整体活动。一类是普通的心肌细胞,包括心房肌和心室肌,含有丰富的肌原纤维,执行收缩功能,又称为工作细胞。工作细胞不能自动产生节律性兴奋,但它具有兴奋性和传导性。另一类是一些特殊分化了的心肌细胞,组成心脏的特殊传导系统,其中主要包括窦房结细胞和浦肯野细胞,它们除了具有兴奋性和传导性之外,还具有自动产生节律性兴奋的能力,故称为自律细胞,它们的收缩功能已基本丧失。

组成心脏的特殊传导系统包括窦房结、房室交界、房室束、浦肯野纤维网。

窦房结:位于右心房和上腔静脉连接处,主要含有 P 细胞和过渡细胞。P 细胞是自律细胞,位于窦房结中心部分;过渡细胞位于周边部分,不具有自律性,其作用是将 P 细胞自动产生的兴奋向外传播到心房肌。

房室交界:又称为房室结区,是心房与心室之间的特殊传导组织,是心房兴奋传入心室的通道。

房室束(又称希氏束)及其分支:房室束走行于室间隔内,在室间隔膜部开始分为左右两支,右束支较细、沿途分支少,分布于右心室,左束支呈带状、分支多,分布于左心室,房室束主要含浦肯野细胞。

浦肯野纤维网:左右束支的最后分支,由于分支很多,形成网状,密布于左右心室的心内膜下,并垂直向心外膜侧伸延,再与普通心室肌细胞相连接。房室束及末梢浦肯野纤维网的作用,是将心房传来的兴奋迅速传播到整个心室。

4.2.1　心肌细胞生物电活动

心肌细胞生物电产生的基础:心肌细胞跨膜电位取决于离子的跨膜电-化学梯度和膜对离子的选择性通透。

1.心室肌细胞跨膜电位及其产生机理

(1)静息电位

人和哺乳动物的心室肌细胞和骨骼肌细胞一样,在静息状态下膜两侧呈极化状态,膜内电位比膜外电位约低 90 mV,即静息电位－90 mV(较骨骼肌细胞、神经细胞大)。其形成机制与骨骼肌相同:静息状态下膜对 K^+ 的通透性较高,而对其他离子的通透性很低,因此,K^+ 顺其浓度梯度由膜内向膜外扩散所达到的平衡电位,是静息电位的主要来源。

(2)动作电位

心室肌细胞和骨骼肌细胞的动作电位有明显不同。骨骼肌细胞动作电位的时程很短,仅持续几个毫秒,复极速度与去极速度几乎相等,记录曲线呈升支和降支基本对称的尖锋状。心室肌细胞动作电位的主要特征在于复极过程比较复杂,持续时间很长,动作电位降支与升支很不对称。通常用 0、1、2、3、4 等数字分别代表心室肌细胞动作电位和静息电位的各个时期。

1)除极(去极)过程:除极过程为 0 期。心室肌细胞兴奋时,膜内电位由静息状态时的－90 mV 上升到＋30 mV 左右,构成了动作电位的上升支,称为除极过程(0 期)。此期很短暂,仅占 1～2 ms,而且除极幅度很大,为 120 mV。可见,心室肌细胞的除极速度很快,它主要由 Na^+ 内流形成,快 Na^+ 通道可被河豚毒(TTX)所阻断。从电生理特性上,根据 0 期除极的速率,将心室肌细胞(及具有同样特征的心肌细胞)称为快反应细胞,其动作电位称为快反应电位。

2)复极过程:当心室细胞除极达到顶峰之后,由于 Na^+ 通道失活关闭,立即开始复极,但整个复极过程比较缓慢,耗时 200～300 ms,包括电位变化曲线的形态和形成机制均不相同的三个阶段:

1 期:在复极初期,心室肌细胞内电位由＋30 mV 迅速下降到 0 mV 左右,又称为快速复极初期,占时约 10 ms。其主要由 K^+ 外流形成,此时快 Na^+ 通道已经失活,并且有一种瞬时性外向电流(K^+),使膜电位迅速复极到平台期的水平。

2 期:0 mV 左右开始,此时的膜电位下降非常缓慢,故复极 2 期又称为平台期,持续100～150 ms,是整个动作电位持续时间长的主要原因,也是区别于骨骼肌和神经纤维动作电位的主要特征。在心室肌等快反应细胞,平台期外向离子流是由 K^+ 携带的。静息状态下,K^+ 通道的通透性很高,在 0 期 K^+ 的通透性显著下降,K^+ 外流大大减少。除极相结束时,K^+ 的通透性并不立即恢复到静息状态的高水平,而是极其缓慢地恢复,K^+ 外流也就由初期的低水平而慢慢增加。平台期内向离子流主要是由 Ca^{2+} 负载的,心肌细胞膜上有一种电压依从性的慢 Ca^{2+} 通道,即 Ca^{2+} 通道的激活、失活过程缓慢,称为慢通道。当膜除极到－40 mV 时被激活,可被 Mn^{2+} 和异搏定所阻断,而对于可以阻断快通道的河豚毒却并不敏感。各种心肌细胞的肌膜上都具有这种慢通道及由此形成的跨膜离子流。

3 期:此期心室肌细胞膜复极速度加快,膜电位由 0 mV 左右快速下降到－90 mV,历时 100～150 ms。主要由 K^+ 的外向离子流形成。3 期的复极 K^+ 流是再生性的,K^+ 的外流促使膜内电位向负电性转化,而膜内电位越负,K⁺外流就越增高。这种正反馈过程导致膜的复极越来越快,直至复极化完成。3 期 Ca^{2+} 通道已经失活,内向离子流终止,在平台期已经激活的外向 K⁺ 流随时间而递增。

4 期:是 3 期复极完毕,膜电位基本上稳定于静息电位水平,心肌细胞已处于静息状态,故又称静息期。Na^+、Ca^{2+}、K^+ 的转运主要与 Na^+-K^+ 泵和 Ca^{2+} 泵活动有关。关于 Ca^{2+} 的主动转运形式,目前多数学者认为 Ca^{2+} 的逆浓度梯度的外运是与 Na^+ 顺浓度的内流相耦合进行的,形成 Na^+-Ca^{2+} 交换。

2.窦房结 P 细胞跨膜电位及产生机理

(1)P 细胞动作电位的主要特征

4 期膜电位不稳定,可发生自动除极,这是自律细胞(autorhythmic cell)动作电位最显著的特点。此外,窦房结 P 细胞跨膜电位还有其自身的特点:

1)除极 0 期的峰值较小,除极速度较慢,约为 10 V/s,0 期除极只到 0 mV 左右。

2)复极由 3 期完成,基本没有 1 期和 2 期。

3)复极 3 期完毕后进入 4 期,这时可达到的最大膜电位值,称为最大舒张电位(或称最大复极电位),约为 −70 mV。

(2)P 细胞动作电位的形成及离子流的活动(见图 4-6)

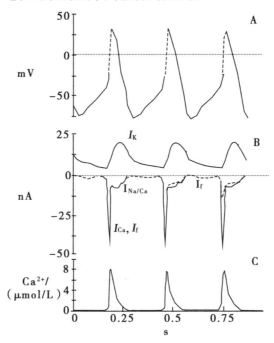

图 4-6　窦房结动作电位和起搏电位的离子机制

注:A.跨膜电位;B.越膜电位;C.胞浆 Ca^{2+} 浓度表示动作电位升支由 I_{Ca},I_f 构成,起搏电位由 I_K 和 I_f 及 $I_{Na/Ca}$ 构成。

1)0 期除极的形成:0 期除极的内向电流主要是由钙离子内流形成的。

2)3 期复极的形成:0 期除极后,慢钙离子通道逐渐失活。3 期是由 Ca^{2+} 内流和 K^+ 外流共同作用的结果。

3)4 期自动除极的形成:目前研究与三种离子流有关,分别是 K^+、Na^+、Na^+-Ca^{2+} 交换。①K^+ 外流的进行性衰减。I_K 离子通道的激活和逐渐增强的 K^+ 外流是窦房结细胞复极的原因。I_K 通道在膜复极达到 -40 mV 时便开始逐渐失活,K^+ 外流因此逐渐减少,导致膜内正电荷逐渐增加而形成 4 期除极。②Na^+ 内流的进行性增强。I_f 是一种进行性增强的内向离子(主要为 Na^+)流,在浦肯野细胞起搏活动中起重要作用,而 I_K 衰减的作用很小。与此相反,窦房结细胞 4 期中虽也可记录到 I_f,但它对起搏活动所起的作用不如 I_K 衰减。③生物电性 Na^+-Ca^{2+} 离子交换。窦房结细胞 4 期中还存在一种非特异性的缓慢内向电流,在膜除极达 -60 mV 被激活,可见它在自动除极的后 1/3 期间起作用。这种缓慢内向电流是生物电性 Na^+-Ca^{2+} 离子交换的结果。

3.浦肯野细胞的跨膜电位及产生机理

浦肯野细胞的动作电位及其产生机理与心室肌细胞基本相似,但其有 4 期自动除极化。4 期自动除极化是膜对 Na^+ 通透性随时间进行性增强(I_f 内向电流)的结果(见图 4-7)。I_f 通道与快 Na^+ 通道的主要区别:①I_f 的通道对离子的选择性不强,虽然主要选择的是 Na^+,但还有 K^+ 参与。而快 Na^+ 通道的选择性强,主要允许 Na^+ 通透。②I_f 的通道在复极达 -60 mV 左右被激活,而快 Na^+ 通道在膜内电除极达 -70 mV 左右被激活。③I_f 的通道可被铯(Cs)所阻断,而快 Na^+ 通道可被河豚毒 TTX 阻断。

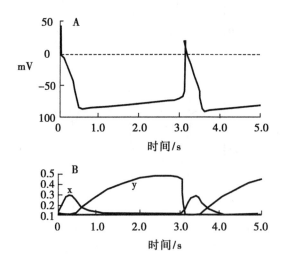

图 4-7　浦肯野细胞起搏机制

A:跨膜电位;B:由 x 闸门控制的 I_K 衰减以及由 y 闸门控制的 I_f,两者在形成起搏电位中的相对关系。

4.心肌细胞的类型

除了按照功能和电生理特性将心肌细胞分为工作细胞和自律细胞之外,还可以根据其生物活动的特征,特别是动作电位 0 期除极的速度,将心肌细胞分为快反应细胞和慢反应细胞,其动作电位相应称为快反应电位和慢反应电位;然后再结合其自律性,可将心肌细胞分为以下四种类型:①快反应非自律细胞:包括心房肌细胞和心室肌细胞;②快反应自律细胞:浦肯野自律细胞;③慢反应自律细胞:窦房结自律细胞,以及房结区和结希区的自律细胞;④慢反应非自律细胞:结区细胞。

4.2.2　心肌电生理特性

心肌具有自律性、兴奋性、传导性和收缩性,前三者为心肌的电生理特性,收缩性是心肌的一种机械特性。它们共同决定着心脏的活动。

1.心肌的自动节律性

(1)窦性节律和异位节律

正常情况下,窦房结的自律性最高,它自动产生的兴奋依次激动心房肌、房室交界、房室束及其分支和心室肌,引起整个心脏兴奋和收缩。由于窦房结是正常心脏兴奋的发源地,又是统一整个心脏兴奋和收缩节律的中心,故称为心脏的正常起搏点。由窦房结控制的心跳节律,称为窦性节律。而正常情况下,窦房结以外的心脏自律组织因受窦房结兴奋的控制,不表现其自律性,故称为潜在起搏点。窦房结对其他潜在起搏点的控制作用,一般是通过抢先占领和超速抑制两种方式实现的。

抢先占领:由于窦房结的自律性最高,4 期自动除极的速度最快,所以在潜在起搏点 4 期自动除极到达阈电位水平之前,窦房结传导来的兴奋已促使整个心脏兴奋和收缩,故正常时潜在起搏点自律性无法表现出来。

超速抑制:窦房结对于潜在起搏点还可以产生一种直接的抑制,潜在起搏点受到比其自身固有自律性更高的节律性所激动时,其自身的节律性就受到抑制。这就是超速驱动抑制,简称超速抑制。这种抑制的程度与两个起搏点之间自动兴奋的频率差呈平行关系,频率差越大,抑制效应越强;频率差越小,抑制效应越弱。

(2)决定和影响自律性的因素

4 期自动除极是自律性形成的基础,因此自律性的高低取决于 4 期自动除极的速度和最大舒张电位和阈电位(threshold potential)的差距,如图 4-8 所示。

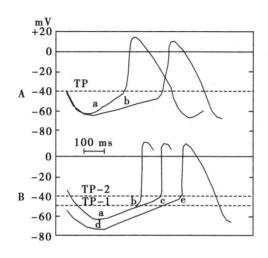

图 4-8　影响自律性的因素

注:A:起搏电位斜率由 a 减少到 b 时,自律性降低;B:最大复极电位水平由 a 达到 d,
或阈电位由 TP-1 升到 TP-2 时,自律性均降低;TP:阈电位。

1)4 期自动除极的速度:如果 4 期自动除极速度快,从最大舒张电位到阈电位所需的时间缩短,单位时间内产生兴奋的次数增多,自律性增高;反之,4 期自动除极速度慢,从最大舒张电位到阈电位的时间延长,单位时间内产生兴奋的次数减少,则自律性降低。

2)最大舒张电位大小:最大舒张电位绝对值小,离阈电位近,自动除极达阈电位的时间缩短,自律性增高;反之,最大舒张电位绝对值大,离阈电位远,自动除极达阈电位的时间延长,自律性降低。

3)阈电位水平:阈电位水平下移(绝对值增大),与最大舒张电位的差距减小,自动除极达阈电位的时间缩短,自律性增高;反之阈电位水平上移(绝对值减小),与最大舒张电位的差距加大,自动除极达阈电位的时间延长,则自律性降低。

2.心肌的兴奋性

心肌与其他可兴奋的组织一样,具有兴奋性,其兴奋性的高低通常采用阈值作为衡量指标。

(1)兴奋性的周期性变化

心肌细胞与神经细胞相似,当受到刺激产生一次兴奋时,兴奋性也随之发生一系列变化,这些变化与膜电位的改变、通道功能状态有密切联系。兴奋性的变化可分为以下三个时期,如图 4-9 所示。

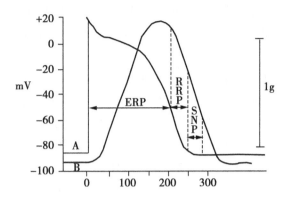

图 4-9　心室肌动作电位期间兴奋性的变化及其与机械收缩的关系

注:A:动作电位;B:机械收缩;ERP:有效不应期;RRP:相对不应期;SNP:超常期。

1)绝对不应期(ARP)与有效不应期(ERP):绝对不应期相当于心肌发生一次兴奋时,从动作电位的 0 期除极开始至复极 3 期膜内电位约 -55 mV 这段时间内,如果再给它刺激,则无论刺激多强,心肌细胞都不会再次兴奋。因此,这一时期称为绝对不应期。此期,Na^+ 通道处于失活状态,心肌细胞兴奋性下降到 0。从膜内电位 -55 mV 到 -60 mV 这段复极期间,如果给予阈上刺激,肌膜可发生局部除极化(局部兴奋),但仍然不能产生动作电位,从动作电位除极开始到 -60 mV 这段时间内,称有效不应期。局部除极化的原因是 Na^+ 通道刚刚开始复活。

2)相对不应期(RRP):有效不应期完毕,从 3 期膜电位 -60 mV 开始到 -80 mV 这段时期内,用阈上刺激才能引起动作电位,称为相对不应期。此期说明心肌的兴奋性已逐渐恢复,但仍低于正常,原因是 Na^+ 通道部分恢复活性。

3)超常期(SNP):从复极 3 期膜内电位 -80 mV 开始至复极 -90 mV 这段时期内,用阈下刺激就能引起心肌产生动作电位,说明心肌的兴奋性超过了正常,故称为超常期。在此期间,心肌细胞的膜电位已基本恢复,Na^+ 通道也已基本复活到可以再被激活的备用状态;而此时膜电位绝对值尚低于静息电位,距阈电位的差距较小,故兴奋性高于正常水平。

(2)影响兴奋性的因素

心肌兴奋性的高低除了可以用阈值作为衡量指标外,静息电位和阈电位之间的差距以及离子通道的性状也可影响兴奋性。

1)静息电位(resting potential):静息电位绝对值增大时,距阈电位的差距就加大,引起兴奋所需的刺激阈值也增大,兴奋性降低;反之,静息电位绝对值减小时,则兴奋性增高。

2)阈电位(threshold potential):阈电位水平上移,与静息电位之间差距加大,可使心肌兴奋性降低;反之阈电位水平下移,则兴奋性增高。

3)Na^+ 通道的性状:是指 Na^+ 通道所处的状态,心肌细胞产生兴奋,都是以 Na^+ 通道能被激活为前提的。Na^+通道具有三种机能状态，即激活、失活和备用。Na^+通道处于哪种状态，取决于当时的膜电位水平和时间进程，即 Na^+ 通道的激活、失活和复活是电压依从性和时间依从性的。

目前设想构成 Na^+ 通道的蛋白质内部有某些带电基团起着闸门作用，因此提出了通道三态双重闸门控机制的理论模型。此模型解释通道存在有激活、失活、备用三种功能状态。快 Na^+ 通道是由 3 个 m 激活微粒和 1 个 h 抑制微粒作为闸门来控制通道开闭的。静息时，激活微粒位于通道内，使通道处于关闭状态，即为备用状态；兴奋时，在除极作用下 m 激活微粒首先被激活移出通道外，使通道开放，即为激活状态。但在除极作用下，原来位于通道外的 h 抑制微粒也被激活，而以稍慢的速度转移到通道内部，从而使通道开放瞬间后又失活而关闭，即为失活状态；然后在膜电位复极的作用下，m 和 h 微粒又逐渐移到原来位置，即 m 和 h 微粒运动到备用状态的过程（时间依从性），直到 m 微粒位于通道内，h 微粒位于通道外，即又进入备用状态，此时兴奋性恢复正常。关于慢 Ca^{2+} 通道的功能状态，基本上与快 Na^+ 通道相似，也有激活、失活、备用三种状态，其通道的开闭是由 d 激活微粒和 f 失活微粒控制。的

（3）心肌兴奋性变化与收缩活动的关系

1）有效不应期长：心肌的有效不应期长，几乎占据了整个心肌收缩期和舒张早期。这一时期由于对任何刺激均不会产生兴奋，也就不会使心脏产生强直收缩，从而保证了心脏交替的收缩射血和舒张充盈活动。

2）期前收缩与代偿间歇：正常心脏是按窦房结自动产生的兴奋进行节律性的活动。如果在心室肌有效不应期之后（相对不应期和超常期之内），时间上相当于心室舒张的中晚期，心室肌受到一次额外的人工刺激或异位起搏点产生的刺激，则心室肌可以产生一次兴奋和一次收缩。此兴奋发生在下次窦房结的正常兴奋到达之前，故称为期前兴奋，随后伴随的心脏收缩为期前收缩，又叫早搏。期前兴奋也有自己的有效不应期，当紧接在期前兴奋之后的一次窦房结兴奋传到心室肌时，常常正好落在期前兴奋的有效不应期内，因而不能引起心室的兴奋和收缩，而出现一次"脱失"，必须等到下一次窦房结的兴奋传到心室时，才能引起心室的兴奋和收缩。这样，在期前收缩和又一次窦房结冲动引起的收缩之间，存在一段较长的心舒期，称为代偿性间歇，如图 4-10 所示。

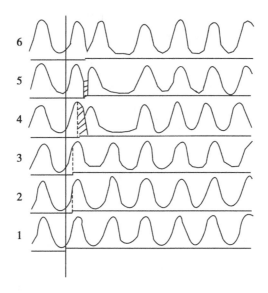

图 4-10　期前收缩和代偿性间歇

注：每条曲线下的电磁标记号批示给予电刺激的时间，曲线 1～3，刺激落在
有效不应期内，不引起反应；曲线 4～6，刺激落在相对不应期内，引起期前收缩和
代偿性间歇。

3.传导性

心肌细胞具有传导兴奋的能力。心肌细胞某一部位的兴奋虽然可通过闰盘传递到另一个心肌细胞，从而引起整块心肌的兴奋。但是心脏内各部分的兴奋传播是通过特殊传导系统完成的。窦房结位于右心房和上腔静脉连接处，是心脏特殊传导系统兴奋的发源地。房室交界区（房室结区）是心房和心室之间的特殊传导组织，主要包括三个功能区域：房结区、结区和结希区。房结区位于心房和结区之间；结区相当于房室结；结希区位于结区和房室束之间。室内的特殊传导组织是房室束及其分支。房室束是从房室结发出，走行在室间隔内，在室间隔膜的左缘分为左、右两束支，左、右束支分别分布到左、右心室，左、右束支的最终末的细小分支形成浦肯野纤维网，密布于左右心室的心内膜下，并垂直进入心肌层与心室肌细胞相连接。

（1）心脏内兴奋传播的顺序

正常情况下，窦房结发出的兴奋一方面通过心房肌传播到整个右心房和左心房；另一方面通过心房肌组成的"优势传导通路"迅速传播到房室交界区。兴奋通过房室交界区，经房室束和左右束支、浦肯野纤维网传播到心室肌，整个心室肌的兴奋是由心内膜侧向心外膜侧扩布完成的。

（2）心脏内兴奋的传播特点

各类心肌细胞的传导性是有差别的，一般把动作电位沿细胞传播的速度作为衡量传导性的指标。

心房内和心室内兴奋传导的速度都较快,心房内兴奋传导速度快,能使整个心房肌几乎是同步兴奋和同步收缩。心室内兴奋传导速度更快,使整个心室肌也是同步兴奋和同步收缩,同步收缩可实现心脏强有力的泵血功能。兴奋传导的一个低速度是发生在房室交界区,特别是结区的传导速度最慢。因此,兴奋在房室交界区的传导过程中显著减慢,这种现象称为房-室延搁。房-室延搁具有重要的生理意义,它可以使心房先兴奋,心室后兴奋,导致心房收缩完毕后,心室才开始收缩,从而避免了发生房室收缩的重叠现象。心房在收缩时,心室仍处于舒张,这就使得心室有充分的时间充盈血液,有利于搏出。房-室延搁对保证心脏各部分有秩序地、协调地进行收缩活动具有十分重要的意义。

(3)影响传导性的因素

心肌细胞的传导性主要受以下因素的影响:

1)解剖因素:兴奋传导速度与心肌细胞的直径大小呈正变关系。直径大、横截面积较大,则对电流的阻力较小,故局部电流大,传导速度快;反之,直径小、横截面积较小,则对电流的阻力较大,故局部电流小,传导速度慢。在机体生命中,心肌细胞的直径一般不会突然发生明显变化,因此,它是一个比较固定的因素。

2)生理因素:心肌细胞的电生理特性是决定和影响传导性的主要因素。心肌细胞兴奋传播主要受动作电位 0 期除极速度和幅度及邻近未兴奋部位膜的兴奋性两方面影响。

动作电位 0 期除极速度和幅度:0 期除极的速度愈快,局部电流的形成也就愈快,促邻近未兴奋部位除极达到阈电位水平的速度也随之增快,兴奋在心肌上传导的速度因而增大。另外,0 期除极幅度愈大,与未兴奋部位之间的电位差愈大,形成的局部电流愈强,兴奋传导也愈快。反之亦然。在一定范围内,0 期除极速度和幅度还受静息电位水平的影响,静息电位绝对值大,0 期除极快、幅度高,则兴奋传导速度快;反之,静息电位绝对值小,0 期除极速度慢、幅度低,则兴奋传导速度慢。

邻近未兴奋部位的兴奋性:兴奋在心肌细胞上的传导,是心肌细胞膜依次逐步兴奋的过程。若未兴奋部位的膜上 Na^+ 通道尚处于失活状态(处于有效不应期),则兴奋和未兴奋之间形成的局部电流不能再使它爆发兴奋,结果导致传导阻滞;如果 Na^+ 通道处于部分复活(处于相对不应期或超常期),则局部电流可使邻近膜爆发兴奋,但兴奋所产生动作电位 0 期除极速度慢、幅度小,则传导性下降。

4.收缩性

心肌细胞受到刺激发生兴奋时,首先是细胞膜产生动作电位,然后启动兴奋-收缩耦联,引起肌丝滑行,肌细胞收缩。心肌细胞收缩具有以下特点:

(1)对细胞外液 Ca^{2+} 浓度有明显的依赖性

心肌细胞和骨骼肌细胞都是以 Ca^{2+} 作为兴奋-收缩耦联媒介的。虽然心肌细胞的终末池不发达,储 Ca^{2+} 量比骨骼肌少,但心肌细胞横管系统发达,有利于细胞外液的 Ca^{2+} 内流。因此,心肌收缩 Ca^{2+} 的来源主要来自细胞外液,其次是终末池释放的 Ca^{2+}。在一定范围内,细胞外液 Ca^{2+} 浓度升高,可增强心肌收缩力;反之,则可使心肌收缩力减弱。

（2）"全或无"式收缩

心肌细胞相连接的部位称为闰盘，该处电阻很低且许多小分子和离子可以自由通过，细胞间化学信息和电信息很容易传递。因此，心肌在结构和功能上相互联系成一个功能性的合胞体，心房或心室受到激动后，几乎总是同时兴奋或收缩，彼此协调一致。同步收缩具有"全或无"特性，即要么心肌不产生收缩，一旦产生收缩，则全部心肌细胞都参与收缩。

5.体表心电图

（1）心电图

正常人的每个心动周期中，心脏各部兴奋的传布已如前述，因此，心脏各部分兴奋过程中出现电变化的方向、途径、次序和时间也都有一定的规律。这种生物电变化通过心脏周围的导电组织和体液反映到身体表面，使身体各部位在每一心动周期中也出现有规律的电变化。将测量电极置在人体表面的一定部位连接心电图仪，记录出来的心脏电变化曲线，就是目前临床上常规记录的心电图。它反映心脏兴奋的产生、传导和恢复等过程。心脏兴奋时首先表现为电变化，随后再有机械收缩。

（2）心电图与容积导电

心肌细胞兴奋过程中的电变化是心电图的来源，但是心电图曲线与单个心肌细胞的生物电变化曲线明显不同。后者是用细胞内记录法得到的，它可以记录出单个心肌细胞的动作电位，也可以记录出它的静息电位。而心电图的记录方法属于细胞外记录法，这种记录方法的原理是把两个测量电极都放在被测细胞之外，因此，记录不到静息电位。在兴奋时它只能记录兴奋部位和未兴奋部位的膜外两点之间的电位差。而且心电图曲线与整个心脏活动有关，心电图上每一瞬间表示的电位数值，是很多心肌细胞电活动的综合结果，就心房和心室两部分来看，它们的心肌细胞还是近于同步先后进入去极或复极的。因此，心电图的波形一般代表两个心房或两个心室各自兴奋时去极和复极过程的电位变化。

心脏活动的电变化要通过心脏周围的组织和体液导电体传导到体表面，这种导电方式称为容积导体导电。

为了阐明容积导体的导电特性，可用一个较大的球形容器，其中放置导电液体，构成容积导体（可用生理盐水或电解液），在容器的中央水平放置一小片动物的心肌组织，然后刺激其一端，使其产生兴奋和电变化，同时在球形导体的表面不同点，分别用单极导联的方法，测量各点区电位变化。这个实验说明，当心肌组织左端受到刺激时，该部分首先除极而表面呈负电位，称为"电穴"；而和它的相邻未兴奋部位的电位则相对较正，称为"电源"；这样两部位间存在电位差，形成所谓双极体或电偶。电源在前，电穴在后，最后整段心肌全部发生除极而兴奋。这种除极波的传布，既有一定大小，又有一定方向，是一种向量，称电向量。上述实验结果显示，越接近正极电位越高，越接近负极电位越低。在球体的右半部因处于正电荷形成的正电场影响之下，在该半球表面各测量点都可以测得电位的正向波动，记录出向上的曲线；而在球体的左半部，因处于负电场的影响下，其表面各点都可记录出向下的负波。各点所测得的正、负波幅的大小,则决定于测量点和电偶的相对位置,即在正对着正、负电荷的测量点,记录出最大的正波或负波,而在和电偶联线呈垂直的球形体周径上的各点,因受正、负电荷的影响相等,记录不到任何电变化。在和电偶连线呈一定角度的各测量点,即随角度的增大而记录到幅度相应变小的正波或负波。同时在容积导体中任何一点的电位与电偶的电动势成正比,即电偶的电动势越大,该点的电位越高;与电偶中心的距离平方成反比,即距离越远,电位的绝对值越低。因此,电极置放在不同位置,所记录的心电图波形必然会有所不同。

当这段心肌全部兴奋时,则在周围测不到电位变化。当这段心肌开始复极时,已复极的部位表面带正电,尚未复极的部位表面带负电,则在此组织周围又可测到电位变化。一般后兴奋的部位先复极,先兴奋的部位后复极,则复极时的心电向量,仍与兴奋扩布时去极化波的心电向量方向相同。如果上述复极过程的次序相反,则心电向量方向相反。

(3)心电图的引导方法

心电图的引导方法,即导线连接方法,称为导联。常用的导联有三种:

1)双极导联为最早应用的导联,它包括以下三个导联:①Ⅰ导联,右臂→左臂;②Ⅱ导联,左臂→左足;③Ⅲ导联,左臂→左足。在肢体和仪器相连时,规定箭头左侧的肢体必须与心电图机的负极相连,箭头右侧的肢体必须与仪器的正极相连。

2)单极胸导联把被试者的左臂、右臂、左足相连的三根导线各通过一个 5 000 λ 的电阻,然后连接在一起,此处的电位接近于零电位,作为中心电站。把中心电站和仪器的负极相连,作为无关电极。另一个电极与仪器的正极相连,作为探查电极。将它放在心前胸壁的不同部位,分别称为 V_1、V_2、V_3、V_4、V_5、V_6 共 6 个单极胸导联:①V_1:胸骨右缘/第 4 肋间;②V_2:胸骨左缘/第 4 肋间;③V_3:V_2 与 V_4 连线的中点;④V_4:左锁骨中线,第 5 肋间;⑤V_5:左腋前线,与 V_4 同一水平;⑥V_6:左腋中线,与 V_4 同一水平。

3)加压单极肢体导联把上述单极胸导联中的探查电极分别放在左臂、右臂、左足,同时将放置了探查电极的那个肢体通向中心电站的连线拆除,即成 aVL、aVR、aVF 三种加压单极肢体导联。

(4)心电图的各波及意义

不同导联所记录的心电图,在波形上各有特点,但典型的心电图(一般以标准Ⅱ导联记录的心电图为代表)由 P、Q、R、S、T 五个波组成。心电图记录纸上有横线和纵线,划出长和宽均为 1 mm 的小方格。记录心电图时,首先调节仪器放大倍数,使输入 1 mV 电压信号时,描笔在向上产生 10 mm 偏移,因此纵向每 1 mm 代表 0.1 mV。横小格表示时间,如走纸速度为 25 mm/s,则横向每一小格相当 0.04 s。因此,可以在记录纸上测量出心电图各波的电位数值和经历时间。

1)P 波反映左右两心房兴奋时去极化产生的电变化,于兴奋由窦房结向心房各处扩布时,其电动势方向不同,互相抵消甚多,因此其波形小而圆钝,并随导联而稍有不同,如 P 波在 aVR 中为倒置的波(向下的负波),在其他导联中则以直立的波形(即正波)为多。P

波时间一般不超过 0.11 s，波幅不超过 0.25 mV。P 波振幅增高是心房(尤其是右心房)肥大的表现，P 波时限增长是心房(尤其是左心房)肥大或心房内传导阻滞的表现。

2)QRS 波群代表左右两心室去极化过程的电位变化。典型的 QRS 波群，包括三个紧密相连的电位波动。第一个向下的 Q 波，以后是高而尖峭向上的 R 波，最后是一个向下的 S 波。由于心室肌各部去极并非同时发生，心电轴变化的方向和大小也不相同，因此在不同导联中，这三个波不一定都出现。以标准 Ⅱ 导联的心电图为例，当兴奋开始由房室交界区传至房室束时，先引起室间隔兴奋，兴奋由左向右扩布，出现方向向下的 Q 波。随后兴奋由房室束经浦肯野纤维传至左右心室，引起部分心室肌兴奋而出现向上的 R 波，兴奋再传至心底部心室肌，形成向下的 S 波。当心室肌全部兴奋，则电位差消失，S 波后的线段又回到 0 位线。QRS 波群历时 0.06～0.1 s，也即代表心室肌兴奋扩布所需的时间，如测得 QRS 波群各波的振幅超过正常范围，多是心室肥厚的表现。若 QRS 时限延长，则反映心室内传导阻滞。

3)T 波代表左右两心室复极过程中的电位变化。一般 T 波与 QRS 波群的主波同一方向，意味着心室后兴奋的部位先复极，而先兴奋的部位则后复极。T 波幅度为 0.1～0.8 mV。在 R 波较高的导联中，T 波不应低于 R 波的 1/10。T 波历时 0.05～0.25 s。若 T 波低于 R 波的 1/10，波形平坦，双向或倒置，则常为心肌缺血、炎症、电解质失调或药物引起的心肌损伤的表现。

(5)在心电图中，各波之间的时程关系也具有重要的理论和实践意义，其中比较重要的有以下几项：

1)P-R 间期(或 P-Q 间期)：是指从 P 波起点到 QRS 波起点之间的时程。它代表兴奋从心房传至心室所需要的时间，一般为 0.12～0.20 s。PR 间期延长是房室传导阻滞或心房传导阻滞的表现。

2)Q-T 间期：是指从 QRS 波起点到 T 波终点的时程，代表心室开始兴奋去极化到完全复极到静息状态的时间。其时程与心率有关系，正常人心率为 75 次/分时，QT 间期小于 0.4 s。QT 期间延长常见于心肌慢性心肌缺血和电解质紊乱。

3)ST 段：是指从 QRS 波群终了到 T 波起点之间的线段，正常时，它与基线平齐，若 ST 段偏离一定范围，则表示心肌具有损伤、缺血、急性心肌梗死等病变。

4.3　血管生理

心脏搏出的血液，经由动脉系统输送到全身各组织。通过细胞外液与组织细胞进行物质交换后，再经静脉系统流回心脏。可见血管的主要功能在于输送血液、分配血液和进行物质交换。组成血管系统的各类血管各有其结构特点及与之相适应的功能特点。

4.3.1　各类血管的结构和功能特点

1.弹性储器血管——大动脉

大动脉包括主动脉、肺动脉主干及其最大分支。这些血管壁厚，壁内含有丰富的弹性纤维和胶原纤维,至多层同轴分布,而平滑肌纤维为数不多。故壁坚韧而富有弹性,易扩张,称弹性储器血管。当心室射血时,大动脉被动扩张,将射出的一部分血液暂存于被扩张的大动脉内,缓冲收缩压的变化;当心室舒张时,动脉瓣关闭而停止射血,大动脉内压力降低,管壁弹性回缩,构成心舒期推动血液的动力,将血液继续推向外周,保持外周血流的连续性,故大动脉管壁的弹性发挥了缓冲收缩压和维持舒张压的作用。

2.分配血管——中动脉

中动脉指弹性大动脉至小动脉之间的动脉管道,其管壁主要由平滑肌组成,故收缩性较强。其功能是将血液输送到各组织器官,称分配血管。

3.阻力血管——小动脉和微动脉

这些血管口径小,分支多,血流速度快,而且管壁富有平滑肌纤维,收缩性好,形成的血流阻力很大。在神经体液调节下,通过平滑肌的舒缩活动可改变其管径,从而改变血流阻力,影响血压,并控制流向组织的血流量,所以常被称为阻力血管。

4.交换血管——真毛细血管

它分布于各器官组织的细胞间隙组成毛细血管网,其管壁菲薄,只有一层内皮细胞,外覆薄层基膜,故通透性好;其数量多,口径小,与组织细胞接触面积大,血流缓慢,有利于物质交换,故称为交换血管。

5.容量血管——静脉

静脉指自微静脉至大静脉的整个静脉系统,与相应的动脉血管相比,其口径较粗而管壁较薄,易扩张,容量大。循环系统中的血液有 $60\% \sim 70\%$ 存在于静脉系统中,故称为容量血管。静脉壁也有一定量的平滑肌,平滑肌的舒缩活动可明显改变静脉容量,所以静脉的这种特性使它在血管系统中起着血液储存库的作用。

4.3.2 血管系统中的血流动力学

血液在心血管系统中流动的一系列物理学问题属于血流动力学的范畴。

1.血流量和血流速度

单位时间内流过血管某一截面的血量称为血流量,也称容积速度,其单位通常以 mL/min 或 L/min 来表示。血液中的一个质点在血管内移动的线速度,称为血流速度。血液在血管流动时,其血流速度与血流量成正比,与血管的截面成反比。

血液在血管内流动的方式可分为层流和湍流两类。在层流的情况下,液体每个质点的流动方向都一致,与血管的长轴平行;但各质点的流速不相同,在血管轴心处流速最快,越靠近管壁,流速越慢。当血液的流速加快到一定程度后,会发生湍流,此时血液中各个质点的流动方向不再一致,出现旋涡,如图 4-11 所示。

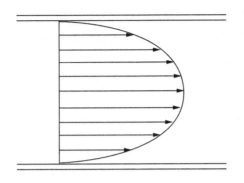

图 4-11　层流情况下各层血液的流速

2.血流阻力

血液在血管内流动时所遇到的阻力,称为血流阻力。血流阻力来源于血液内部及血液与血管壁间的摩擦力。血流阻力 R、血管半径 r、长度 L 和血液黏滞度 η 的关系,可用公式(4-10)表示:

$$R = 8\eta L / \pi r^4 \tag{4-10}$$

由于血管的长度变化很小,因此血流阻力主要由血管口径和血液黏滞度决定。对于一个器官来说,如果血液黏滞度不变,则器官的血流量主要取决于该器官的阻力血管的口径。阻力血管口径增大时,血流阻力降低,血流量就增多。机体对循环功能的调节,就是通过控制各器官阻力血管和口径来调节各器官之间的血流分配的。

血液黏滞度是决定血流阻力的另一因素。全血的黏滞度为水的黏滞度的 4～5 倍。血液黏滞度的高低取决于红细胞比容、血流的切率、血管口径和温度等因素。

3.血压

血压是指血管内的血液对于单位面积血管壁的侧压力,也即压强。血压的形成,首先由于心血管系统内有血液充盈。循环系统中血液充盈的程度可用循环系统平均充盈压来表示,它是体内一切血压形成的基础。电刺激造成心室颤动使心脏暂时停止射血,血流暂停,循环系统中各处的压力很快取得平衡,数值相同,约为 0.93 kPa(7 mmHg),这一压力数值即循环系统平均充盈压。这一数值说明心血管系统总血量超过循环系统总容量,而且这一数值高低取决于血量和循环系统容量之间的相对关系。如果血量增多,或血管容量缩小,则循环系统平均充盈压就增高。

形成血压的另一个基本因素是心脏射血。心室肌收缩时所释放的能量可分为两部分,一部分用于推动血液流动,是血液的动能;另一部分形成对血管壁的侧压,并使血管壁扩张,这部分是势能,即压强能。在心舒期,大动脉发生弹性回缩,又将一部分势能转变为推动血液的动能,使血液在血管中继续向前流动。由于血液从大动脉流向心房的过程中不断消耗能量,故血压逐渐降低。

4.3.3　血流速度和血流量的测量

医学超声在临床上应用的一个重要方面是检测人体的血流速度和血流流量。它们使超声诊断从形态学转向形态血流动力学的特征分析。超声血流速度测量的基本原理有两大类：一是利用超声多普勒原理；二是非多普勒原理的直接测量方法。目前广泛应用的是前者，它是通过发射脉冲超声波（或连续超声波），照射目标（血管），并接收其散射回波信号，通过解调，得到回波的多普勒频率（频移）f_d，即可求出相应的血流流速 v，即：

$$f_d = \frac{2f_0 v}{c} \cos\alpha \tag{4-11}$$

公式（4-11）中，f_0 为超声发射频率，c 为血流中声速，α 为超声束和血流之间的夹角。v 通过应用位移 S 除以时间 t 得到。例如，将位移固定，用相关技术检测出流过 S 的时间 t 就可以得出速度 v，再如在固定时间间隔 t 内，跟踪血流中某个特征走过的位移 S，从而得出速度，这些都是目前血流速度检测中的新方法。关于血流量的检测，除了血流速度外，还需要测量血管（腔）截面积。

1.血流速度和血流（流）量

流速为流体在单位时间内通过的距离，以 v 表示，单位为 cm/s。流量为流体在单位时间内流过管道的某一截面的质量，称该流体在该管道中的流量，单位为 g/s，以 Q 表示。体积速率为流体在单位时间内流过管道某一截面的体积，称该流体在该管道中的体积速率，单位为 cm^3/s，mL/s 等，通常以 V_c 表示。ρ 为流体的密度。上述物理量之间的关系可表示为公式（4-12）：

$$Q = V_c \cdot \rho \tag{4-12}$$

医学上血流量的单位是 mL/s，实质上是物理学中的体积速率。为此，国外文献上有时对流量用"Volume Rate"一词。目前，医学上血流量 Q 等于单位时间内某血管截面通过的血液体积，而不是血液质量。不像工业上流动的各种液体，血管中流动的都是血液，为简便起见，认为人类血液密度为常数（$\rho = 1$ g/cm^3），而忽略地域、人种、性别、年龄或正常与病变等引起的差别，考虑到流量随时间变化，记为 $Q(t)$。

同时医学上还有用在某段时间内的血流量的概念，如每搏心输出量，每分钟心输出量等。这时所考虑的血流量 Q_t 是相应时间段中流过血管（或某个截面）血流的总体积，即 $Q(t)$ 对时间 t 的积分，记为公式（4-13）：

$$Q_t = \int_F Q(t)\, dt \tag{4-13}$$

公式（4-13）中，t 为需要计算的时间段，例如每搏所需的时间或 1 分钟。

2.医学上的血流量 $Q(t)$ 与体积速度 v_c 的计算

由定义可知 $Q(t)$ 或 v_c 计算有两大要素，分别是截面 S 和该截面上血流速度的分布，分布与位置有关，随时间变化。

利用极坐标系考虑血管的某一截面 S，该截面上任一微面积 ds 上血流速度为 $v(r, \theta, t)$，则通过该微截面的血流量应为公式（4-14）：

$$dQ(t) = v(r, \theta, t)\, ds \tag{4-14}$$

通过该截面的总血流量应为公式(4-15)：

$$Q(t) = v_c(t) = \iint_S v(r,\theta,t)\mathrm{d}s \tag{4-15}$$

另一方面将公式(4-15)变形，有：

$$Q(t) = v_c(t) = \iint_S v(r,\theta,t)\mathrm{d}s$$

$$= \iint_S v(r,\theta,t)\mathrm{d}s \frac{\iint_S \mathrm{d}s}{\iint_S \mathrm{d}s}$$

$$= \frac{\iint_S v(r,\theta,t)\mathrm{d}s}{\iint_S \mathrm{d}s} \cdot \iint_S \mathrm{d}s$$

即：
$$Q(t) = V(t) = \bar{v}(t)S(t) \tag{4-16}$$

式中：
$$\bar{v}(t) = \frac{\iint_S v(r,\theta,t)\mathrm{d}s}{\iint_S \mathrm{d}s}$$

注：① $\bar{v}(t)$ 为血管内空间平均速度，并非临床医师简称的平均流速，它是时间的函数。

②式中分子为血流流过的截面积：$S(t) = \iint_S \mathrm{d}s$

③由于血管管径随时间变化，$S(t)$ 同样是时间的函数。公式(4-16)为血流量计算的另一个基本公式。

④公式(4-15)和公式(4-16)是等同的，都能正确地算出血流量。公式(4-15)的出发点是检测血流速度分布 $v(r,\theta,t)$ 后，计算出血流量；公式(4-16)的出发点是检测(空间)平均速度后，计算出血流量。检测血流速度分布和检测平均速度的血流量测量方法，虽然技术上有所不同，但在原理上却是等同的。

3.超声血流测量的主要误差来源

用超声方法测量血流量是目前一种较好的无损测量方法，出发点还是依据公式(4-15)或公式(4-16)。血流速度的测量可以用多普勒方法，也可以用非多普勒方法(如相关法、跟踪法等)。血管(腔)截面积的测量，可以用 B 型/M 型图像，也可以用锁相法或回波跟踪法检测血管壁的变化。超声血流速度和流量测量的主要误差来源以下几点。

(1)血管(腔体)截面积

血管或腔体的横截面可为任意形状，且随心动节律而变。在检测出管径随时间变化 $D(t)$ 后，若以圆形、椭圆形等有规则的形状去计算横截面，已是一种近似；如用不变的直径

D，则更为近似。（算术）平均直径公式(4-17)：

$$D = \frac{1}{2}(D_{max} + D_{min}) \tag{4-17}$$

如用 D 就属于错误了，而且横截面不在声束平面内，其形状不能与流速同时成像。若改变声束扫描至横截面平面，则此时流速又不能测出。

（2）血流速度分布

血管或腔体内血流速度是空间、时间的函数，可以写成 $v(r, \theta, t)$。以往假定血流是层流，且流速分布与管径关系为公式(4-18)：

$$v(r, t) = v_m(t)\left[1 - \left(\frac{r}{R}\right)^n\right] \tag{4-18}$$

式中，$v_m(t)$ 为最大速度；n 为速度分布参数。这是轴对称的速度分布。此时血流量应为公式(4-19)：

$$Q(t) = \left[1 - \frac{1}{2+n}\right]v_m(t)\pi R^2 \tag{4-19}$$

通常认为速度分布为抛物线形状，则 n＝2，此时为公式(4-20)：

$$Q(t) = \frac{3\pi}{4}v_m(t)R^2(t) \tag{4-20}$$

依据公式(4-19)式或(4-20)式测出最大流速 $v_m(t)$（例如用声谱图）和血管半径 $R(t)$，就可算出血流量 $Q(t)$。其实，上述流速分布模型，显得十分简单粗糙却常常被临床用来计算血流量，因此引起了误差。实际上，血流速度在血管中的分布远较此复杂。在血管或腔中的血流，有层流，也有湍流，而湍流的主要特点是它的随机性。血流速度分布很难事先用模型预测或假设，各种数学模型的理论假设都会引起误差。血流速度分布需要实际测出，才会得到血流量。物理上的实测比数学上的假设来得更为符合实际。

（3）平均速度

根据公式(4-16)血流量可以由平均速度与截面积相乘得到。对于平均速度的误差来源，往往在于"空间"二字及其含义被忽视所致。

1)误差之一：用算术平均值 $1/2(v_{max} + v_{min})$ 去代替空间平均值，这种错误常发生在声谱图（俗称频谱多普勒）中。将频谱峰点、谷点数值作平均，却忽略了峰谷之间的各点灰度不等的这个事实。

2)误差之二：PW 多普勒的取样容积设置不当，如果取样容积只是血管或腔体中的一部分，则空间平均速度只是取样容积内的空间平均，就会引起误差。所以，取样容积要包含整个血管或腔体。当然，CW 多普勒就不存在这个问题。

3)误差之三：声束偏离血管中心轴。此时，一方面没有检测到所有血流速度成分，影响空间平均速度正确估计；另一方面血管直径检测值偏小，两者都使血流量检测产生误差。目前尚不能做到血管或腔体的横切面、纵切面同时显示。面阵（2 维）换能器商品化后，可能有同时显示两个切面的产品问世，那时临床上血流量测量将比现在更为准确。

(4)声束与血流速度之间的夹角

多普勒测速公式中含有 $\cos\alpha$ 因子,因此血流速度的测量值被认为是血流速度矢量在声束方向的投影分量。为从这个测量值得出真正的血流速度,就出现了一些补偿夹角的方法,现在常用的在超声图像上转动角度校正线,也是一种减少角度引起测量误差的方法。所有这些方法,也只能是一种近似,因为都没有考虑到以下几点:

1)血流速度和声束扫描不一定处于同一平面上,所得的只是三维速度矢量中的一个分量,还需要得出其他的两个分量,才能构成真正的速度矢量。改变探头位置,可以使血流速度处于声束扫描平面内。但是下一个时刻,这个血细胞不一定会在声束的扫描平面内。

有两种描述流体运动的方法,第一种是拉格朗日法:以流场中个别质点的运动作为研究的出发点,从而进一步研究整个流体的运动。它通过两个方面来描述整个运动:①某一运动的流体质点的各种物理量(如密度速度等)随时间的变化;②相邻质点间这些物理量的变化。

另一种是欧拉法:它不着眼于研究个别质点的运动特性,而是以流体流过空间某点时的运动特性作为研究的出发点,从而研究整个空间的运动情况。它通过下面两个方面来描述整个流场情况:①在空间固定点上流体的各种物理量随时间的变化;②在相邻的空间上这些物理量的变化。不过现在超声诊断中都为欧拉法,尚没有采用拉格朗日法。

2)声束的折线性。由于血管壁和血液的声速不一,声束产生折射,使声束与血流速度间的夹角偏离原先数值 a 而成为 b,声束成为折线而带来附加的误差。

4.小结

物理学中著名的测不准原理揭示了这样一个客观事实:位置和速度不能同时准确检测。当然,它的精度限制是今天医学超声所远不能达到的。血流量的测量,涉及同时测量横截面和血流速度,它也属于位置和速度的同时测量。从原理上来说,血流量测量要精确无误是不可能的。再者,从技术上来说检测图像(横截面)和血流速度时对超声的要求存在着两个矛盾的方面。从提高空间分辨力的角度,要求声束细(侧向),发射脉冲窄(轴向),从采样可引起频谱展宽的角度考虑,要求声束宽(甚至在均匀的声场中),发射脉冲宽(甚至连续波)。

虽然,我们不能追求绝对准确,但在临床所允许误差的前提下,尽量减少血流量测量误差,使之能在医学上发挥更有效的作用,是我们的目标。正确地测量血流量的测量方法的研究,今后仍是医学超声的一个研究方向。

4.3.4 血液黏度的测量

血液流变学是生物流变学的重要分支,是研究血液及有形成分的流动性与变形性的科学。血液流变学包括两部分内容,分别是宏观血液流变学和微观血液流学,前者包括血液黏度、血浆黏度、血沉等,后者包括红细胞聚集性、红细胞变形性等。在众多血液流变学指标中,血液黏度是可为临床诊疗提供指征的重要指标之一,因为在临床上,测定血液的黏度,对了解血液的流动性及其在生理和病理条件下的变化规律,评价微循环障碍的原因,诊断、防治血液黏度异常的疾病具有重要意义。

1.血液黏度概念

血液黏度包括7项,分别为全血黏度(低切10/S)、全血黏度(中切60/S)、全血黏度(高切150/S)、毛细管血浆黏度、全血还原黏度(低切10/S)、全血还原黏度(中切60/S)、全血还原黏度(高切150/S)。

(1)全血黏度

在低切变率时,血液形成红细胞聚集体,红细胞聚集体越多,红细胞聚集越强,血液黏度越高,低切变率下的全血黏度值,可以反映红细胞的聚集程度。高切变率下可反映红细胞的变形程度,高切黏度高,红细胞变形性差;高切黏度低,红细胞变形性好。中切黏度值为低切到高切黏度变化的过渡点,其临床意义不十分明显,全血黏度测定对判别、诊断有一定意义。例如真性红细胞增多症、肺源性心脏病、充血性心力衰竭、先天性心脏病、高山病、烧伤、脱水均可使红细胞压积增加、使全血黏度升高;冠心病、缺血性中风、急性心肌梗塞、血栓闭塞性脉管炎、糖尿病、创伤等使红细胞聚集性增加而使全血黏度升高;镰状红细胞病、球形红细胞病症、酸中毒、缺氧等使红细胞变形能力降低,也在某种程度上影响全血黏度升高;而各种贫血、尿毒症、肝硬化腹水、晚期肿瘤、急性白血病、妇女妊娠期则全血黏度降低。

(2)血浆黏度

血浆黏度的特点是不随着切变率的变化而变化,它是一个常数,也是影响全血黏度的重要因素之一。血浆黏度的高低主要取决于血浆蛋白,尤其是纤维蛋白浓度。测定血浆黏度有许多临床意义,血浆黏度增高常见于肿瘤、风湿、结核、感染、放射治疗、自身免疫性疾病,也可见于高热、大量出汗、腹泻、烧伤、糖尿病、高脂血症、部分尿毒症;血浆黏度降低常见于过量补液,肝、肾、心脏或不明原因引起的浮肿,肾病,长期营养不良均可降低。

(3)全血还原黏度

在血流变学中,还原黏度是一个标准化指标,指全血黏度与血细胞容积浓度之比。含义是当细胞容积浓度为1时的全血黏度值。这样使血液黏度都校正到相同血细胞容积浓度的基础上,以利于比较。

2.血液黏度测量

自从20世纪80年代血液黏度测定应用于医学临床以来,血液黏度测量方法也经历了几种方法的比较和改进,逐渐有了统一认识。目前,国内普遍应用的主要有毛细管黏度计和回转式黏度计,它们各有其优势和不足。

(1)毛细管黏度计

此型黏度计主要根据哈根-泊肃叶定律而设计,如果控制相同的体积、压差、管径及管长,则流体黏度与流过一定管长所用的时间成正比。此型黏度计对于测量牛顿流体(如血浆黏度)较好。毛细管式黏度计以其操作简单、测量快捷,且价格低廉等优点而被国内医院普遍采用。

（2）回转式黏度计

回转式黏度计主要有圆筒式黏度计和锥板式黏度计两种，圆筒式主要根据液体在两个同轴圆筒旋转过程加在内筒壁上的扭力矩换算成黏度；锥板式主要由一个圆平板和一个同轴圆锥组成，通过测量液体加在圆锥上扭力矩换算成液体的黏度。

3.黏度计改进

由于血液是非牛顿流体，其表观黏度随切变率增大而减小。因此，一个理想的血液黏度计应给出不同切变率下的黏度值。而目前普遍使用的毛细管式血液黏度计一般只能给出平均切变率或最大切变率，所谓的高切和低切的切变率的具体值又不确切。为此，下面提出了一种结构设计，并推出了切变率-黏度-体积流量的关系，最后给出了具体测量的方法。

（1）切变率、黏度的计算

流体力学中泊肃叶定律给出的水平管中流体的流量 Q、管两端的压强差 Δp 与流体黏度 η 的关系为公式（4-21）所示：

$$Q = \frac{\pi r^4 \Delta p}{8 \eta L} \tag{4-21}$$

公式（4-21）中 r 为管子的半径，L 为管子的长度。一般毛细管黏度计的结构如图 4-12 所示，由上式可推出毛细管黏度中流量 Q、液高度 h 和黏度 η 的严格关系为公式（4-22）：

$$\Delta p = \rho g h = \eta \frac{8hQ}{\pi R^4} + \eta \frac{8LQ}{\pi r^4} \tag{4-22}$$

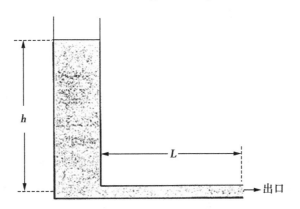

图 4-12　血液黏度计的使用

注：竖直管的内径为 R，其中液面高度为 h；水平毛细管的内径为 r，其长度为 L。

公式（4-22）中 ρ 为流体的密度，g 为重力加速度，等号右边第二项与细管的黏滞阻力对应，第一项与竖直玻璃管的黏滞阻力对应，当 $R < r$ 时可忽略此项，此时可得黏度计算公式为（4-23）：

$$\eta = \frac{\pi r^4 \rho g h}{8LQ} \tag{4-23}$$

$$\gamma = \frac{r \Delta p}{2\eta L} = \frac{r\rho g h}{2\eta L} = \frac{4Q}{\pi r^3} \tag{4-24}$$

对于牛顿流体(如血浆),其黏度不随切变率的变化而变化,而是在一定温度下,黏度是常数,因此只需通过测量某一液面高度 h 时的流量 Q,就可计算出黏度值 η。但对于非牛顿流体(如血液),其黏度(一般称为表观黏度)随切变率的变化而变化,如血液的黏度随切变率的增大而迅速减小。表 4-1 给出了男性全血在切变率从 5.8 到 307 的正常黏度参考值,从中可以看出,在此切变率范围内,黏度变化近三倍。因此临床上测量血液黏度必须给出对应的切变率才有诊断意义,一个理想的血液黏度测试仪应给出一定切变率范围内,黏度与切变率的对应关系。

表 4-1 男性全血黏度正常参考值

切变率/s	307	230	115	38.5	30.7	15.4	9.6	5.8
黏度/(mPa·s)	5.3	5.7	6.4	8.2	8.9	10.6	12.3	15.0
液面高度/mm	78.6	63.3	35.6	15.3	13.2	7.9	5.7	4.2

目前较常用的毛细管血液黏度测试仪是竖管上端处设两个邻近的液面检测装置,测量在此处的流量 Q_1 代入(4-23)式,计算出 η_1,称为高切黏度;在竖管的下端设两个邻近的液面检测装置,测量在此处的流量 Q_2 代入(4-23)式,计算出 η_2,称为低切黏度。由(4-24)式可以看出,对应同一液面高度 h 下,黏度 η 不同,切变率 γ 并不相同,公式(4-23)、公式(4-24)两式相乘可得

$$\eta\gamma = \frac{\rho g r}{2L} h \tag{4-25}$$

公式(4-25)说明,同液面高度下,黏度相差两倍,则切变率也相差两倍。因此所谓的高切和低切,其具体切变率是不确定的。

(2)可给出切变率分布的黏度计设计模型

临床上,一般要求给出切变率在 5~250 s 内的黏度值,为此设计的毛细管黏度计可取毛细管半径 $r=0.8$ mm,毛细管长度 $L=10$ cm,竖直玻璃管的内径取 3 mm,取血液密度 $\rho=1.055 \times 10^3$ kg/m³,重力加速度 $g=9.8$ m/s²,根据(3)式就可计算出的在不同黏度和切变率下所对应竖直管中液面高度 h 值(如表 4-1 所示)。

根据表 4-1 数据,取竖直玻璃管的高度为 9cm,在距底部为 3 mm、7 mm、13 mm、17 mm、23 mm、27 mm、33 mm、37 mm……73 mm、77 mm 的 16 点分别安置光电式液面检测传感器,此 16 个传感器信号分别送入计算机的 16 个 I/O 口。利用计算机测量出血液液面经过 77 mm→73 mm、67 mm→63 mm、57 mm→53 mm……7 mm→3 mm 所需的时间 t_8、t_7、t_6……t_1,它们对应的液面度分别取 75 mm、65 mm、55 mm……5 mm,每个区

间所对应的液体体积为公式(4-26)

$$\Delta V = \pi R^2 \Delta h = 3.14 \times (1.5 \times 10-3)^2 \times 4 \times 10^{-3} = 2.83 \times 10^{-8} (\mathrm{m}^3) \qquad (4\text{-}26)$$

把数据代入(4-23)式则可出 8 个黏度值及对应的切变率值为公式(4-27)、公式(4-28)：

$$\eta_i = \frac{\pi r^4 \rho g h_i}{8LQ_i} = \frac{\pi r^4 \rho g (10i-5) \times 10^{-3}}{8L\Delta V/t_i} = 2.29(10i-5)t_i \times 10^{-6}(P_a \cdot s) \qquad (4\text{-}27)$$

$$\gamma_i = \frac{4Q_i}{\pi r^3} = \frac{4\Delta V/t_i}{\pi r^3} = \frac{5.64 \times 10^2}{t_i}(s^{-1}) \qquad (4\text{-}28)$$

公式(4-28)中 $i = 1, 2, 3 \cdots\cdots 8$，时间单位取 s。

利用所测量出的 8 个不同切变率与黏度的对应关系，通过建立计算机软件模型，推算出在此切变率范围内的所有切变率与黏度的对应值，进而绘制出切变率-黏度曲线。

4.3.5　动脉血压

1.动脉血压的形成

循环系统有足够的血液充盈和心脏射血是形成血压的基本因素，影响动脉血压的另一个因素是外周阻力。外周阻力主要是指小动脉和微动脉对血流的阻力，假如不存在外周阻力，心室射出的血液将全部流至外周，心室收缩释放的能量全部表现为动能，就不能维持对血管壁的侧压即不产生动脉血压。

左心室的射血是间断性的。由于外周阻力及大动脉的弹性储器作用，左心室一次收缩向主动脉所射出的 60～80 mL 血液，大约只有 1/3 流至外周，其余约 2/3 被暂时储存在大动脉内，使大动脉进一步扩张，主动脉压也就随之升高。这样，心室收缩时释放的能量中有一部分以势能的形式储存在弹性储器血管的管壁中。心室舒张时，半月瓣关闭，射血停止，被扩张的弹性储器血管管壁发生弹性回缩，将在心缩期储存的那部分血液继续推向外周，并使主动脉压在心舒期仍能维持在较高的水平。可见，由于弹性储器血管的作用，使左心室的间断射血变为动脉内的连续血流；另一方面，还使每个心动周期中动脉血压的变动幅度远小于左心室内压的变动幅度。老年人的大动脉管壁硬化，主动脉的直径和容积增大，而可扩张性减小，弹性储器的功能受损，因此每个心动周期中动脉血压的波动幅度明显增大。

2.动脉血压的正常值

心室收缩时，主动脉压急剧升高，在收缩期的中期达到最高值，这时的动脉血压值称为收缩压。心室舒张时，主动脉压下降，在心舒末期动脉血压的最低值称为舒张压。收缩压和舒张压的差值称为脉搏压，简称脉压。一个心动周期中每一个瞬间动脉血压的平均值，称为平均动脉压，平均动脉压大约等于舒张压加 1/3 脉压。

一般所说的动脉血压是指主动脉压。因为在大动脉中血压降落很小，故通常将在上臂测得的肱动脉压代表主动脉压。我国健康青年人在安静状态时的收缩压为 12.0～16.0 kPa(90～120 mmHg)，舒张压为 8.0～12.0 kPa(60～90 mmHg)，脉搏压为 4.0～5.3 kPa(30～40 mmHg)，平均动脉压在 13.3 kPa(100 mmHg)左右，如图 4-13 所示。成年人舒张压持续超过 90 mmHg,不论收缩压如何,都为血压高于正常水平;若舒张压低于 50 mmHg,收缩压低于 90 mmHg,则血压低于正常水平。

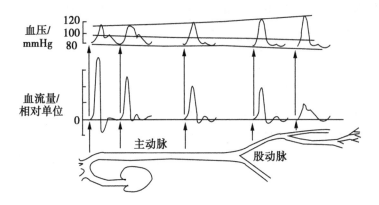

图 4-13   主动脉和外周动脉的脉搏压、平均压和血流变化(1 mmHg＝0.133 kPa)

动脉血压除存在个体差异外,还有性别和年龄的差异。一般说来,女性在更年期前动脉血压比同龄男性的低,更年期后动脉血压升高。男性和女性的动脉血压都随年龄的增长而逐渐升高,收缩压的升高比舒张压的升高更为显著。新生儿的收缩压仅为 5.3 kPa (40 mmHg)左右;出生后第 1 个月内,收缩压很快升高,到第 1 月末约可达到 10.6 kPa (80 mmHg);以后收缩压继续升高,到 12 岁时约为 14.0 kPa(105 mmHg)。

3.影响动脉血压的因素

凡是能影响心输出量和外周阻力的各种因素,都能影响动脉血压。循环血量和血管系统容量之间的相互关系,即循环系统内血液充盈的程度,也能影响动脉血压。影响动脉血压因素具体有以下几点。

(1)心脏每搏输出量

如果每搏输出量增大,心缩期射入主动脉的血量增多,管壁所受的张力也更大,故收缩压的升高明显。由于动脉血压升高,血流速度外周阻力和心率的变化不大,则大动脉内增多的血量仍可在心舒期流至外周,到舒张期末,大动脉内存留的血量和每搏输出量与之前相比,增加并不多。因此,当每搏输出量增加而外周阻力和心率变化不大时,动脉血压的升高主要表现为收缩压的升高,舒张压可能升高不多,故脉压增大。反之,当每搏输出量减少时,则主要使收缩压降低,脉压减小。在一般情况下,收缩压的高低主要反映心脏每搏输出量的多少。

(2)心率

如果心率加快,而每搏输出量和外周阻力都不变,由于心舒期缩短,在心舒期内流至外周的血液就减少,故心舒期末主动脉内存留的血量增多,舒张期血压就升高。由于动脉血压升高可使血流速度加快,因此在心缩期内可有较多的血液流至外周,收缩压的升高不如舒张压的升高显著,脉压比心率增加前减小。相反,心率减慢时,舒张压降低的幅度比收缩压降低的幅度大,故脉压增大。

（3）外周阻力

如果心输出量不变而外周阻力加大,则心舒期中血液向外周流动的速度减慢,心舒期末存留在主动脉中的血量增多,故舒张压升高。在心缩期,由于动脉血压升高使血流速度加快,因此收缩压的升高不如舒张压的升高明显,故脉压加大。在一般情况下,舒张压的高低主要反映外周阻力的大小。外周阻力的改变,主要是由于骨骼肌和腹腔器官阻力血管口径的改变。例如,原发性高血压的发病,就主要是由于阻力血管口径变小而造成外周阻力过高。

（4）主动脉和大动脉的弹性储器作用

由于主动脉和大动脉的弹性储器作用,动脉血压的波动幅度明显小于心室内压的波动幅度。老年人的动脉管壁硬化,大动脉的弹性储器作用减弱,故脉压增大。

（5）循环血量和血管系统容量的比例

循环血量和血管系统容量相适应,才能使血管系统足够充盈,产生一定的体循环平均充盈压。在正常情况下,循环血量和血管容量是相适应的,血管系统充盈程度的变化不大;失血后,循环血量减少,此时如果血管系统的容量改变不大,则体循环平均充盈压必然降低,使动脉血压降低。

上述对影响动脉血压的各种因素,都是在假设其他因素不变的前提下,分析某一因素发生变化时对动脉血压可能发生的影响。实际上,在各种不同的生理情况下,上述各种影响动脉血压的因素可同时发生改变。在某种生理情况下动脉血压的变化,往往是各种因素相互作用的综合结果。

4.动脉血压的测量

动脉血压为动脉血管内流动着的血液对血管壁的侧压力。18 世纪初,赫尔斯将一匹母马捆在门板上,用直径为 12 mm 的铜管插入马的股动脉内,另一端接上一支玻璃管。当把动脉上的结扎线松开时,血液冲入玻璃管内达到左心室水平位以上 2.5 m 的高度,相当于 26.664 kPa(200 mmHg)的压力,这是历史上第一次对血压的测量。测量人的血压是用血压计间接测量上臂的肱动脉血压。当心脏收缩时动脉血压上升,其最高值称为收缩压;心脏舒张时动脉血压下降,其最低值称为舒张压。临床上一般以分式表示,如14.665/9.333 kPa(110/70 mmHg),即表示收缩压为 14.665 kPa(110 mmHg),舒张压为 9.333 kPa（70 mmHg）。中国正常成人安静时的动脉血压为 11.999~17.352/7.999~11.999 kPa(90~130/60~90 mmHg)。

动脉血压随年龄、性别而有所不同,情绪激动和运动时血压也暂时升高。正常成人在安静时舒张压持续高于 11.999 kPa(90 mmHg),收缩压高于 18.665 kPa(140 mmHg),则可认为是高血压;如果在安静时舒张压持续低于 66.664 kPa(50 mmHg),收缩压低于 11.999 kPa(90 mmHg),则可认为是低血压。血压过高或过低都是心血管功能异常的表现。若血压过低,各器官组织将因供血不足而造成功能障碍,如脑缺血就会两眼发黑甚至晕倒;肾脏缺血就不能生成尿液;若血压过高,则心脏射血遇到的阻力过大,心脏负担过重,时间久了就会影响心脏的功能。同样,血管若长期受到高血压的冲击也会因损伤而破裂出血,如脑部血管破裂就会造成脑溢血(即中风)而危及生命。因此对动脉血压的异常变化,必须及时诊治。

(1)测量血压的方法

1)科氏法(听诊法):在动脉处绑上臂带,使血液完全停止流动,然后慢慢松开,同时用听诊器贴在动脉上,判断血液开始流动时第一声脉搏声(即科氏音),此时的压强为高压(收缩压)。随着臂带的放松,科氏音消失时的压强称作低压(舒张压)。

2)示波法:电子血压计是以动脉的波动代替科氏音来测量高压和低压,脉搏波动通过袖带及与外界密封隔绝的空气管传导至传感器,完全自动判断高低压。

(2)测量血压的部位

由于下肢血压的测量不容易实现,一般选取上臂进行血压的测量,测量部位如表 4-2 所示。

表 4-2

部位	测量的血压	特点	备注
上臂	上臂动脉	准确测量动脉血压	脱去上装,必须裸露上臂
手腕	桡骨动脉和尺骨动脉	小型、轻型、便于携带	必须认识与上臂血压值的误差
手指	末梢掌侧手指动脉	小型、轻型、便于携带	必须认识与上臂血压值的误差

4.3.6 动脉脉搏

1.动脉脉搏的产生

在每个心动周期中,由于心脏的收缩和舒张,动脉内的压力和容积也发生周期性变化,导致管壁搏动,称为动脉脉搏,简称脉搏。这种搏动是以波浪形式沿动脉管壁向末梢血管传播出去,就是脉搏波。脉搏波的传播速度与动脉管壁的扩张性呈反变关系。其在主动脉传播的速度为 $3\sim5$ m/s,大动脉为 $7\sim10$ m/s,小动脉扩张性小,则传播速度最快,为 $15\sim35$ m/s。

脉搏可用脉搏描记仪记录下来,脉搏的波形可因描记的方法和部位的不同而有差异,但一般都包括上升支和下降支两部分。

(1)上升支

由于心室快速射血期动脉压力迅速上升,管壁突然扩张形成。其上升支的斜率(上升速度)与幅度可以反映心输出量、射血速度、外周阻力及主动脉和大动脉管壁的弹性。当心输出量增加,射血速度加快,外周阻力减小以及主动脉和大动脉管壁的弹性降低时,则斜率大,波幅高;反之,则斜率小、幅度低。

(2)下降支

由于射血后期速度减慢,输出量减少,进入动脉的血量少于流至外周的血量,故动脉压力降低,动脉弹性回缩,形成下降支前段。随着心室舒张,主动脉压力迅速下降,在主动脉瓣关闭的一瞬间,血液向心室方向倒流,管壁回缩使下降支急促下降,形成一个小切迹,称为降中峡。但由于此时主动脉瓣已关闭,倒流的血液被主动脉瓣弹回,动脉压再次稍有上升,故又形成一个短暂的小波,称为降中波。随后在心室舒张期中,动脉血液继续流向外周,管壁继续回缩,脉搏波继续下降,形成下降支的后段。下降支的形状大致反映外周阻力的大小。例如外周阻力增大,则降支前段下降速度较慢,切迹位置较高,降中波以后的降支后段坡度较陡;相反,外周阻力减小,则降支前段下降速度较快,切迹位置较低,降中波以后的降支后段坡度较平坦。

2.脉搏波的无创血流动力学检测的原理和方法

中医诊断的最重要手段是号脉,通过脉象分析疾病,也就是说各种疾病都会影响到脉搏的搏动特征。对于直接影响脉搏搏动的心血管系统,它的任何病变或功能改变必然导致脉搏搏动特征的变化。从物理学的角度讲,实际是黏性流体(血液)在周期性泵的作用下在弹性管中的流动。弹性管(血管)上任一位置在血液流过时的搏动必然能反映出泵(心脏)的状态。它既遵循相关的物理学定律,也遵循人体循环理论的医学规律。这就为我们通过脉搏传感器获取脉搏搏动图像并分析计算与脉搏搏动特征密切相关的血流动力学参数提供了物理学和医学的基础。脉搏波压力及波形特征变化是评价人体心血管系统生理病理状态的重要依据。当脉搏波由心脏开始向动脉系统传播时,不仅要受到心脏本身的影响,同时也会受到流经各级动脉及分支中各种生理因素如血管阻力、血管壁弹性和血液黏度等的影响,使动脉波中包含极丰富的心血管系统生理病理信息。

下面给出几种不同的基于脉搏波的血流动力学检测的原理和相关方法。

(1)时域中提取脉搏波的特征点

时域中提取信息的特点是通过提取脉搏图曲线中一些有明确生理意义的点(如主波、重搏前波和重搏波高度等)来作为评价脉搏波的特征点,将特征点和对应的生理因素结合起来,就可能得到许多有临床医学价值的结果。这个方法的优点是直观、临床医生容易接受,但在实际应用中会遇到一些难以解决的困难,如有些特征点很难准确得出,要凭经验估计,随机误差很大。此外,由于此方法是建立在脉搏波曲线某些点的特征上,没有把曲线所包含的全部信息利用起来。

(2)频域中提取脉搏波信息的方法

频域中提取信息的特点是通过离散快速傅立叶变换,将时域的脉搏波曲线变换到频域,从脉搏波频谱中提取与人体生理病理相应的信息,它的优点是特征信息以脉搏波所具有的全部频率分量的集合形式表示,因而保留了脉搏波中的全部信息。但由于计算复杂,结果抽象,难以被广大医务工作者所接受。

（3）以脉搏波波图面积变化为脉搏波波形特征量 K 值的提取方法

由于心血管生理和病理上的变化将会引起脉搏波波图特征和面积的相应变化，它可反映在特征量 K 值的变化上，不仅很有规律，而且相当敏感，因而在临床上有重要的应用价值，是心血管临床检查的一个重要生理指标。

1）脉搏波波形特征量 K 值的提取：定义以脉搏波波图面积变化为基础的脉搏波波形特征量 K 值为公式（4-29）：

$$K = \frac{p_m - p_d}{p_s - p_d} \tag{4-29}$$

$$p_m = \frac{1}{T} \int_0^T p(t) \, \mathrm{d}t \tag{4-30}$$

其中 p_m 为平均动脉压，它等于一个心动周期中脉膊压力 $p(t)$ 的平均值，p_s、p_d 分别为收缩压和舒张压，如图 4-14 所示。

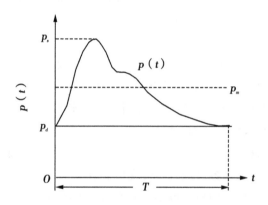

图 4-14　脉搏波波形特征量 K 值的提取

由此可见，K 值的大小仅仅决定于脉搏波的脉图面积，它和收缩压 p_s 与舒张压 p_d 的绝对值无关，是一个无量纲值。它相当于脉搏波压力脉动分量的平均值（$p_m - p_d$）在脉动分量最大值（$p_s - p_d$）中所占的百分比。不同生理病理状态下脉图波形和面积都会有很大变化，这个变化可用 K 值来表示。

2）心血管双弹性腔模型的模型分析及 K 值与其参数的关系：根据心血管双弹性腔模型对不同生理病理因素下人体脉搏波波形特征的变化规律及其相应的 K 值变化范围进行分析计算。

双弹性腔模型（见图 4-15）及其等值回路（见图 4-16）：模型中第一个弹性腔表征主动脉弓及其主要分支的集总顺应性（C_1）；第二个弹性腔表征腹主动脉及其主要分支的集总顺应性（C_2）；连接两腔体间的血柱（L）表征血液惯性，心室收缩时血液由心室进入第一个弹性腔（C_1）与血柱（L），而后进入第二个弹性腔（C_2），最后流经集中的外周阻力（R）而进入静脉腔，如图 4-15 所示。

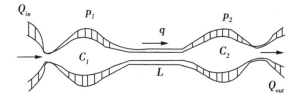

图 4-15　双弹性腔模型

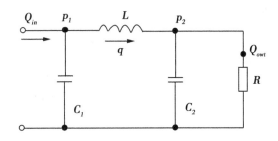

图 4-16　双弹性腔等值回路

根据质量守恒定律,双弹性腔模型的数学表达式为公式(4-31)、公式(4-32)、公式(4-33):

$$\frac{\mathrm{d}q}{\mathrm{d}t}=\frac{1}{L}(p_1-p_2) \tag{4-31}$$

$$\frac{\mathrm{d}p_1}{\mathrm{d}t}=\frac{1}{C_1}(Q_{in}-q) \tag{4-32}$$

$$\frac{\mathrm{d}p_2}{\mathrm{d}t}=\frac{1}{C_2}\left(q-\frac{p_2}{R}\right) \tag{4-33}$$

消去 q 和 p_1 得公式(4-34):

$$\frac{\mathrm{d}^3 P_2}{\mathrm{d}t^3}+\frac{1}{RC_2}\frac{\mathrm{d}^2 p_2}{\mathrm{d}t^2}+\left(\frac{1}{LC_1}+\frac{1}{LC_2}\right)\frac{\mathrm{d}p_2}{\mathrm{d}t}+\frac{1}{LRC_1C_2}p_2=\frac{1}{LC_1C_2}Q_{in} \tag{4-34}$$

此为一线性三阶微分方程,在舒张期 $Q_{in}=0$,可得其特征方程为公式(4-35):

$$S^3+\frac{1}{RC_2}S^2+\left(\frac{1}{LC_1}+\frac{1}{LC_2}\right)S+\frac{1}{LRC_1C_2}=0 \tag{4-35}$$

其特征方程的解由直流分量、非振荡衰减分量和振荡衰减分量三个分量组成。它能较好地描绘出脉搏波的主要特征点如主波、重搏前波和重搏波等波形特征,比单弹性腔模型更能真实地复制出人体脉搏波的变化。但在 $Q_{in}\neq 0$ 的实际生理条件下求其解析解是相当困难的。可通过将上述方程组转化为离散方程,用求解高阶常微分方程的龙格-库塔(Runge-Kutta)法,编制出计算机程序,将代表不同生理意义的模型参数 C_1、C_2、R、L 和 Q_{in} 输入模型中模拟计算出四种典型的脉搏波波形及其相应的 K 值,如图 4-17 所示。

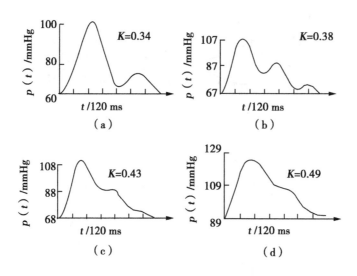

图 4-17　由双弹性腔模型计算出 4 种典型脉搏波波形

(a)低阻力型：$p_a = 112$ mmHg，$p_d = 61$ mmHg，$C1 = 1.4$，$C2 = 0.22$，$R = 0.74$，$K = 0.34$。

(b)中等阻力型：$p_a = 107$ mmHg，$p_d = 67$ mmHg，$C1 = 1.06$，$C2 = 0.19$，$R = 1.25$，$K = 0.38$。

(c)高阻力型：$p_a = 110$ mmHg，$p_d = 68$ mmHg，$C1 = 0.6$，$C2 = 0.08$，$R = 1.49$，$K = 0.43$。

(d)极高阻力型：$p_a = 124$ mmHg，$p_d = 89$ mmHg，$C1 = 0.47$，$C2 = 0.1$，$R = 3.0$，$K = 0.49$。

由计算结果可知,随血管外周阻力和血管壁硬化程度等生理因素的变化,人体脉搏波波形特征将出现一系列规律性的变化,从而 K 值也出现与其相对应的变化。当外周阻力 R 较低,血管壁弹性较好(顺应性 $C_1 + C_2$ 较大)时,波形的特征是主波窄而高,重搏前波不明显,重搏波峰和波谷很明显,这时的 K 值约在 0.35 左右。随着外周阻力和血管壁硬化程度增加,波形的动态变化首先反映在重搏前波由不明显变为明显,它相对主波的位置也逐渐升高,并自前向后与主波接近并呈不同程度的融合,甚至超过主波,同时,重搏波峰与波谷相对主波的位置亦逐渐抬高,且混为一体不易区分,使整个脉搏波波形呈馒头型。这时的 K 值也将相应地逐渐增加到 0.5 左右。计算表明,外周阻力(R)和血管顺应性($C_1 + C_2$)对 K 值变化呈非线性变化趋势,如图 4-18 所示。由此可见,K 值的大小与变化虽然不能完全描述出脉搏波每个局部细微特征的变化,但它的确能从宏观上描述出脉搏波波形变化的平均特征,并使外周阻力和血管壁硬化程度等生理因素用 K 值进行量化,这有着重要的医学应用价值。

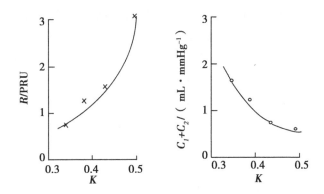

图 4-18　脉搏波波形特征量 K 值与双弹性腔模型参数的关系

3)脉搏波波图面积提取法的实际意义:①由脉搏波波图面积提取的特征量 K 值,虽然不能完全反映出脉搏波曲线每个局部细微变化所代表的生理意义,但它的确能代表人体心血管系统中最为重要的一些生理参数如血管外周阻力、血管壁弹性和血液黏度等的变化。由于特征信息减少到只有一个特征量,简单易记,生理意义明确,且变化很有规律,临床医生易于接受,因而可作为心血管临床检查的一个重要生理指标。②特征量 K 值检测方便,普通的脉搏波传感器即可检测到。由于要检测的只是脉图面积,因而对传感器的精度要求不是太高,检测结果的重复性和稳定性容易满足,这就为临床上心血管血流参数的无损伤检测提供一个简单易行的方法。目前,应用该原理设计的血流参数无损伤检测仪器在临床上已获得较好的应用。

(4)脉搏压力信号的 ARMA(3,2)参数模型

由于脉搏压力信号具有较强的随机性,因此可用随机信号的各种分析方法进行研究。其中,根据随机信号建立参数模型就是研究随机信号的一种基本方法,即认为随机信号 $X(t)$ 是由白噪声 $W(t)$ 激励某一确定系统所产生,如图 4-19 所示。

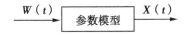

图 4-19　随机信号的参数模型

只要激励白噪声的功率和系统的参数已知,随机信号的研究可转化为对模型参数和性质的研究以及白噪声通过此系统后输入输出间关系的研究。可利用参数模型分析方法,为桡动脉处得到的脉搏压力波建立参数模型,以模型极点分布情况来判断不同的心血管生理状态,进而揭示脉搏压力信号所包含的心血管的状态信息,从而达到心功能评定与分类的目的。考虑计算方便和参数的节约性,采用三阶参数模型来研究脉搏压力信号,即采用 ARMA(3,2)作为脉搏压力信号的参数模型。

1)ARMA(3,2)参数模型的参数估计:模型参数的估计比较复杂,可用最小二乘法得到一组非线性方程,同时估计 AR 参数 a_k 和 MA 参数 b_k,在其选择初值时可分两步进行。利用脉搏压力信号,先确定 AR 初值,然后再确定 MA 初值。最后根据"Marquardt 算法"迭代求解,找出使残差平方和 Q 最小的渐进解。

2)参数模型在心功能评定中的应用:根据以上参数模型的建模方法,可将临床实测到的任何脉搏压力建立起其相应的参数模型,利用参数模型较强的特征提取能力,本文将从模型极点分布情况去研究参数模型与心血管生理状态间的关系,以达到对心功能进行评定与分类的目的。

脉搏压力 ARMA(3,2)模型的传递函数为公式(4-36):

$$H(Z) = \frac{b_0 + b_1 z^{-1} + b_2 z^{-2}}{1 + a_1 z^{-1} + a_2 z^{-2} + a_3 z^{-3}} \tag{4-36}$$

令

$$1 + a_1 z^{-1} + a_2 z^{-2} + a_3 z^{-3} = 0 \tag{4-37}$$

可以得到 z 平面上传递函数的极点,一般是有一个实极点和一对共轭复极点。

通过对大量实测到的脉搏压力所建立的参数模型和其对应的心血管状态之间的分析比较,发现这些极点的分布确实与对应的心血管状态有密切的联系,主要表现在心血管系统的阻力特性和弹性特性对实极点的位置分布有极大的影响,图 4-20 给出心血管状态良好(低阻力类),一般(中阻力类)和较差(高阻力类)的三种状态下典型脉搏压力 ARMA 模型的极点分布,图中 TPR 为外周阻力(PRU),AC 为血管顺应性(mL/mmHg),K 为脉搏压力波形特征系数,$\text{Re}P_0$ 为实极点,$\text{Im}P_0$ 为复极点。

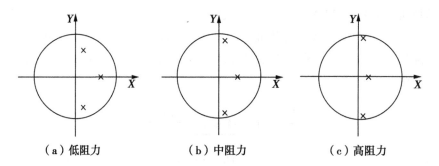

（a）低阻力　　　　**（b）中阻力**　　　　**（c）高阻力**

图 4-20　3 种状态下典型脉搏压力 ARMA 模型的极点分布

TPR=0.68,AC=2.65,K=0.32　　TPR=0.89,AC=2.08,K=0.36　　TPR=1.71,AC=1.32,K=0.47

$\text{Re}P_0$=0.52,$\text{Im}P_0$=0.20+j10.81　　$\text{Re}P_0$=0.35,$\text{Im}P_0$=0.20+j10.80　　$\text{Re}P_0$=0.20,$\text{Im}P_0$=0.01+j10.99

随着外周阻力增加和顺应性减小(血管弹性变差)等生理状态的变化,实极点在单位圆内的位置将向左移动,即 $\text{Re}P_0$ 值减小,将外周阻力 TPR 和血管顺应性 AC 对参数模型实极点 $\text{Re}P_0$ 的变化关系分别表示在图 4-21 中,图中清楚表明随外周阻力 TPR 的增加和血管顺应性 AC 的减小,模型实极点 $\text{Re}P_0$ 的值将趋向减小,即在单位圆内的位置左移。

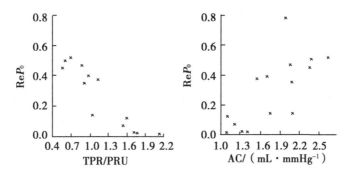

图 4-21　血管外周阻力 TPR 和顺应性 AC 分别与模型实极点 ReP_0 的关系

3)脉搏压力信号参数模型的实际意义:①参数模型是一种纯粹的数学模型,其模型参数未必有生理意义。但是,它对研究脉搏压力信号的变化是很有效的,本文用 ARMR(3,2)模型得到的拟合脉搏波曲线与实测的波形非常相似。因此,通过对 ARMA(3,2)模型的研究可以帮助我们研究临床实测的脉搏压力一些本质特征。②ARMA(3,2)模型的极点分布与心血管系统的生理状态有密切关系。因此,可以通过模型的极点分布情况来判断心血管的生理情况。得出的结论是,如果血管的阻力愈大和顺应性愈差,则实极点在单位圆内的位置就愈左移。结果表明由极点的分布所判断的心血管状态与临床的实际判断结果是一致的,从而证实了它的有效性和实用性。

4.3.7　静脉血压和静脉回心血量

静脉在功能上不仅是血液回流的通道,而且起着血液储存库的作用。静脉的收缩或舒张可有效地调节回心血量和心输出量。

1.静脉血压

(1)中心静脉压(central venous pressure)

中心静脉压是指右心房和胸腔内大静脉的血压,其高低取决于两个因素:

1)心脏泵血功能:如果心脏泵血功能良好,能及时将回流入心脏的血液射入动脉,则中心静脉压较低。反之,如果心脏泵血功能减退(如心力衰竭、心肌损害),中心静脉压将会升高。

2)静脉回流速度(venous return velocity):如果静脉回流速度加快(如输血、输液过多或超过心脏负担时),则中心静脉压升高;反之,如果静脉回流速度减慢(如血量不足或静脉回流障碍),则中心静脉压降低。可见,中心静脉压反映心脏的功能状态和静脉回心血量的多少。临床上治疗休克时除了观察动脉血压外,中心静脉压可作为控制补液速度和补液量的指标。

(2)外周静脉压(peripheral venous pressure)

外周静脉压是指各器官的静脉血压。正常人静脉压约为 13 cmH_2O;颈外静脉和肘前静脉压约为 10 cmH_2O;站立时,足背静脉压约为 19 cmH_2O。当心脏泵血功能减退,中心静脉压升高,同样影响外周静脉回流,导致外周静脉压升高。另外,在受周围组织的压迫时,如妊娠、腹腔大肿瘤、大量腹腔积液,可使外周静脉压升高。

2.静脉血流

(1)静脉对血流的阻力

静脉对血流的阻力很小,约占整个体循环总阻力的 15%。静脉在血液循环中将血液从组织引流回心脏的通道,并且起血液储存库的作用。小的血流阻力与静脉的功能相适应;微静脉在功能上是毛细血管后阻力血管,毛细血管后阻力的改变可影响毛细血管血压。

(2)静脉回心血量及其影响因素

单位时间内的静脉回心血量取决于外周静脉压和中心静脉压的差,以及静脉对血流的阻力。能影响外周静脉压、中心静脉压以及静脉阻力的因素,都能影响静脉回心血量。

1)体循环平均充盈压:是反映血管系统充盈程度的指标。血管系统内血液充盈程度愈高,静脉回心血量也就愈多。当血量增加或容量血管收缩时,体循环平均充盈压升高,静脉回心血量也就增多。

2)心脏收缩力量:心脏收缩力量强,射血时心室排空较完全,在心舒期心室内压就较低,对心房和大静脉内血液的抽吸力量也就较大,静脉回心血量就愈多。右心衰竭时,射血力量显著减弱,心舒期右心室内压较高,血液淤积在右心房和大静脉内,回心血量大大减少。患者可出现颈外静脉怒张,肝充血肿大,下肢浮肿等特征。

3)体位改变:当人体从卧位转变为立位时,身体低垂部分静脉扩张,容量增大,故回心血量减少;正常人如长久站立不动,也会导致回心血量减少,动脉血压降低。这种影响在高温环境中更加明显,高温时皮肤血管舒张,皮肤血管中容纳的血量增多,人如果长时间站立不动,回心血量就会明显减少,导致心输出量减少和脑供血不足,可引起头晕甚至昏厥。长期卧床的患者,静脉管壁的紧张性较低,加之腹腔和下肢肌肉的收缩力量减弱,对静脉的挤压作用减小,故由平卧位突然站起来时,可因大量血液积滞在下肢,回心血量过小而发生昏厥。

4)骨骼肌的挤压作用:骨骼肌收缩时,挤压肌肉或肌肉间的静脉,使静脉血流加快。由于静脉瓣的存在,静脉内血液只能向心脏方向回流;当肌肉舒张时,静脉压较低,有利于血液从毛细血管流入静脉而重新充盈。有节律的肌肉收缩能起到"肌肉泵"的作用,对于立位运动时降低下肢的静脉压和减少血液在下肢部分的潴留有重要意义。

5)呼吸运动:胸膜腔内压是低于大气压的,称为胸膜腔负压。由于胸膜腔内压为负压,胸腔内大静脉的跨壁压较大,故经常处于充盈扩张状态。在吸气时,胸腔容积加大,胸膜腔负压值进一步增大,使胸腔内的大静脉和右心房更加扩张,压力也进一步降低,有利于外周静脉内的血液回流入右心房,由于回心血量增加,心输出量也相应增加;呼气变化相反。

4.4 心血管活动的调节

人体在不同的生理状况下,各器官组织对血量的需要也不同。机体的神经和体液机制可对心脏和各部分血管的活动进行调节,从而适应各器官组织在不同情况下对血流量的需要,协调地进行各器官之间的血流分配。

4.4.1　神经调节

心肌和血管平滑肌接受自主神经支配,机体对心血管活动的神经调节是通过各种心血管反射实现的。

1.心脏和血管的神经支配

(1)心脏的神经支配

支配心脏的传出神经为心交感神经和心迷走神经。

1)心交感神经及其作用:心交感神经节前神经元位于脊髓第 $1\sim5$ 胸段的中间外侧柱,其轴突末梢释放的递质为乙酰胆碱。心交感节后神经元位于星状神经节或颈交感神经节内。节后神经元的轴突组织心脏神经丛,支配心脏各个部分,包括窦房结、房室交界、房室束、心房肌和心室肌。

心交感节后神经元末梢释放的递质为去甲肾上腺素,与心肌细胞膜上的 β_1 受体结合,可导致心率加快,房室交界的传导加快,心房肌和心室肌的收缩能力加强。这些效应分别称为正性变时作用、正性变传导作用和正性变力作用。心交感神经兴奋,其末梢释放的去甲肾上腺素能作用于心肌细胞膜的 β 肾上腺素能受体,使细胞内环磷酸腺苷(cAMP)的浓度升高,从而使心肌膜上的钙通道激活,故在心肌动作电位平台期 Ca^{2+} 的内流增加,4 期自动除极速度加快,其最终效应是心肌收缩能力增强,心率增加。交感神经兴奋引起的正性变传导作用可使心室各部分肌纤维的收缩更趋同步化,这也有利于心肌收缩力的加强。β 受体阻断剂普萘洛尔可阻断心交感神经对心脏的兴奋作用。

2)心迷走神经及其作用:迷走神经起源于延髓的迷走神经背核和疑核。在胸腔内,心迷走神经纤维和心交感神经一起组成心脏神经丛,并和交感纤维伴行进入心脏,与心内神经节细胞发生突触联系。心迷走神经的节前和节后神经元都是胆碱能神经元。节后神经纤维支配窦房结、心房肌、房室交界、房室束及其分支。心室肌也有迷走神经支配,但纤维末梢的数量远较心房肌中为少。

心迷走神经节后纤维末梢释放的乙酰胆碱作用于心肌细胞膜的 M 型胆碱能受体,可导致心率减慢,心房肌收缩能力减弱,心房肌不应期缩短,房室传导速度减慢,即具有负性变时、变力和变传导作用。刺激迷走神经时也能使心室肌收缩减弱,但其效应不如心房肌明显。

一般说来,心迷走神经和心交感神经对心脏的作用是相对抗的。但是当两者同时对心脏发生作用时,其总的效应并不等于两者分别作用时发生效应的代数和。在多数情况下,心迷走神经的作用比交感神经的作用占有较大的优势。在动物实验中如同时刺激迷走神经和心交感神经,常出现心率减慢效应。

(2)血管的神经支配

除真毛细血管外,血管壁都有平滑肌分布。支配血管平滑肌的神经纤维可分为缩血管神经纤维和舒血管神经纤维两大类,两者又统称为血管运动神经纤维。

1)交感缩血管神经纤维:交感缩血管神经的节后纤维末梢释放的神经递质是去甲肾上腺素。去甲肾上腺素主要与血管平滑肌细胞膜上的肾上腺素能受体结合,引起细胞膜和肌质网对 Ca^{2+} 的通透性增高,结果使平滑肌细胞内 Ca^{2+} 浓度升高,导致缩血管效应。整体来讲,外周阻力血管收缩可以增加外周阻力,提高动脉血压。

交感缩血管神经纤维的分布密度在不同类型的血管和不同部位的血管是有差异的。在各类血管中,小动脉和微动脉的分布密度最高,静脉较相应的动脉为少,毛细血管前括约肌中的缩血管纤维也很少。皮肤、骨骼肌和内脏的小动脉和微动脉有丰富的交感缩血管神经纤维分布,特别是皮肤血管;而冠状血管和脑血管几乎没有此类神经纤维的分布。交感缩血管神经纤维的这种支配特点具有重要的生理意义,如失血等应激状态下,交感缩血管神经纤维高度兴奋,使皮肤、内脏的血管强烈收缩,动脉血压升高,脑血管和冠状血管收缩反应极小或无。因此,可使有限的循环血量优先供应脑和心脏等重要器官。静息状态下,交感缩血管神经纤维经常发出 $1\sim3$ 次/秒的低频冲动,维持着大多数血管的紧张性。

2)交感舒血管神经纤维:这类纤维主要分布在骨骼肌的微动脉,末梢释放的乙酰胆碱与血管平滑肌细胞膜上的 M 受体结合,产生舒血管效应。安静状态下,无紧张性的活动,只在机体处于激动、恐慌或准备做剧烈运动时才发挥作用,使肌肉的血流量大大增加。体内冠状动脉、面颊皮肤血管等也有交感舒血管神经纤维的支配。目前认为,这类神经纤维可能参与机体的防御反应。

3)副交感舒血管神经纤维:这类神经纤维的节前神经元位于脑干的某些核团和脊髓骶段的灰质侧角。节后纤维主要分布在脑、舌、唾液腺、胃肠的腺体和外生殖器的血管。节后纤维末梢释放的递质为乙酰胆碱,与血管平滑肌细胞膜上的 M 受体结合,产生舒血管效应。其作用主要是调节器官组织局部的血流量,对循环系统的总外周阻力影响很小。

2.心血管中枢

与控制心血管活动有关的神经元集中的部位称为心血管中枢,它分布在中枢神经系统从脊髓到大脑皮层的各个水平上。

(1)延髓心血管中枢

最基本的心血管中枢位于延髓。心血管的正常的紧张性活动不是起源于脊髓,而是起源于延髓,因为只要保留延髓及其以下中枢部分的完整,就可以维持心血管正常的紧张性活动,并完成一定的心血管反射活动。

延髓心血管中枢的神经元是指位于延髓内的心迷走神经元和控制心交感神经和交感缩血管神经活动的神经元。这些神经元在平时都有紧张性活动,在机体处于安静状态时,这些延髓神经元的紧张性活动表现为心迷走神经纤维和交感神经纤维持续的低频放电活动。

(2)延髓以上的心血管中枢

在延髓以上的脑干部分以及大脑和小脑中,也都存在与心血管活动有关的神经元。它们在心血管活动调节中所起的作用较延髓心血管中枢更加高级,特别是表现为对心血管活动和机体其他功能之间的复杂的整合。例如下丘脑是一个非常重要的心血管活动整合部位,在体温调节、摄食、水平衡以及发怒、恐惧等情绪反应的整合中,都起着重要的作用。大脑边缘系统使心血管活动参与到情绪活动中去;大脑皮层水平的整合作用则与随意活动有关;小脑则将心血管活动整合到姿势平衡活动中去。

3.心血管反射

当机体处于不同的生理状态如变换姿势、运动、睡眠时,或当机体内外环境发生变化时,可引起各种心血管反射,使心输出量和各器官的血管收缩状况发生相应的改变。心血管反射一般都能很快完成,其生理意义在于使循环功能适应于当时机体所处的状态或环境的变化。

(1)颈动脉窦和主动脉弓压力感觉反射

当动脉血压升高时,可引起压力感受性反射,其反射效应是使心率减慢,外周血管阻力降低,血压回降,这一反射曾被称为降压反射。

1)动脉压力感觉器:位于颈动脉窦和主动脉弓血管外膜下的感觉神经末梢。动脉压力感觉器并不是直接感觉血压的变化,而是感觉血管壁的机械牵张程度。当动脉血压升高时,动脉管壁被牵张的程度就升高,压力感觉器发放的神经冲动也就增多。在一定范围内,压力感觉器的传入冲动频率与动脉管壁扩张程度成正比,如图 4-22 所示。

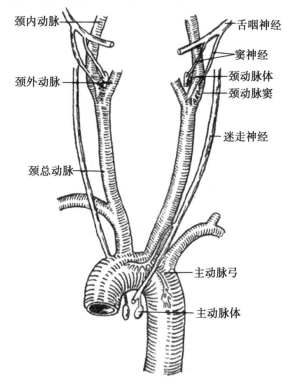

图 4-22　颈动脉窦区与主动脉弓区的压力感受器与化学感受器

2)传入神经和中枢联系:颈动脉窦的传入神经为窦神经。窦神经加入舌咽神经,进入延髓,和孤束核的神经元发生突触联系。主动脉弓压力感受器的传入神经纤维行走于迷走神经干内,然后进入延髓,到达孤束核,如图 4-23 所示。

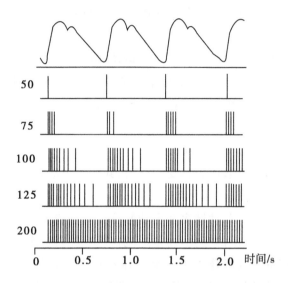

图 4-23　单根窦神经压力感受器传入纤维在不同动脉压时的放电图

注:最上方为主动脉血压波,左侧的数字为主动脉平均压(1 mmHg=0.133 kPa)。

压力感受器的传入神经冲动到达孤束核后,可通过延髓内的神经通路使延髓端腹外侧部 C1 区的血管运动神经元抑制从而使交感神经紧张性活动减弱;孤束核神经元还与延髓内其他神经核团以及脑干其他部位如脑桥、下丘脑等的一些神经核团发生联系,其效应也是使交感神经紧张性活动减弱。另外,压力感受器的传入冲动到达孤束核后还与迷走神经背核和疑核发生联系,使迷走神经的活动加强。

3)反射效应:动脉血压升高时,压力感受器传入冲动增多,通过中枢机制,使心迷走紧张加强,心交感紧张和交感缩血管紧张减弱,其效应为心率减慢,心输出量减少,外周血管阻力降低,故动脉血压下降。反之,当动脉血压降低时,压力感受器传入冲动减少,使迷走紧张减弱,交感紧张加强,于是心率加快,心输出量增加,外周血管阻力增高,血压回升。

动物实验表明,颈动脉窦压力感受器有以下主要特点:①窦内压在 80～120 mmHg 范围内,压力感受器的传入冲动频率与窦内压成正比。这表明动脉血压愈高,动脉管壁被扩张的程度愈大,压力感受器传入冲动的频率也就越高。当颈动脉窦区的压力低于 60 mmHg 时,压力感受器没有传入冲动;当窦内压力超过 180 mmHg 时,颈动脉窦区与主动脉弓区的压力感受器和化学感受器的兴奋已接近饱和,传入冲动不再增加。②颈动脉窦压力感受器对急剧波动性压力变化比对非波动性压力变化更加敏感,这一反应特征是和正常机体波动性动脉压变化的特点相适应的。③正常情况下,颈动脉窦压力感受器的活动比主动脉弓压力感受器的活动更强。当动脉血压升高时,颈动脉窦和主动脉弓压力感受器的传入冲动频率增加,经舌咽神经和迷走神经传入纤维将冲动传入延髓的孤束核及其邻近区域,通过与延髓和延髓以上的各级心血管中枢的复杂联系,引起心迷走中枢兴奋,心交感中枢和交感缩血管中枢抑制。于是,心交感神经传出冲动减少,心迷走神经传出冲动增多,结果使心率减慢,心肌收缩能力减弱,心输出量减少;交感缩血管神经的传出冲动减少,使血管平滑肌舒张,外周阻力下降。心输出量减少和外周阻力下降,均可导致动脉血压恢复正常。这一反射效应使血压下降,故称为减压反射。反之,当动脉血压降低时,颈动脉窦和主动脉弓压力感受器传入冲动频率减少,结果延髓心迷走中枢抑制,心交感中枢和交感缩血管中枢兴奋,使动脉血压恢复正常或接近正常。因此,减压反射是动脉血压的一种负反馈调节。

利用动物实验,观察改变颈动脉窦灌注压对血压的影响,得出一条颈动脉窦内压与动脉血压关系的"S"形曲线,如图 4-24 所示。

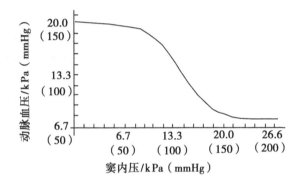

图 4-24　窦内压与动脉血压的关系

4)生理意义:压力感受性反射在心输出量、外周血管阻力、血量等发生突然变化的情况下,对动脉血压进行快速调节的过程中起重要的作用,使动脉血压不致发生过分的波动,因此在生理学中将动脉压力感受器的传入神经称为缓冲神经。由于颈动脉窦和上动脉弓压力感受器正好位于脑和心脏血供道路的起始部,所以压力感受性反射对维持脑和心脏的正常血供具有特别重要的意义。

(2)心肺感受器引起的心血管反射

在心房、心室和肺循环大血管壁存在许多感受器,总称为心肺感受器,其传入神经纤维行走于迷走神经干内。引起心肺感受器兴奋的适宜刺激有两大类:一类是血管壁的机械牵张。当心房、心室或肺循环大血管中压力升高或血容量增多而使心脏或血管壁受到牵张时,这些机械或压力感受器就发生兴奋。和颈动脉窦、主动脉弓压力感受器相比较,心肺感受器位于循环系统压力较低的部分,故常称之为低压力感受器,而动脉压力感受器则称为高压力感受器。在生理情况下,心房壁的牵张主要是由血容量增多而引起的,因此心房壁的牵张感受器也称为容量感受器。另一类心肺感受器的适宜刺激是一些化学物质,如前列腺素、缓激肽等。

大多数心肺感受器受刺激时引起的反射效应是交感紧张降低,心迷走紧张加强,导致心率减慢,心输出量减少,外周血管阻力降低,故血压下降。心肺感受器引起的反射在血量及体液的量和成分的调节中有重要的生理意义。

(3)颈动脉体和主动脉体化学感受性反射

在颈总动脉分叉处和主动脉弓区域,存在一些特殊的感受装置,当血液的某些化学成分发生变化时,如缺氧、二氧化碳分压过高、H^+浓度过高等,可以刺激这些感受装置。受到刺激后,其感觉信号分别由颈动脉窦神经和迷走神经传入至延髓孤束核,然后使延髓内呼吸神经元和心血管活动神经元的活动发生改变。

化学感受器受刺激时引起心率加快,心输出量增加,外周血管阻力增大,血压升高。化学感受性反射在平时对心血管活动并不起明显的调节作用,只有在低氧、窒息、失血、动脉血压过低和酸中毒情况下才发生作用。

(4)躯体感受器引起的心血管反射

刺激躯体传入神经时可以引起各种心血管反射。反射的效应取决于感受器的性质、刺激的强度和频率等因素。因此针刺穴位可对异常心血管功能进行调整。

(5)其他内脏感受器引起的心血管反射

扩张肺、胃、肠、膀胱等空腔器官,挤压睾丸等行为,常可引起心率减慢和外周血管舒张等效应。这些内脏感受器的传入神经纤维行走于迷走神经或交感神经内。

(6)脑缺血反应

当脑血流量减少时,心血管中枢的神经元可对脑缺血发生反应,引起交感缩血管紧张显著加强,外周血管高度收缩,动脉血压升高,称为脑缺血反应。

4.4.2 体液调节

体液调节是指血液和组织液中的一些化学物质对心血管的调节作用。按其作用范围,可将体液调节分为全身性体液调节和局部性体液调节两大类。

1.全身性体液调节

某些激素或血管活性物质随血液循环到达全身器官,影响心血管的活动,称为全身性体液调节。这些物质主要有肾上腺素、去甲肾上腺素、血管紧张素和升压素(又称抗利尿激素)等。

(1)肾上腺素与去甲肾上腺素

血液中的肾上腺素与去甲肾上腺素主要来自肾上腺髓质。一般地说,肾上腺髓质所分泌的激素中,肾上腺素占80%,去甲肾上腺素占20%。肾上腺素能神经末梢所释放的去甲肾上腺素大部分被突触前膜重吸收和破坏,仅有小部分进入血液。肾上腺素和去甲肾上腺素对心脏、血管的作用虽然有很多共同点,但它们对不同的肾上腺素能受体结合力有所不同。肾上腺素既能与β受体结合,又能与α受体结合。而去甲肾上腺素主要与α受体结合,虽也可与心肌的β_1受体结合,但和血管平滑肌β_2受体结合能力较差。肾上腺素与心

肌 β_1 受体结合可引起正性变时和正性变力效应,使心输出量增加。又由于不同的器官的血管平滑肌 α 和 β 受体的分布和密度不同,故肾上腺素对不同部位的血管作用不同。例如,在皮肤、肾脏、胃肠道等器官的血管平滑肌中,α 受体在数量上比 β 受体占优势,故肾上腺素可使这些器官中的血管收缩;而在骨骼肌和肝脏的血管中,$\beta(\beta_2)$ 受体占优势,故小剂量的肾上腺素常使这些器官的血管舒张;而大剂量时则出现缩血管反应。静脉注射肾上腺素虽能使心输出量增加,但对动脉血压的作用不如去甲肾上腺素显著。这是由于肾上腺素能使骨骼肌血管舒张,外周阻力下降所致。在临床上肾上腺素多用作强心急救药。由于去甲肾上腺素主要与血管平滑肌上 α 受体相结合,故静脉注射去甲肾上腺素可使全身各器官的血管收缩,外周阻力增大,动脉血压上升,故临床上多用作升压药。另外,去甲肾上腺素虽可与心肌的 β_1 受体相结合,引起心脏活动加强,但在整体注入去甲肾上腺素后,由于血压升高,通过压力感受器反射性地引起心率减慢,掩盖了去甲肾上腺素对心脏的直接作用。

(2)肾素-血管紧张素-醛固酮系统

肾素是由肾脏近球细胞合成和分泌的一种碱性蛋白质,其释放受到以下几种因素的调节:①当肾脏血液供应不足,肾血管内血压降低,小动脉壁张力下降时,可促进肾脏近球细胞释放肾素。②经过致密斑的肾小管液中 Cl^- 和 Na^+ 的含量减少,可促使近球细胞释放肾素增加。③近球细胞受交感神经支配,其肾上腺素能受体为 β 受体,当肾交感神经兴奋时,其末梢释放的去甲肾上腺素作用于 β 肾上腺素受体,而使肾素分泌增加。当肾交感神经活动抑制时,则肾素的释放减少。④体液中的前列腺素、去甲肾上腺素,胰高血糖素等可促进肾素的释放,而血管紧张素 II 和血管升压素则抑制肾素的释放。肾素进入血液,作用于血浆中的血管紧张素原,形成血管紧张素 I(十肽)。血管紧张素 I 流经肺循环血管时,其中的转化酶可使血管紧张素 I 转化为血管紧张素 II(八肽)。血管紧张素 II 形成后,在血液中可维持 1 分钟,然后被血管紧张素酶 A 分解为血管紧张素 III(七肽)。血管紧张素 II 可以使血压升高,而改善肾脏的血液供应。

肾素-血管紧张素系统的活动可简述如下:

血管紧张素原(肾素底物,由肝脏合成)

↓←肾素(由肾近球细胞分泌)

血管紧张素 I(十肽)

↓←血管紧张素转化酶(主要存在于肺血管)

血管紧张素 II(八肽)

↓←血管紧张素酶 A

血管紧张素 III(七肽)

血管紧张素 II 是一种活性很强的升血压物质,它具有以下几方面的作用:①与血管平滑肌上的血管紧张素受体结合,而使全身微动脉和静脉平滑肌收缩,微动脉收缩可使外周阻力增加;静脉收缩,可使回心血量增加,心输出量增多,从而导致血压升高。②使肾上腺皮质释放醛固酮,醛固酮又可增加肾小管对 Na^+ 和水的重吸收,促进血量增多,使血压升高。由于肾素、血管紧张素Ⅱ和醛固酮三者之间存在着密切关系,并在血压的调节中具有重要意义,因此提出了肾素-血管紧张素-醛固酮系统这样一个概念,目前认为肾素-血管紧张素-醛固酮系统在高血压病发病机制中也具有重要意义。③使缩血管中枢紧张性活动加强,从而使外周血管阻力增加,血压升高。④还具有直接促进肾小管对 Na^+ 和水的重吸收作用。血管紧张素Ⅲ也具有缩血管作用,但仅为血管紧张素Ⅱ的10%～20%,其促进合成和释放醛固酮的作用较强。某些肾脏疾病的患者,由于肾长期缺血,使此系统活动持续加强,可导致其患肾性高血压病。

(3)升压素

它由神经垂体释放,经常少量进入血液循环。它使肾脏加强对水的重吸收,而增加血量。大剂量时使血管平滑肌收缩,从而增加外周阻力,升高血压。一般认为升压素在血压调节中不占重要地位,近年来认为急性失血后血压显著降低时,升压素的分泌对血压的回升具有重要意义。

2.局部性体液调节

组织细胞活动时释放的某些物质,对微血管具有扩张作用。由于这些物质都非常容易被破坏,或经循环血液稀释后浓度很低,不再能起作用。因此,只能在其产生的局部发生调节作用,具有扩张局部血管的物质主要有激肽、组织胺、前列腺素以及组织的代谢产物等。

4.5 复习思考题

1.简述心动周期的概念。
2.以左心室为例,说明一个心动周期中心脏的泵血过程。
3.简述每搏输出量、心输出量、射血分数、心力储备的概念。
4.影响心输出量的因素有哪些?
5.简述心肌异常调节、等长调节的概念。
6.心肌工作细胞静息电位、动作电位的形成机制是什么?
7.心肌自律细胞跨膜电位的形成机制是什么?
8.心肌有哪些电生理特性?
9.简述期前收缩、代偿间歇的概念。
10.血管的分类及其功能特点是什么?
11.简述血压、收缩压、舒张压、脉压、平均动脉压的概念。
12.影响动脉血压的因素有哪些?
13.简述中心静脉压、外周静脉压的概念。
14.影响静脉回心血量的因素有哪些?
15.微循环的概念及其组成是什么?

16.简述直捷通路的概念。

17.简述心脏和血管的神经支配。

18.简述肾素-血管紧张素系统对循环功能的调节。

19.典型心电图的各波、间期及其意义是什么?

第5章 呼 吸

内容提要

呼吸的概念,呼吸的三个环节。

肺通气和肺活量,包括肺通气的结构基础、肺通气原理、肺通气动力、呼吸运动、肺内压和胸膜腔内压、肺弹性阻力和顺应性、肺表面活性物质、非弹性阻力、气道阻力、惯性阻力和黏滞阻力,潮气量、补吸气量、补呼气量、功能残气量及残气量、肺活量及用力肺活量、肺通气量、无效腔和肺泡通气量。

肺换气与组织换气,包括气体交换的动力、气体分压差、气体交换过程,影响气体交换的因素。

气体在血液中的运输,包括氧气的运输、氧解离曲线及其影响因素,二氧化碳的运输。

呼吸的调节,包括呼吸中枢、延髓呼吸相关神经元的分布、脑桥呼吸调整中枢的概念及作用,呼吸节律形成的神经元网络学说、呼吸的反射性调节,二氧化碳、H^+、低氧对呼吸的调节、肺牵张反射、呼吸肌本体感受性反射、防御性呼吸反射。

周期性呼吸,运动时呼吸功能的变化及调节,运动试验的基本概念、试验方法,呼吸肌功能测定的指标。

机体与外界环境之间的气体交换过程,称为呼吸。通过呼吸,机体从大气摄取新陈代谢所需要的 O_2,排出所产生的 CO_2,因此,呼吸是维持机体新陈代谢和其他功能活动所必需的基本生理过程之一,一旦呼吸停止,生命也将终止。

在高等动物和人体,呼吸过程由三个相互衔接并且同进进行的环节来完成(见图 5-1):①外呼吸或肺呼吸,包括肺通气(外界空气与肺之间的气体交换过程)和肺换气(肺泡与肺毛细血管之间的气体交换过程);②气体在血液中的运输;③内呼吸或组织呼吸,即组织换气(血液与组织、细胞之间的气体交换过程)。肺通气的动力来源于呼吸运动,因此,狭义的呼吸指呼吸运动。

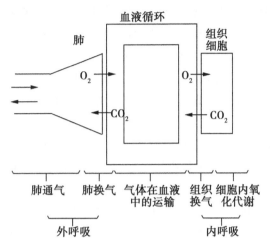

图 5-1　呼吸全过程示意图

5.1　肺通气

肺通气(pulmonary ventilation)是肺与外界环境之间的气体交换过程,实现肺通气的器官包括呼吸道、肺泡和胸廓等。呼吸道是气体进出肺的通道;肺泡是肺换气的主要场所;而胸廓的节律性呼吸运动则是实现肺通气的原动力。

5.1.1　实现肺通气的功能解剖

1.呼吸道

呼吸道是气体进出肺的通道,它包括鼻腔、咽、喉、气管、支气管、细支气管和终末细支气管(图 5-2)。临床上常将鼻腔、咽、喉称为上呼吸道,支气管及其在肺内的分支称为下呼吸道。从气管到肺泡囊呼吸道共分支 23 次,随着呼吸道的不断分支,其结构和功能均发生一系列的变化。气道数目愈来愈多,口径愈来愈小,总横断面积愈来愈大,管壁愈来愈薄,这些变化有重要的功能意义。

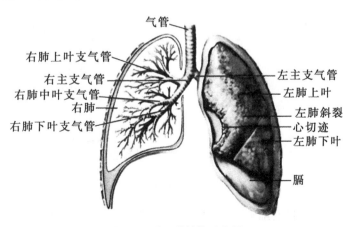

图 5-2　呼吸道结构示意图

在功能上,0～16级的呼吸道因管壁较厚,不具备气体交换功能,称为气体传导带;17～19级的呼吸道已开始具有气体交换功能,故称为呼吸性细支气管;20～22级为肺泡管,最后是囊状肺泡;所以17～22级被称为呼吸带。

气流通过呼吸道时会遇到阻力。产生呼吸道阻力的部位包括鼻腔、声门、气管和支气管。细支气管平滑肌的舒缩可改变其口径,从而影响阻力的大小。

平滑肌受迷走神经和交感神经的支配。迷走神经的递质是乙酰胆碱,它与M型胆碱受体结合,引起平滑肌收缩,增加呼吸道阻力。交感神经的神经递质是去甲肾上腺素,它与β_2型肾上腺素受体结合,引起平滑肌舒张,减少呼吸道阻力,但作用很小。异丙肾上腺素主要是β_2受体的激动剂,能使细支气管的平滑肌明显舒张。

一些体液因子,如组胺、5-羟色胺(5-HT)和缓激肽等,可引起气道平滑肌的强烈收缩。此外,某些过敏原在支气管黏膜上发生抗原抗体反应,可产生SRS-A(过敏性慢反应物质),能引起平滑肌的强烈痉挛,支气管哮喘的发作可能与此有关。

鼻腔、气管、支气管和较大的细支气管,它们的黏膜还具有黏液细胞和纤毛上皮,有分泌黏液和纤毛运动的功能。黏液能黏着吸入呼吸道内的颗粒状物质,通过纤毛运动,不断将其清除出体外,因此呼吸道黏膜具有保护机能。例如,呼吸道黏膜过于干燥或受到有害气体及病原体的伤害,纤毛运动受抑制,可丧失这种保护机能。当呼吸道黏膜受到机械性或化学性刺激时,可引起喷嚏反射(鼻腔黏膜受刺激引起)和咳嗽反射(喉和细支气管黏膜受刺激引起),这些反应对身体均有保护作用。

2.肺泡

肺泡(alveoli)是吸入气体与血液进行交换的场所。肺泡的大小不一,单个肺泡的平均直径为0.25 mm,人体两肺共有约3亿个肺泡,总面积约70 m²。这样大的面积比通常需要的气体交换面积大得多,安静时仅需40 m²,故有相当大的储备。因疾病需将1～2个肺叶切除的患者,不会明显影响他的呼吸功能。

(1)呼吸膜(respiratory membrane)

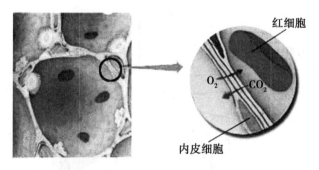

图5-3 呼吸膜

气体交换是在肺泡和毛细血管之间进行的。气体所穿过的膜称为肺泡-肺毛细血管膜,也称呼吸膜(见图5-4),它由6层结构组成:①单个分子的表面活性物质层和极薄的肺泡液体层。表面活性物质是一种复杂的脂蛋白混合物,主要成分是二棕榈酰卵磷脂(DP-PC),由肺泡Ⅱ型细胞合成并释放。DPPC 有降低表面张力的作用,有重要的生理功能。②肺泡上皮层。③上皮基底膜层。④胶原纤维和弹性纤维交织成网的组织间隙层。⑤毛细血管基底膜层。⑥毛细血管内皮细胞层。

以上 6 层结构组成了一极薄的呼吸膜,总厚度不到 1 μm,有的部位仅有 0.2 μm,所以通气性非常好。

(2)肺泡的表面张力与表面活性物质

肺泡的表面有极薄的液体层,此层液体与肺泡内气体形成了液-气界面。由于液体分子之间存在着吸引力,因而产生了使液体表面尽量缩小的一种力,这就是前面提到的表面张力。表面张力能使肺泡回缩萎陷,形成回缩压力。

根据拉普拉斯(Laplace)定律,$P=2T/r$(P 是肺泡回缩力,T 是肺泡表面张力,r 是肺泡半径)。如果大、小肺泡的表面张力是一样的,那么,肺泡内压力将随肺泡半径的大小而变化,小的肺泡,压力大;大的肺泡,压力小。如果这些肺泡彼此连通,结果小肺泡内的气体将流入大肺泡,小肺泡塌陷,大肺泡膨胀,肺泡将失去稳定性(见图 5-4)。但实际并未发生这种情况,这是因为肺泡存在着降低表面张力作用的表面活性物质的缘故。

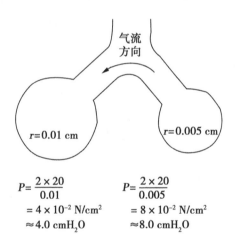

图 5-4　相联通的大小不同的液泡内压及气流方向示意图(1 cmH$_2$O=0.098 kPa)

肺泡表面活性物质是复杂的脂蛋白混合物,主要成分是二棕榈酰卵磷脂。其由肺泡Ⅱ型细胞合成并释放,分子的一端是非极性疏水的脂肪酸,不溶于水,另一端是极性的易溶于水。因此,DPPC 分子垂直排列于液-气界面,极性端插入水中,非极性端伸入肺泡气中,形成单分子层分布在液-气界面上,并随肺泡的张缩而改变其密度。正常肺泡表面活性物质不断更新,以保持其正常的功能。

肺泡表面活性物质降低表面张力的作用,有重要的生理功能。表面活性物质使肺泡液-气界面的表面张力降至 10^{-4}N/cm 以下,比血浆的 5$\times$10^{-4}N/cm 低得多。这样,就减弱了表面张力对肺毛细血管中液体的吸引作用,防止了液体渗入肺泡,使肺泡得以保持相对干燥。此外,由于肺泡表面活性物质的密度大,降低表面张力的作用强,表面张力小,使小肺泡内压力不致过高,防止了小肺泡的塌陷;大肺泡表面张力则因表面活性物质分子的稀疏而不致明显下降,维持了肺内压力与小肺泡相等,不致过度膨胀。这样就保持了大小肺泡的稳定性,有利于吸入气在肺内得到较为均匀的分布。

成年人患肺炎、肺血栓等疾病时,可因表面活性物质减少而发生肺不张。初生儿也可因缺乏表面活性物质,发生肺不张和肺泡内表面透明质膜形成,造成呼吸窘迫综合征,导致死亡。现在已可应用抽取羊水并检查其表面活性物质含量的方法,协助判断发生这种疾病的可能性。如果缺乏表面活性物质,则可延长妊娠时间或用药物(糖皮质类固醇)促进其合成。因此,了解肺泡Ⅱ型细胞的成熟过程及其表面活性物质的代谢和调节有重要的理论和实际意义。

3.胸廓

胸廓(thorax)由脊柱、肋骨、胸骨以及肋间肌等胸壁软组织共同构成,它的底部由膈肌封闭。胸廓富有弹性,当呼吸肌舒缩时,可改变胸廓的前后、左右和上下直径,从而改变胸腔和肺的容积,产生吸气和呼气动作。

4.胸膜腔(pleural cavity)和胸膜腔内压(intrapleural pressure)

肺之所以能随胸廓而运动,是因为在肺和胸廓之间存在一密闭的胸膜腔和肺本身有可扩张性的缘故。胸膜有两层,即紧贴于肺表面的脏层和紧贴于胸廓内壁的壁层。两层胸膜形成一个密闭的潜在的腔隙,为胸膜腔。胸膜腔内仅有少量浆液,没有气体,这一薄层浆液有两方面的作用。一是在两层胸膜之间起润滑作用,因为浆液的黏滞性很低,所以在呼吸运动过程中,两层胸膜可以互相滑动,减小摩擦;二是浆液分子的内聚力使两层胸膜贴附在一起,不易分开,所以肺就可以随胸廓的运动而运动。因此,胸膜腔的密闭性和两层胸膜间浆液分子的内聚力有重要的生理意义。如果胸膜腔破裂,与大气相通,空气将立即进入胸膜腔,形成气胸,两层胸膜彼此分开,肺将因其本身的回缩力而塌陷(见图 5-5)。这时,尽管呼吸运动仍在进行,肺却减小或失去了随胸廓运动而运动的能力,其程度视气胸的程度和类型而异。显然,气胸时肺的通气功能受到妨害,应紧急处理。

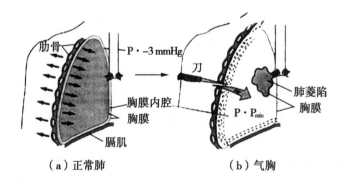

图 5-5　正常肺胸膜腔和气胸示意图(在呼吸运动过程中,肺随胸廓的运动而运动)

胸膜腔内的压力为胸膜腔内压,可用两种方法进行测定。一种是直接法,将与检压计相连接的注射针头斜刺入胸膜腔内,检压计的液面即可直接指示胸膜腔内的压力。直接法的缺点是有刺破胸膜脏层和肺的危险。另一种方法是间接法,让受试者吞下带有薄壁气囊的导管至下胸部的食管,由测量呼吸过程中食管内压变化来间接地指示胸膜腔内压变化。这是因为食管在胸内介于肺和胸壁之间,食管壁薄而软,在呼吸过程中两者的变化值基本一致,故可以测食管内压力的变化以间接反映胸膜腔内压的变化。

测量表明胸膜腔内压比大气压低,为负压。平静呼气末胸膜腔内压为$-0.67\sim$$-0.4$ kPa($-5\sim-3$ mmHg),吸气末为$-1.33\sim-0.665$ kPa($-10\sim-5$ mmHg)。关闭声门,用力吸气,胸膜腔内压可降至-11.97 kPa(-90 mmHg),用力呼气时,可升高到14.63 kPa(110 mmHg)。胸膜腔内负压不但作用于肺,牵引其扩张,也作用于胸腔内其他器官,特别是壁薄而可扩张性大的腔静脉和胸导管等,影响静脉血和淋巴液的回流。

胸膜腔内压为何是负压?可从分析作用于胸膜腔的力来说明。有两种力通过胸膜脏层作用于胸膜腔:一是肺内压,使肺泡扩张;二是肺的弹性回缩力,使肺泡缩小(见图5-6)。因此,胸膜腔内的压力实际上是这两种方向相反的力的代数和,即:胸膜腔内压=肺内压$-$肺弹性回缩力。在吸气末和呼气末,肺内压等于大气压,因而胸膜腔内压=大气压$-$肺弹性回缩力。若以1个大气压为0位标准,则胸膜腔内压=$-$肺弹性回缩力。

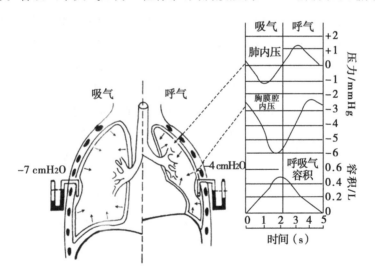

图 5-6 吸气和呼气时肺内压、胸膜腔内压及呼吸气容积

注:右图为容积的变化过程;左图为胸膜腔内压直接测量示意图(1 mmHg=0.133 kPa)

肺弹性回缩力来源于肺弹性纤维的回缩力和肺泡内液-气界面表面张力的回缩力。如果肺弹性回缩力是0.665 kPa(5 mmHg),胸膜腔内压就是-0.665 kPa(-5 mmHg),实际的压力值便是101.08 kPa-0.665 kPa$=100.415$ kPa(760 mmHg-5 mmHg$=$755 mmHg)。可见,胸膜腔负压是由肺的弹性回缩力造成的。吸气时,肺扩张,肺的弹性回缩力增大,胸膜腔负压也更负。呼气时,肺缩小,肺弹性回缩力也减小,胸膜腔负压也减

少。但是,为什么在呼气末胸膜腔内压仍然为负?这是因为胎儿出生后,胸廓生长的速度比肺快,以致胸廓经常牵引着肺,即便在胸廓因呼气而缩小时,仍使肺处于一定程度的扩张状态,只是扩张程度小些而已。所以,正常情况下,肺总是表现出回缩倾向,胸膜腔内压因而经常为负。

胸内负压具有重要的生理意义,它可保持肺的扩张状态。此外,胸内负压可使胸腔内壁薄且扩张性大的静脉和胸导管扩张,从而促进血液和淋巴液的回流。例如,因严重的外伤造成开放气胸时,不仅胸膜腔内的负压消失,而且胸壁的密闭性被破坏,肺即可塌陷,血液和淋巴液回流受阻,可导致严重的呼吸循环机能障碍,甚至危及生命。

5.1.2　肺通气原理

气体进入肺取决于两方面因素的相互作用:一是推动气体流动的动力;二是阻止其流动的阻力。前者必须克服后者,方能实现肺通气,正如心室射血的动力必须克服循环系统的阻力才能推动血液流动一样。

1.肺通气的动力

(1)胸廓和肺容积的改变(changes of and pulmonary volume)

气体进出肺是由大气和肺泡气之间存在着压力差的缘故。在自然呼吸条件下,此压力差产生于肺的张缩所引起的肺容积的变化。肺扩张造成吸气,肺缩小造成呼气,可是肺本身不具有主动张缩的能力,它的张缩是由于胸廓(thorax)的扩大和缩小引起的,而胸廓的扩大和缩小又是由呼吸肌的收缩和舒张引起的。当吸气肌收缩时,胸廓扩大,由于胸膜脏层与壁层间存在少量浆液,使两层胸膜紧密黏着一起,且有胸膜腔负压加强了这种黏着,故肺必然随着胸廓的扩大而扩大,肺容积增大,肺内压暂时下降,低于大气压,空气顺压差进入肺,造成吸气。反之,当吸气肌舒张甚或呼气肌收缩时,胸廓缩小,肺也随之缩小,肺容积减小,肺内压暂时升高,高于大气压,肺内气体便顺此压差流出肺,造成呼气。呼吸肌的收缩和舒张所造成胸廓的扩大和缩小,称为呼吸运动。呼吸运动是肺通气的原动力。

(2)吸气运动(inspiratory movement)

只有在吸气肌收缩时,才会发生吸气运动,所以吸气总是主动过程。吸气肌包括膈肌、肋间外肌和吸气辅助肌。膈肌是最强大最主要的吸气肌。膈形状似钟罩,静止时向上隆起,位于胸腔和腹腔之间,构成胸腔的底。膈肌收缩时,隆起的中心下移,从而增大了胸腔的上下径,胸腔和肺容积增大,产生吸气。膈下移的距离视其收缩强度而异,平静吸气时下移约 1~2 cm,深吸气时下移可达 7~10 cm。由于胸廓呈圆锥形,其横截面积上部较小,下部明显加大。因此,膈稍稍下降就可使胸腔容积大大增加。平静呼吸时因膈肌收缩而增加的胸腔容积相当于总通气量的4/5,所以膈肌的舒缩在肺通气中起重要作用。

膈肌收缩而膈下移时,腹腔内的器官因受压迫而使腹壁突出,膈肌舒张时腹壁回位。膈肌舒缩引起的呼吸运动伴以腹壁的起伏,所以这种形式的呼吸称为腹式呼(abdominal breathing)。

当肋间外肌收缩时,肋骨和胸骨都向上提,肋骨下缘还向外侧偏转,从而增大了胸腔的前后径和左右径,产生吸气。肋间外肌收缩越强,胸腔容积增大越多。在平静呼吸中肋间外肌所起的作用较膈肌为小。由肋间肌舒缩使肋骨和胸骨运动所产生的呼吸运动,称为胸式呼吸。腹式呼吸和胸式呼吸常同时存在,其中某种形式可占优势,只有在胸部或腹部活动受到限制时,才可能单独出现某一种形式的呼吸。

(3)呼气运动(expiratory movement)

平静呼气时,呼气运动不是由呼气肌收缩所引起,而是因膈股长肋间外肌舒张,肺依靠本身的回缩力量而回位,并牵引胸廓缩小,恢复其吸气开始前的位置,产生呼气。所以平静呼吸时,呼气是被动的;用力呼吸时,呼气肌才参与收缩,使胸廓进一步缩小,呼气也有了主动的成分。肋间内肌走行方向与肋间外肌相反,收缩时使肋骨和胸骨下移,肋骨还向内侧旋转,使胸腔前后、左右缩小,产生呼气。腹壁肌的收缩,一方面压迫腹腔器官,推动膈上移,另一方面也牵拉下部的肋骨向下向内移位,两者都使胸腔容积缩小,协助产生呼气。

(4)平静呼吸和用力呼吸(eupnea and forced respiration)

安静状态下的呼吸称为平静呼吸。其特点是呼吸运动较为平衡均匀,每分钟呼吸频率为12～18次,吸气是主动的,呼气是被动的。机体活动时,吸入气中的二氧化碳含量增加或氧含量减少时,呼吸将加深、加快,成为深呼吸或用力呼吸,这时不仅有更多的吸气肌参与收缩,收缩加强,而且呼气肌也主动参与收缩。在缺氧或二氧化碳增多较严重的情况下,会出现呼吸困难,这时不仅呼吸大大加深,而且出现鼻翼扇动等现象,同时主观上出现不舒服的困压感。

2.肺内压(intrapulmonary pressure)

肺内压是指肺泡内的压力。在呼吸暂停、声带开放、呼吸道畅通时,肺内压与大气压相等。当吸气开始时,肺容量增大,肺内压暂时下降,低于大气压,空气在此压力差的推动下进入肺泡。随着肺内气体逐渐增加,肺内压也逐渐升高,超过大气压,肺内气体便流出肺,此时肺内气体逐渐减少,肺内压逐渐下降,至呼气结束时,肺内压又降到和大气压相等,如图5-7所示。

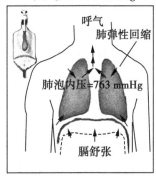

图 5-7　呼吸时肺内压变化示意图

在呼吸的过程中,肺内压的变化程度,与呼吸的缓急、深浅和呼吸道是否通畅有关。在安静呼吸的状态下,呼吸缓和,呼吸道通畅,肺内压的变动也较小。吸气时,肺内压为$-0.27\sim-0.13$ kPa($-2\sim-1$ mmHg),在呼气时,肺内压为$0.13\sim0.27$ kPa($1\sim2$ mmHg)。如果紧闭声门,尽力作呼吸动作,吸气时,肺内压可达到$-13.3\sim-4.0$ kPa($-100\sim-30$ mmHg);呼气时,肺内压可达到$8.0\sim13.3$ kPa($60\sim100$ mmHg)。

可见,肺内压和大气压的压力差是推动气体进出肺的直接动力。认识这一点有重要的应用价值。一旦呼吸停止,如心脏仍在跳动,便可根据这一原理,用人为的方法造成肺内压和大气压之间的压力差来维持肺通气,这便叫作人工呼吸。人工呼吸的方法很多,有用人工呼吸机进行正压通气,有口对口的人工呼吸及节律地举臂压背或挤压胸廓等。但在施行人工呼吸时,首先要保持呼吸道通畅,否则对肺通气而言,操作将是无效的。

3.顺应性

生理学上常用呼吸系统顺应性来测量肺和胸廓的可扩张性。顺应性是用单位压力的变化能引起多少容积的改变来表示的。因为在测量顺应性时经常遇到的是低压系统,所以压力单位多用厘米水柱(cmH_2O)表示,而容积单位多用升(L)来表示,如公式(5-1):

$$C(顺应性)=\Delta V(容积变化)/\Delta p(压力变化) \tag{5-1}$$

顺应性的大小和弹性阻力直接相关。如果弹性阻力小,在外力作用下容易扩张,就称为顺应性大;如果弹性阻力大,则在外力作用下不易扩张,就称为顺应性小。可见顺应性是弹性阻力的倒数,用公式(5-2)表示为:

$$C=1/R \tag{5-2}$$

从物理学观点看,肺和胸廓这两个弹性体处于串联状态(与两个串联电阻很相似),呼吸器官的总R_{RS}等于肺的R_L与胸廓的R_T的和,即公式(5-3):

$$R_{RS}=R_L+R_T \tag{5-3}$$

因为顺应性是弹性阻力的倒数,因此呼吸系统的总C_{RS}可用公式(5-4)计算:

$$1/C_{RS}=1/C_L+1/C_T \tag{5-4}$$

正常情况下,C_L约为0.2 L/cmH_2O,C_L约为0.2 L/cmH_2O。那么C_{RS}约为0.1 L/cmH_2O。C_L可因肺充血、肺不张、表面活性物质减少、肺纤维化和感染等原因而减退;C_T可因肥胖胸廓畸形、胸膜增厚等原因减低。当C_{RS}减低时,患者必须加大呼吸做功方能达到适量的通气,因而可出现呼吸困难。

4.通气阻力

通气阻力(resistances to ventilation)可分为弹性阻力和非弹性阻力。

(1)弹性阻力(elastic resistance)

弹性阻力包括肺和胸廓的弹性回缩力而造成的阻力,以及相关的顺应性和表面活性物质的作用。其内容已分别在前面叙述在此不再重复,但要强调的是,在安静呼吸状态时,弹性阻力是主要因素,约占总阻力的70%,而非弹性阻力仅占30%。

（2）非弹性阻力（non-elastic resistance）

非弹性阻力包括呼吸道阻力和组织阻力。组织阻力来自呼吸时组织相对位移所发生的摩擦，影响较小，一般可忽略不计。呼吸道阻力是气体流经呼吸道时气体分子间及气体分子与气道壁之间的摩擦力。它占非弹性阻力的 $80\%\sim90\%$。呼吸道阻力是气体流动产生的，并随流动的加快而增加，所以是一种动态阻力。呼吸道阻力可用维持单位时间内气体流量所需的压力差来表示，如公式（5-5）、公式（5-6）所示：

$$R（呼吸道阻力）＝推动力（cmH_2O）/流量（L/S） \tag{5-5}$$

$$推动力＝大气压－肺内压 \tag{5-6}$$

健康人在安静呼吸状态时，总的呼吸道阻力是 $0.098\sim0.294$ kPa/（L·s）[$1\sim3$ cmH$_2$O/（L·s）]，此阻力主要发生在直径 2 mm 细支气管以上的部位。

呼吸道阻力受气流流速、气流形式和管径大小的影响。气流流速快，呼吸道阻力大；气流流速慢，呼吸道阻力小。气流形式有层流和湍流。层流阻力小，湍流阻力大。气流太快和管径不规则容易发生湍流。气道管径大小是影响呼吸道阻力的另一重要因素，因为 $R\propto1/r^4$，所以气道管经缩小，呼吸道阻力则增大。

气道管径又受到四方面的影响：

1）跨壁压。这里跨壁压是指呼吸道内外的压力差，跨壁压增大，气道管径被动扩大，呼吸道阻力变小，反之则增大。

2）肺实质对气道壁的外向放射牵引。小气道的弹力纤维和胶原纤维与肺泡壁的纤维彼此穿插，这些纤维像帐篷的拉线一样对气道壁发挥牵引作用，以保持那些没有软骨支持的细支气管的通畅。

3）神经系统对气道管壁平滑肌舒缩活动的调节。呼吸道平滑肌受交感神经和副交感神经的双重支配，两者均有紧张性。副交感神经使气道平滑肌收缩，气道管径变小，呼吸道阻力增加；交感神经使平滑肌舒张，气道管径变大，呼吸道阻力降低。临床上常用拟肾上腺素能药物解除支气管痉挛，缓解呼吸困难。近来还发现呼吸道平滑肌受另外一种非肾上腺素能的抑制性神经支配，可能是肽神经，使平滑肌舒张。

上述三种因素均随呼吸而发生周期性变化，气道阻力也因而出现周期性改变。吸气时，跨壁压增大（因胸内压下降），相当于帐篷的拉线拉紧，交感神经兴奋却使气道口径增大，呼吸道阻力减少，呼气时发生相反的变化，使气道口径变小，呼吸道阻力增大。这也是为何支气管哮喘患者呼气比吸气更为困难的主要原因。

4）化学因素的影响。例如，儿茶酚胺可使气道平滑肌舒张；前列腺素 F_{2a}（PGF$_{2a}$）可使之收缩，而前列腺素 E$_2$（PGE$_2$）使之舒张；过敏反应时肥大细胞释放的组胺和慢反应物质使支气管收缩；吸入气 CO_2 含量的增加可以刺激支气管和肺的 C 类纤维，反射性地使支气管收缩，呼吸道阻力增加。

5.呼吸功

在一次呼吸过程中，呼吸肌为克服弹性阻力和右面弹性阻力而实现肺通气所做的功为呼吸功,通常以单位时间内压力变化乘以肺容积变化来计算。正常人平静呼吸时,呼吸功不大,一次呼吸 0.25 J,其中 2/3 用来克服弹性阻力,1/3 用来克服非弹性阻力。正常人呼吸频率 12 次/分,呼吸功率为 50 mW。劳动或运动时,呼吸频率、深度增加,呼气也有主动成分的参与,呼吸功可增大。病理情况下,弹性或非弹性阻力增大时,也可使呼吸功增大。平静呼吸时,呼吸耗能仅占全身耗能的 3%。剧烈运动时,呼吸耗能可升高 25 倍,但由于全身总耗能也增大 15～20 倍,所以呼吸耗能仍只占总耗能的一小部分。

5.1.3 基本肺容积和肺容量

了解肺通气量的简单方法是用肺量计记录进出肺的气量,图 5-8 示呼吸时肺容量变化的曲线。

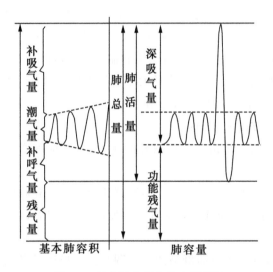

图 5-8 基本肺容积和肺容量图解

1.基本肺容积

图 5-8 左侧示肺的四种基本容积,它们互不重叠,全部相加等于肺的最大容量。

(1)潮气量

每次呼吸时吸入或呼出的气量为潮气量。平静呼吸时,潮气量为 400～600 mL,一般以 500 mL 计算;运动时,潮气量将增大。

(2)补吸气量或吸气储备

平静吸气末,再尽力吸气所能吸入的气量为补吸气量,正常成年人为 1 500～2 000 mL。

(3)补呼气量或呼气储备量

平静呼气末,再尽力呼气所能呼出的气量为补呼气量,正常成年人为 900～1 200 mL。

(4)余气量或残气量

最大呼气末尚存留于肺中不能再呼出的气量为余气量。只能用间接方法测定,正常成人为 1 000～1 500 mL。支气管哮喘和肺气肿患者,余气量增加。

2.肺容量

基本肺容积中两项或两项以上的联合气量为肺容量(图 5-8 右)。

(1)深吸气量

从平静呼气末做最大吸气时所能吸入的气量为深吸气量,它也是潮气量和补吸气量之和,是衡量最大通气潜力的一个重要指示。胸廓、胸膜、肺组织和呼吸肌等的病变,可使深吸气量减少而降低最大通气潜力。

(2)功能余气量

平静呼气末尚存留于肺内的气量为功能余气量,是余气量和补呼气量之和。正常成年人约为 2 500 mL,肺气肿患者的功能余气量增加,肺实质性病变时减小。功能余气量的生理意义是缓冲呼吸过程中肺泡气氧和二氧化碳分压(PO_2 和 PCO_2)的过度变化。由于功能余气量的稀释作用,吸气时,肺内 PO_2 不至突然升得太高,PCO_2 不致降得太低;呼气时,肺内 PO_2 则不会降得太低,PCO_2 不致升得太高。这样,肺泡气和动脉血液的 PO_2 和 PCO_2 就不会随呼吸而发生大幅度的波动,以利于气体交换。

(3)肺活量和时间肺活量

最大吸气后,从肺内所能呼出的最大气量称作肺活量,是潮气量、补吸气量和补呼气量之和。肺活量有较大的个体差异,与身材大小、性别、年龄、呼吸肌强弱等有关。正常成年男性平均约为 3 500 mL,女性为 2 500 mL。

肺活量反映了肺一次通气的最大能力,在一定程度上可作为肺通气功能的指标。但由于测定肺活量时不限制呼气的时间,所以不能充分反映肺组织的弹性状态和气道的通畅程度,即通气功能的好坏。例如,某些患者肺组织弹性降低或呼吸道狭窄,通气功能已经受到损害,但是如果延长呼气时间,所测得的肺活量是正常的。因此,提出用力肺活量和时间肺活量(也称用力呼气量)的概念,用来反映一定时间内所能呼出的气量。用力肺活量指一次最大吸气后,尽力尽快呼气所能呼出的最大气体量,略小于无时间限制的肺活量。时间肺活量为单位时间内呼出的气量占肺活量的百分数。测定时,让受试者先做一次深吸气,然后以最快的速度呼出气体,同时分别测量第 1、第 2、第 3 秒末呼出的气量,计算其所占肺活量的百分数,正常人各为 83%、96% 和 99% 肺活量。时间肺活量是一种动态指标,不仅反映肺活量容量的大小,而且反映了呼吸所遇阻力的变化,所以是评论肺通气功能的较好指标。阻塞性肺疾病患者往往需要 5～6 秒或更长的时间才能呼出全部肺活量,如图 5-9 所示。

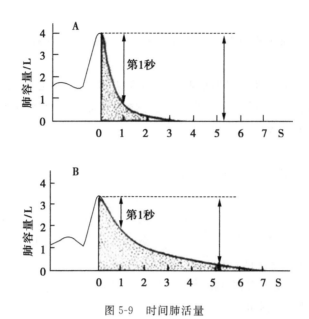

图 5-9　时间肺活量

A:正常时间肺活量;B:气道狭窄时的时间肺活量

（4）肺总量

肺所能容纳的最大气量为肺总量,是肺活量和余气量之和。其值因性别、年龄、身材、运动锻炼情况和体位而异。成年男性平均为 5 000 mL,成年女性为 3 500 mL。

5.1.4　肺通气量

1.每分通气量(minute ventilation volume)

每分通气量是指每分钟进或出肺的气体总量,等于呼吸频率乘潮气量。平静呼吸时,正常成年人呼吸频率每分 12～18 次,潮气量 500 mL,则每分通气量 6～9 L。每分通气量随性别、年龄、身材和活动量不同而有差异。为便于比较,最好在基础条件下测定,并以每平方米体表面积为单位来计算。

劳动和运动时,每分通气量增大。尽力作深快呼吸时,每分钟所能吸入或呼出的最大气量为每分最大通气量。它反映单位时间内充分发挥全部通气量,是估计一个人能进行多大运动量的生理指标之一。测定时,一般只测量 10 秒或 15 秒最深最快的呼出或吸入量,再换算成每分钟的,即为最大通气量,最大通气量一般可达 70～120 L。比较平静呼吸时的每分通气量和最大通气量,可以了解通气功能的储备能力,通常用通气储量百分比表示(公式 5-7),正常值等于或大于 93%:

通气储量百分比=[(最大通气量-每分平静通气量)/最大通气量]×100%　　　(5-7)

2.无效腔和肺泡通气量

每次吸入的气体,一部分将留在从上呼吸道至呼吸性细支气管以前的呼吸道内,这部分气体均不参与肺泡与血液之间的气体交换,故称为解剖无效腔,其容积约为 150 mL。进入肺泡内的气体,也可因血流在肺内分布不均而未能都与血液进入气体交换,未能发生气体交换的这一部分肺泡容量称为肺泡无效腔。肺泡无效腔与解剖无效腔一起合称生理无效腔。健康人平卧时生理无效腔等于或接近于解剖无效腔。

由于无效腔的存在，每次吸入的新鲜空气不能都到达肺泡进入气体交换。因此，为了计算真正有效的气体交换，应以肺泡通气量为准。肺泡通气量是每分钟吸入肺泡的新鲜空气量，等于（潮气量－无效腔气量）×呼吸频率，如潮气量是 500 mL，无效腔气量是150 mL，则每次呼吸仅使肺泡内气体更新 1/7 左右。潮气量和呼吸频率的变化，对肺通气和肺泡通气有不同的影响。在潮气量减半和呼吸频率加倍或潮气量加倍而呼吸频率减半时，肺通气量保持不变，但是肺泡通气量却发生明显的变化，如表 5-1 所示。故从气体交换而言，浅而快的呼吸是不利的，深而慢的呼吸虽然可以增加肺泡通气量，但同时也会增加呼吸做功。

表 5-1　　　　　不同呼吸频率和潮气量时的肺通气量和肺泡通气量

呼吸频率/(次/分)	潮气量/mL	肺通气量/(mL/min)	肺泡通气量/(mL/min)
16	500	8 000	5 600
8	1 000	8 000	6 800
32	250	8 000	3 200

5.2 呼吸气体的交换

肺通气使肺泡不断更新，保持了肺泡气 PO_2、PCO_2 的相对稳定，这是气体交换得以顺利进行的前提。气体交换包括肺换气和组织换气，在这两处换气的原理一样。

5.2.1 气体交换原理

1.气体的扩散

气体分子不停地进行着无定向的运动，气体的压力与气体分子的密度成正比，其结果是气体分子从压力高处向压力低处发生净转移，这一过程称为气体扩散，因此各处气体分压趋于相等。机体内的气体交换就是以扩散方式进行的，单位时间内气体扩散的容积为气体扩散速率，它受下列因素的影响：

（1）气体的分压差

在混合气体中，每种气体分子运动所产生的压力为各该气体的分压，它不受其他气体或其分压存在的影响。在温度恒定时，每一气体的分压只决定于它自身的浓度和气体总压力。混合气的总压力等于各气体分压之和，可按公式(5-8)计算：

$$气体分压＝总压力×该气体的容积百分比 \qquad (5\text{-}8)$$

两个区域之间的分压差(Δp)是气体扩散的动力，分压差大，扩散快。

（2）气体的分子量和溶解度

质量轻的气体扩散较快。在相同条件下，各气体扩散速率和各气体分子量(MW)的平方根成反比，与气体在溶液中的溶解度成正比。溶解度(S)是单位分压下溶解于单位容积的溶液中的气体的量。一般以1个大气压,38 ℃时,100 mL 液体中溶解的气体的毫升数来表示。溶解度与分子量平方根之比为扩散系数,取决于气体分子本身的特性。CO_2 的扩散系数是 O_2 的20倍,主要是因为 CO_2 在血浆中的溶解度(51.5)约为 O_2 的(2.14)24倍的缘故,尽管 CO_2 的分子量(44)略大于 O_2 的分子量(32)。由于 CO_2 比 O_2 更容易扩散,所以临床上缺 O_2 比 CO_2 潴留更常见,呼吸困难的病常常先出现缺 O_2。

(3)扩散面积和距离

扩散面积越大,所扩散的分子总数也越大,所以气体扩散速率与扩散面积(A)成正比。分子扩散的距离越大,扩散经全程所需的时间越长,因此,扩散速率与扩散距离(d)成反比。

(4)温度

扩散速率与温度(t)成正比。在人体,体温相对恒定,温度因素可忽略不计。综上所述,气体扩散速率与上述诸因素的关系为公式(5-9):

$$D\infty\frac{\Delta p \cdot t \cdot A \cdot s}{d \cdot \sqrt{MW}} \tag{5-9}$$

2.呼吸气和人体不同部位气体的分压

(1)呼吸气和肺泡气的成分和分压

人体吸入的气体是空气,空气的主要成分是 O_2、CO_2 和氮气(N_2),具有生理意义的是 O_2 和 CO_2。空气中各气体的百分比一般不因地域不同而异,但分压却因总大气压的变动而改变如高原大气压降低,各气体的分压也低。吸入的空气在呼吸道内被水蒸气饱和,所在呼吸道内吸入气的成分已不同于大气,因此各成分的分压也发生相应的改变,如表5-2所示。

表 5-2　　　　　　　　　　　海平面各气体的容积百分比和分压

类型	大气容积百分比/mL%	分压/kPa(mmHg)	吸入气容积百分比/mL%	分压/kPa(mmHg)	呼出气容积百分比/mL%	分压/kPa(mmHg)	肺泡气容积百分比/mL%	分压/kPa(mmHg)
O_2	20.84	21.15(159.0)	19.67	19.86(149.3)	15.7	15.96(120.0)	13.6	13.83(104.0)
CO_2	0.04	0.04(0.3)	0.04	0.04(0.3)	3.6	3.59(27.0)	5.3	5.32(40.0)
N_2	78.62	79.40(597.0)	74.09	74.93(563.4)	74.5	75.28(566)	74.9	75.68(569)
H_2O	0.50	0.49(3.7)	6.20	6.25(47)	6.2	6.25(47)	6.2	6.25(47)
合计	100.0	101.08(760)	100.0	101.08(760)	100	101.08(760)	100	101.08(760)

注:N_2 在呼吸过程中并无增减,只是因 O_2 和 CO_2 百分比的改变,使 N_2 的百分比发生相对改变。

从肺内呼出的气体为呼出气,它来自两部分,分别是无效腔的吸入气和来自肺泡的肺泡气。

(2)血液气体和组织气体的分压(张力)

液体中的气体分压称为气体的张力(P),其数值与分压的相同。表5-3为血液和组织中的 PO_2 和 PCO_2,不同组织的 PO_2 和 PCO_2 不同,同一组织的 PO_2 和 PCO_2 还受组织活动和水平的影响,表中值仅是安静状态下的大致估计值。

表 5-3 血液和组织中气体的分压 kPa(mmHg)

类型	动脉血/kPa(mmHg)	混合静脉血/kPa(mmHg)	组织/kPa(mmHg)
PO_2	12.90～13.30(97～100)	5.32(40)	4.00(30)
PCO_2	5.32(40)	6.12(46)	6.65(50)

5.2.2　肺换气

1.交换过程

如图 5-10 所示,混合静脉血流经肺毛细血管时,血液 PO_2 是 5.32 kPa(40 mmHg),比肺泡气的 13.83 kPa(104 mmHg)低,肺泡气中 O_2 便由于分压的差向血液扩散,血液的 PO_2 便逐渐上升,最后接近肺泡气的 PO_2。CO_2 则向相反的方向扩散,从血液到肺泡,因为混合静脉血的 PCO_2 是 6.12 kPa(46 mmHg),肺泡的 PCO_2 是 5.32 kPa(40 mmHg)。O_2 和 CO_2 的扩散都极为迅速,仅需约 0.3s 即可达到平衡。通常情况下血液流经肺毛细血管的时间约 0.7 s,所以当血液流经肺毛细血管全长约 1/3 时,已经基本上完成交换过程,如图 5-11 所示。可见,通常情况下肺换气有充分时间保证。

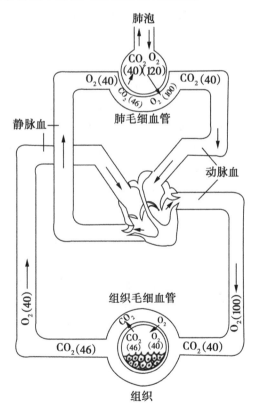

图 5-10　气体交换示意图

注:数字为气体分压,单位为 mmHg(1 mmHg＝0.133 kPa)

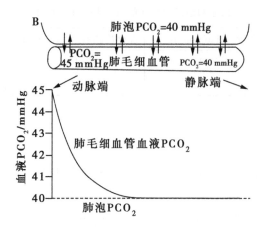

图 5-11　肺毛细血管血液从肺泡摄取 O_2 和向肺泡排出 CO_2 的过程

（1 mmHg＝0.133 kPa）

2.影响肺部气体交换的因素

前面已经提到气体扩散速率受分压差、扩散面积、扩散距离、温度和扩散系数的影响，这里只需具体说明肺的扩散距离和扩散面积以及影响肺部气体交换的其他因素，即通气/血流比值的影响。

（1）呼吸膜的厚度

在肺部肺泡气通过呼吸膜（肺泡-毛细血管膜）与血液气体进行交换。气体扩散速率与呼吸膜厚度成反比关系，膜越厚，单位时间内交换的气体量就越少。呼吸膜由六层结构组成（见图 5-12）：含表面活性物质的极薄的液体层，很薄的肺泡上皮细胞层，上皮基底膜，肺泡上皮和毛细血管膜之间很小的间隙，毛细血管的基膜和毛细血管内皮细胞层。虽然呼吸膜有六层结构，但却很薄，总厚度不到 1 μm，有的部位只有 0.2 μm，气体易于扩散通过。此外，因为呼吸膜的面积极大，肺毛细血管总血量不多，只有 60～140 mL，这样少的血液分布于这样大的面积，所以血液层很薄。肺毛细血管平均直径不足 8 μm，因此红细胞膜通常能接触至毛细血管壁，所以 O_2、CO_2 不必经过大量的血浆层就可到达红细胞或进入肺泡，扩散距离短，交换速度快。病理情况下，任何使呼吸膜增厚或扩散距离增加的疾病，都会降低扩散速率，减少扩散量，如肺纤维化、肺水肿等可使患者出现低氧血症；特别是运动时，由于血流加速，缩短了气体在肺部的交换时间，这时呼吸膜的厚度和扩散距离的改变显得更有重要性。

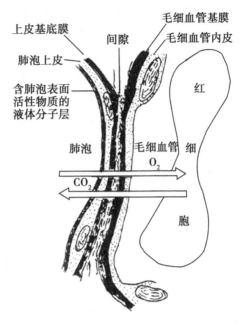

图 5-12　呼吸膜结构示意图

（2）呼吸膜的面积

气体扩散速率与扩散面积成正比，正常成人肺有 3 亿左右的肺泡，总扩散面积约 70 m^2。安静状态下，呼吸膜的扩散面积约 40 m^2，故有相当大的储备面积。运动时，因肺毛细血管开放数量和开放程度的增加，扩散面积也大大增加。肺不张、肺实变、肺气肿或肺毛细血管关闭和阻塞均会使呼吸膜扩散面积减小。

（3）通气/血流比值的影响

通气/血流比值是指每分肺通气量（V_A）和每分肺血流量（Q）之间的比值（V_A/Q）。正常成年人在安静时，V_A 是 350 mL×12＝4.2 L，Q＝5 L 可以求得 V_A/Q＝0.84。此时，V_A 与 Q 的匹配最合适，气体交换的效率最高。如果 V_A/Q 大于 0.84，可能由于肺通气过度，也可能由于肺血流量减少所致，这意味着通气相对过剩，使肺泡气未能与血液气体充分交换，相当于肺泡无效腔增大。反之，如果 V_A/Q 小于 0.84，这就意味着通气不足或血流过剩，或两者同时存在。其过程是部分血液流经通气不良的肺泡，静脉血中的气体未得到充分更新，未能成为动脉血就流回了心脏，犹如发生了动-静脉短路，称为功能性动-静脉短路。

由此可见，V_A/Q 增大，表示增加了生理无效腔，可以理解为未能很好利用肺通气；V_A/Q 减小，表示发生了功能性短路，可以理解为未能很好利用肺血流。以上两种情况都妨碍了有效气体交换，可导致血液缺 O_2 或 CO_2 潴留，但以血液缺 O_2 为主。这是因为动、静脉血液之间 O_2 分压差远远大于 CO_2 分压差，所以动-静脉短路时，动脉血 PO_2 下降的程度大于 PCO_2 升高的程度。另外，动脉血 PO_2 下降和 PCO_2 升高时，可以刺激呼吸加强，使肺泡通气量增加,有助于 CO_2 的排出,却无助于 O_2 的摄取,这是由氧解离曲线和 CO_2 解离曲线的特点所决定的。患肺气肿的患者,V_A/Q 两种异常都可以存在,致使肺换气效率受到极大损害,是造成肺换气功能异常最常见的一种疾病。

正常成人安静时,肺总的 V_A/Q 比值为 0.84,但肺各局部的 V_A/Q 并不相同,例如人在直立位时,肺尖部的 V_A/Q 和 Q 都较肺下部的小,不过 Q 的减少更为显著,所以肺尖部的 V_A/Q 增大,可达 3 以上,而肺下部的 V_A/Q 减小,约为 0.6(见图 5-13)。

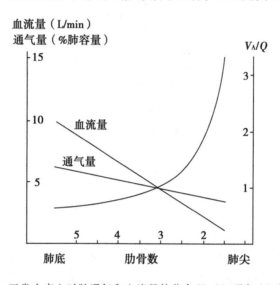

图 5-13　正常人直立时肺通气和血流量的分布 V_A/Q(通气/血流比值)

造成 V_A/Q 不均匀的解剖生理因素是多方面的,在肺泡通气方面表现为:

1)吸气时,胸廓下部肋骨的动度大于上部,膈肌的下降也主要使肺门以下的肺叶扩张,所以肺下部的通气量大于上部。

2)直立位时,重力作用使胸膜腔内压由上而下出现一个梯度,上方最负,所以肺上部的肺泡较肺下部的肺泡更为扩张。基础容积较大的肺上部处于 S 曲线上段,较平直,顺应性较小,而肺的中下部处于曲线的中段,顺应性较大。因此吸气时,在相同跨肺压改变下,吸入气较多的进入肺的中下部。

3)肺内压的区域性差异,也可以引起呼吸道不均匀扩张,以致吸入气分布不均。

4)吸气时,周边肺组织的扩张程度比深部肺组织的大,因此即使在同一平面,肺泡通气量的分布也是不均匀的,外周的大于中心的肺泡。

在肺血流量方面表现为:

1)肺循环是低压系统,更易受重力影响,直立时肺尖部的血流量比肺下部的少。

2)跨肺压的部位差异和变化也影响肺毛细血管的口径。

3)左右肺动脉从肺总动脉发出时角度上的差异,使左肺的血流量多于右肺的血流量。虽然正常情况下存在着肺泡通气和血流的不均匀分布,但从总体上说,由于呼吸膜面积远远超过气体交换的实际需要,所以并不影响 O_2 的摄取和 CO_2 的排出。更何况正常人的肺通气和肺血流还存在着自身调节机制,当某一部分肺泡通气减少时,由于 O_2 分压降低,CO_2 分压升高,可导致该部分肺血管收缩,从而减少血流量,与通气减少相匹配;反之,如果某区域血流量不足,则由于 CO_2 分压下降,而使该区域支气管收缩,从而减少了通气量。由于这种自身调节,所以可使通气和血流自动匹配,比值相对稳定,使肺换气能有效地进行。

3.肺扩散容量

气体在 0.133 kPa(1 mmHg)分压差作用下,每分钟通过呼吸膜扩散的气体的毫升数为肺扩散容量(D_L),即公式(5-10):

$$D_L=V/(p_A-p_C) \tag{5-10}$$

V 是每分钟通过呼吸膜的气体容积(mL/min),p_A 是肺泡气中该气体的平均分压,p_C 是肺毛细血管血液内该气体的平均分压。肺扩散容量是测定呼吸气通过呼吸膜的能力的一种指标。正常人安静时氧的肺扩散容量平均约为 20 mL/(min·mmHg),CO_2 的为 O_2 的 20 倍。运动时 D_L 增加,是因为参与气体交换的肺泡膜面积和肺毛细血管血流量增加以及通气、血流的不均分布得到改善所致,D_L 可因有效扩散面积减小、扩散距离增加而降低。

5.2.3　气体在组织的交换

气体在组织的交换机制、影响因素与肺泡处相似,所不同者是交换发生于液相(血液、组织液、细胞内液)之间,而且扩散膜两侧的 O_2 和 CO_2 的分压差随细胞内氧化代谢的强度和组织血流量而异。血流量不变时,代谢强、耗 O_2 多,则组织液 PO_2 低,PCO_2 高;代谢率不变时,血流量大,则 PO_2 高,PCO_2 低。

在组织处,由于细胞有氧代谢,O_2 被利用并产生 CO_2,所以 PO_2 可低至 3.99 kPa(30mmHg)以下,PCO_2 可高达 6.65 kPa(30 mmHg)以上。动脉血流经组织毛细血管时,O_2 便顺分压差由血液向细胞扩散,CO_2 则由细胞内血液扩散,动脉血因失去 O_2 和得到 CO_2 而变成静脉血。

5.3　气体在血液中的运输

从肺泡扩散入血液的 O_2 必须通过血液循环运送到各组织,从组织散入血液的 CO_2 也必须由血液循环运送到肺泡。下述为 O_2 和 CO_2 在血液中运输的机制。

O_2 和 CO_2 在血液中的运输形式有两种,即物理溶解和化学结合,先有物理溶解才能进行化学结合。在动脉血中,O_2 分压为 13.3 kPa 时,血氧含量为每 100 mL 血液中 17～19 mL,其中以物理形式存在的仅 0.3 mL;在静脉血中 CO_2 分压为 5.9 kPa 时,CO_2 含量在每 100 mL 血液中为 50～60 mL,其中以物理溶解形式存在的约 3 mL。血液中 O_2 和 CO_2 绝大部分都是以化学结合形式运输的。气体的物理解量取决于气体的溶解度与分压。O_2 和 CO_2 的溶解量虽少,但为化学结合的前提,后者与气体溶解状态之间时刻保持着动态平衡。

5.3.1 O_2的化学结合

O_2主要与血红蛋白(Hb)结合。O_2与血红蛋白的血红素中的亚铁离子Fe^{2+}氢合成氧合血红蛋白(HbO_2),这是一种可逆性过程,即Fe^{2+}在O_2分压高时,Fe^{2+}与O_2氧合成HbO_2;而在O_2分压降低时,则释放出O_2。

$$Hb+O_2 \underset{\text{组织}}{\overset{\text{肺}}{\rightleftarrows}} HbO_2$$

（暗红色） （鲜红色）

在肺中,由于O_2分压高于静脉血,促使O_2与血红蛋白结合成氧合血红蛋白;而在组织中O_2分压低于动脉血,则HbO_2解离,释放出O_2。血红蛋白就将氧合的O_2由肺运输到组织。在动脉血O_2分压保持在13.3 kPa时,血红蛋白与氧的结合几乎完全饱和。每克血红蛋白完全饱和时,能结合1.43 mL O_2。健康成人的血红蛋白量如为15 g/dL,则100 mL血液中PO_2也为13.3 kPa时结合O_2的最大量约为20 mL,此为血氧容量。血红蛋白实际结合的O_2量称为血氧含量,血氧含量所占血氧容量的百分比称为血氧饱和度。血中PO_2将影响血氧结合量和血红蛋白的血氧饱和度,如果血红蛋白量减少则与氧结合的量也减少。又如血红蛋白上的Fe^{2+}已氧化成铁离子Fe^{3+},就失去与O_2结合的能力。一氧化碳(CO)与血红蛋白有很高亲和力(比O_2大200多倍),当吸入CO后,它就迅速与血红蛋白结合成一氧化碳血红蛋白(COHb),使之失去与O_2结合的能力,造成机体缺O_2,这就是CO中毒致死的原因。此时,应让患者立即离开CO环境,并给予充分的O_2,使O_2代替CO的位置,改善缺O_2状态,抢救生命。

5.3.2 CO_2的化学结合

CO_2的化学结合有两种形式,分别是结合成碳酸氢盐进行运输和以氨基甲酸血红蛋白的形式运输。

1.CO_2结合为碳酸盐进行运输

CO_2结合成碳酸氢盐进行运输,以此种方式进行运输约占88%。CO_2从组织进入血浆后,只有少量能与水结合成碳酸(H_2CO_3),大部分进入红细胞。在红细胞中碳酸酐酶的作用下,CO_2与水结合成大量的H_2CO_3,H_2CO_3又解离为H^+和碳酸氢根(HCO_3^-):

$$CO_2+H_2O \overset{\text{碳酸酐酶}}{\rightleftarrows} H_2CO_3 \rightleftarrows H^-+HCO_3^-$$

CO_2不断进入红细胞,结果使红细胞中HCO_3^-逐渐增多,造成红细胞膜内外两侧的浓度差,因为HCO_3^-易于透过红细胞膜,故HCO_3^-向血浆扩散,血浆中Cl^-则向红细胞内转移,以恢复两侧的电平衡。进入血浆的HCO_3^-即与Na^+结合形成$NaHCO_3$,而CO_2即在血液中运输。

上述各反应都是可逆的,决定反应的是毛细血管两侧的CO_2分压差。血液流到肺泡毛细血管网时,上述各反应即以相反方向进行,使CO_2从静脉血中扩散到肺泡。

2.CO$_2$结合为氨基甲酸血红蛋白进行运输

CO$_2$以结合为氨基甲酸血红蛋白的形式进行运输,以此种形式运输CO$_2$的量约占总运输量的 7%。CO$_2$能直接与血红蛋白的氨基结合,形成氨基甲酸血红蛋白,并能迅速解离:

$$HbNH_2O_2+H^++CO_2 \xrightleftharpoons[在肺]{在组织} HHbNHCOOH+O_2$$

这一反应很迅速,无需酶的促进。调节它的主要因素是氧合作用。氧合血红蛋白的酸性高,不易与CO$_2$结合;而还原血红蛋白的酸性低,容易与CO$_2$结合。因此在组织毛细血管内CO$_2$与还原血红蛋白结合;而在肺泡毛细血管处,血红蛋白与O$_2$结合,CO$_2$即被释放入肺泡。

5.4　呼吸运动的调节

呼吸运动是一种节律性的活动,其深度和频率随体内、外环境条件的改变而改变。例如劳动或运动时,代谢增强,呼吸加深加快,肺通气量增大,摄取更多的O$_2$排出更多的CO$_2$,以与代谢水平相适应。呼吸有节律地进行,呼吸的浓度和频率随内、外环境条件而改变,都是在神经系统的调节和控制下实现的。

呼吸运动有两个特点,分别是节律性和不间断性。呼吸肌都是骨骼肌,无心肌那样的自主节律性活动。切断支配呼吸肌的神经后,呼吸肌即失去节律性舒缩活动。呼吸节律就是呼吸中枢产生的节律性活动引起的。

5.4.1　呼吸中枢与呼吸节律

1.呼吸中枢

呼吸中枢是指中枢神经系统内产生和调节呼吸运动的神经细胞群。呼吸中枢分布在大脑皮层、间脑、脑桥、延髓和脊髓等部位。脑的各级部位在呼吸节律产生和调节中所起作用不同,正常呼吸运动是在各级呼吸中枢的相互配合下进行的。呼吸中枢的作用应至少包括:产生呼吸节律,发放冲动支配呼吸肌运动神经元,调节呼吸频率和深度的稳态功能,调节中枢节律以适应行为或随意运动需要的非稳态功能,高效低耗地完成各种呼吸运动的控制功能。

(1)脊髓

脊髓中支配呼吸肌的运动神经元位于第 3~5 颈段(支配膈肌)和胸段前角(支配肋间肌和腹肌等)。在延髓和脊髓间横断脊髓,呼吸就停止,所以可以认为节律性呼吸运动不是在脊髓产生的。脊髓只是联系上(高)位脑和呼吸肌的中继站和整合某些呼吸反射的初级中枢,与呼吸基本节律产生的神经机制无关。

(2)延髓中心

呼吸的自主无意识的基本节律是来自延髓的,但呼吸起源的确切位置及机制尚不清楚(见图 5-14)。只要延髓和脊髓完好无损,则呼吸活动就可以继续。两侧各有两组神经元作为基本节律的起源。这几组细胞被称为背侧呼吸组(DRG)和腹侧呼吸组(VRG),它们分别在吸气和呼气时有节律地起作用。脑的其他区域[如脑桥、视神经、网状激活系统(RAS)和大脑皮质]的神经活动及迷走神经、舌咽神经、躯体神经的传入活动也将影响到VRG 和 DRG。

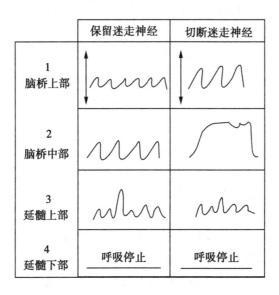

图 5-14　脑干不同横切对呼吸型的影响

1)DRG 是位于孤束核内的双侧细胞团。DRG 细胞是最初的吸气细胞(即它们在吸气过程中起作用)。DRG 可能为呼吸的最初节律起源,因为这些细胞的活动在吸气过程中是逐渐增加的。这一中枢的电活动就好比一个坡度,因为在吸气过程中电活动是逐渐增强然后又渐渐消失的。位于肺内的化学感受器、机械感受器将信息传入迷走神经和舌咽神经,迷走神经和舌咽神经将信息上传给 DRG。DRG 的传出冲动可以抵达对侧的膈神经和肋间运动神经元。低氧张力、高二氧化碳张力以及低 pH 值(即[H^+]增加)都可以引起刺激 DRG 活动的冲动传入。②随着 RAS 电活动的增加,DRG 的电活动也增加。在睡眠过程中,RAS 的活动减少,呼吸的频率下降,肺泡通气量也减少,动脉 CO_2 张力也有轻微的增加。③当肺膨胀时,肺牵张感受器的传入冲动就会抑制 DRG 的活动。

2)VRG 构成了迷走神经及支配附属呼吸肌的神经的上位运动神经元。在吸气和呼气的过程中,VRG 的神经元都是活动的;但是呼气活动在正常呼吸中是不激活呼吸肌的,因为呼气通常是被动的。

(3)脑桥中枢

脑桥中枢是脑干内修饰延髓活动的呼吸中枢。长吸中枢位于脑桥的尾部,但它还没有被确认为是一组特殊的细胞。长吸中枢的传出冲动可以增加吸气的时间、降低呼吸频率,从而产生更深的、时间更长的吸气作用。长吸中枢也可以被来自迷走神经的冲动及呼吸调整中枢的活动所抑制。双侧迷走神经切断术及呼吸调整中枢的损坏都可以引起吸气的延时(即长吸)。

呼吸调整中枢位于脑桥的上部,其功能为抑制长吸中枢。呼吸调整中枢的刺激减少吸气时间,从而产生浅的、快速的呼吸模式。

(4)上位脑

呼吸还受脑桥以上部位的影响,如大脑皮层、边缘系统、下丘脑等。

大脑皮质可以随意控制呼吸,在一定限度内屏气或加深加快呼吸,以保证呼吸相关活动的完成,如唱歌、哭笑、咳嗽、吞咽、排便等。大脑皮层对呼吸的调节系统是随意呼吸调节系统,下位脑干的呼吸调节系统是自主节律呼吸调节系统。这两个系统的下行通路是分开的。临床上有时可以观察到自主呼吸和随意呼吸分离的现象。例如在脊髓前外侧索下行的自主呼吸通路受损后,自主节律呼吸甚至停止,但患者仍可进行随意呼吸。患者靠随意呼吸或人工呼吸来维持肺通气,如未进行人工呼吸,一旦患者入睡,可能发生呼吸停止。

2.呼吸节律形成的假说

呼吸节律是怎样产生的,尚未完全阐明,已提出多种假说,当前最为流行的是局部神经元回路反馈控制假说。

中枢神经系统里有许多神经元没有长突起向远处投射,只有短突起在某一部位内形成局部神经元回路联系。回路内可经正反馈联系募集更多神经元兴奋,以延长兴奋时间或加强兴奋活动;也可以负反馈联系,以限制其活动时间或终止其活动。平静呼吸时,由于吸气是主动的,所以许多学者更多的是去研究吸气中如何发生的,又如何转变为呼气的。有人提出中枢吸气活动发生器和吸气切断机制的看法,认为在延髓有一个中枢吸气活动发生器,引发吸气神经元呈斜坡样渐增性放电,产生吸气;还有一个吸气切断机制,使吸气切断而发生呼气。在中枢吸气活动发生器作用下,吸气神经元兴奋,其兴奋传至:①脊髓吸气肌运动神经元,引起吸气,肺扩张;②脑桥臂旁内侧核,加强其活动;③吸气切断机制,使之兴奋。吸气切断机制接受来自吸气神经元、脑桥背旁内侧核和肺牵张感觉器的冲动。随着吸气相的进行,来自这三方面的冲动均逐渐增强,在吸气切断机制总合达到阈值时,吸气切断机制兴奋,发出冲动到中枢吸气活动发生器或吸气神经元,以负反馈形式终止其活动,吸气停止,转为呼气(见图5-15)。切断迷走神经或毁损脑桥臂旁内侧核或两者,吸气切断机制达到阈值所需时间延长,吸气因而延长,呼吸变慢。因此,凡可影响中枢吸气活动发生器、吸气切断机制阈值或达到阈值所需时间的因素,都可影响呼吸过程和节律。然而,关于呼气如何转入吸气,呼吸加强时呼气又如何成为主动的,目前了解甚少。

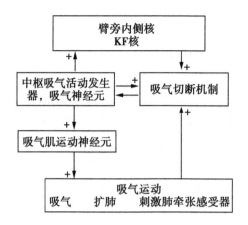

图 5-15　呼吸节律形成机制简化模式图

＋:表示兴奋;－:表示抑制

5.4.2　呼吸的反射性调节

呼吸节律虽然产生于脑,但其活动可受来自呼吸器官本身以及骨骼肌、其他器官系统感觉器传入冲动的反射性调节。

1.肺牵张反射

1868 年,布鲁尔(Breuer)和赫林(Hering)发现,在麻醉动物肺充气或肺扩张,则抑制吸气;肺放气或肺缩小,则引起吸气。若切断迷走神经,上述反应则消失,所以呼吸是反射性反应。由肺扩张或肺缩小引起的吸气抑制或兴奋的反射为赫林-伯鲁反射(Hering-Breuer reflex)或肺牵张反射,它包括肺扩张反射和肺萎陷反射。

(1)肺扩张反射

肺扩张反射是肺充气或扩张时抑制吸气的反射。当肺扩张牵拉呼吸道,使之也扩张时,感觉器兴奋,冲动经迷走神经粗纤维传入延髓。在延髓内通过一定的神经联系使吸气切断机制兴奋,切断吸气,转入呼气。这样便加速了吸气和呼气的交替,使呼吸频率增加。所以切断迷走神经后,吸气延长、加深,呼吸变得深而慢。

肺扩张反射有种属差异,兔的最强,人的最弱。在人体,当潮气量增加至 800 mL 以上时,才能引起肺扩张反射,可能是由于人体肺扩张反射的中枢阈值较高所致,所以平静呼吸时,肺扩张反射不参与人的呼吸调节。但在初生婴儿,存在这一反射,在出生4～5 天后,反射就显著减弱。在肺炎、肺栓塞等病理情况下,肺顺应性降低,肺扩张时使气道扩张较大,刺激较强,可以引起该反射,使呼吸变浅变快。

(2)肺萎陷反射

肺萎陷反射是肺缩小时引起吸气的反射。肺萎陷反射在较强的缩肺时才出现,它在平静呼吸调节中意义不大,但对阻止呼气过深和肺不张等可能起一定作用。

2.呼吸肌本体感受性反射

肌梭和腱器官是骨骼肌的本体感受器,它们所引起的反射为本体感受性反射。如果肌梭受到牵张刺激时可以反射性地引起受刺激肌梭所在肌的收缩,为牵张反射,属本体感受性反射。呼吸肌也有牵张反射的主要依据:在麻醉猫,切断双侧迷走神经,颈 7 横断脊髓,牵拉膈肌,膈肌肌电活动增强;切断动物的胸脊神经背根,呼吸运动减弱;人类为治病需要曾做类似手术,术后相应呼吸肌的活动发生可恢复的或可部分恢复的减弱。这说明呼吸肌本体感受性反射参与正常呼吸运动的调节,在呼吸肌负荷改变时将发挥更大的作用。但是这些依据不是无懈可击的,因为背根切断术不仅切断了本体感受器的传入纤维,也切断了所有经背根传入的其他感受器的传入纤维。近来的研究表明,来自呼吸肌其他感受器的传入冲动也可反射性地影响呼吸。因此,对呼吸肌本体感受性反射应做更深入细致的研究,如研究区别兴奋不同感受器或传入纤维时对呼吸的效应。

3.防御性呼吸反射

在整个呼吸道都存在着感受器,它们是分布在黏膜上皮的迷走传入神经末梢,受到机械或化学刺激时,引起防御性呼吸反射,以清除激惹物,避免其进入肺泡。

(1)咳嗽反射

咳嗽反射是常见的重要防御反射,它的感受器位于喉、气管和支气管的黏膜。大支气管以上部位的感受器对机械刺激敏感,二级支气管以下部位的感受器对化学刺激敏感。传入冲动经迷走神经传入延髓,触发一系列协调的反射反应,引起咳嗽反射。

咳嗽时,先是短促或深吸气,接着声门紧闭,呼气肌强烈收缩,肺内压和胸膜腔内压急速上升,然后声门突然打开,由于气压差极大,气体以极高的速度从肺内冲出,将呼吸道内异物或分泌物排出。剧烈咳嗽时,因胸膜腔内压显著升高,可阻碍静脉回流,使静脉压和脑脊液压升高。

(2)喷嚏反射

喷嚏反射是和咳嗽类似的反射,不同的是喷嚏反射刺激作用于鼻黏膜感受器,传入神经是三叉神经,反射效应是腭垂下降,舌压向软腭,而不是声门关闭,呼出气主要从鼻腔喷出,以清除鼻腔中的刺激物。

4.肺毛细血管旁(J-)感受器引起的呼吸反射

J-感受器位于肺泡毛细血管旁,在肺毛细血管充血、肺泡壁间质积液时受到刺激,冲动经迷走神经无髓 C 纤维传入延髓,引起反射性呼吸暂停,继以浅快呼吸,血压降低,心率减慢。J-感受器在呼吸调节中的作用尚不清楚,可能与运动时呼吸加快及肺充血、肺水肿时的急促呼吸有关。

5.某些穴位刺激的呼吸效应

针刺人中可以急救全麻手术过程中出现的呼吸停止。针刺动物人中可以使膈肌呼吸运动增强,电刺激家兔人中对膈神经和管髓呼吸神经元电活动有特异性影响。有人观察到在麻醉意外事件发生呼吸暂停时,刺激人中可以兴奋呼吸。这也说明穴位的呼吸效应及其机制值得探讨。

6.血压对呼吸的影响

血压大幅度变化时可以反射性地影响呼吸,血压升高,呼吸减弱减慢;血压降低,呼吸加强加快。

5.4.3 化学因素对呼吸的调节

化学因素对呼吸的调节也是一种呼吸的反射性调节,是指动脉血或脑脊液中的 O_2、CO_2 和 H^+。机体通过呼吸调节血液中的 O_2、CO_2 和 H^+ 的水平,动脉血中 O_2、CO_2 和 H^+ 水平的变化又通过化学感受器以负反馈形式调节着呼吸,如此形成的控制环维持着内环境稳态。

1.化学感受器

化学感觉器是上述化学物质的感受器。参与呼吸调节的化学感受器因其所在部位的不同,分为外周化学感受器和中枢化学感受器。

(1)外周化学感受器

颈动脉体和主动脉体是重要的外周化学感受器。在动脉血 PO_2 降低、PCO_2 或 H^+ 浓度升高时受到刺激,冲动经窦神经和迷走神经传入延髓,反射性地引起呼吸加深加快和血液循环的变化。虽然颈、主动脉体两者都参与呼吸和循环的调节,但是颈动脉体主要调节呼吸,而主动脉体在循环调节方面较为重要。

颈动脉体含 I 型细胞(球细胞)和 II 型细胞(鞘细胞),它们周围包绕以毛细血管窦,血液供应十分丰富。I 型细胞呈球形,有大量囊泡,内含递质,如乙酰胆碱、儿茶酚胺、某些神经活性肽等,II 型细胞数量较少,没有囊泡。II 型细胞包绕着 I 型细胞、神经纤维和神经末梢,功能上类似神经胶质细胞,与颈动脉体其他成分之间没有特化的接触。窦神经的传入纤维末梢分支插于 I 型、II 型细胞之间,与I型细胞形成特化接触,包括单向突触、交互突触、缝隙边接等(见图 5-16),传入神经末梢可以是突触前和(或)突触后成分。交互突触构成I型细胞与传入神经之间的一种反馈环路,借释放递质调节化学感受器的敏感性。此外,颈动脉体还有传出神经支配,借调节血流和化学感受器以改变化学感受器的活动。

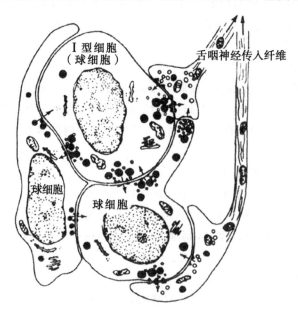

图 5-16　颈动脉体组织结构示意图

用游离的颈动脉体,记录其传入神经单纤维的动作,观察改变灌流液成分时动作频率的变化,可以了解颈动脉体所感受的刺激的性质以及刺激与反应之间的关系。结果发现当灌流液 PO_2 下降,PCO_2 或 H^+ 浓度升高时,传入冲动增加。如果保持灌流血液的 PO_2 正常的 $13.3\ kPa(100\ mmHg)$,仅减少血流量,传入冲动也增加。因为血流量下降时,颈动脉体从单位血液中摄取的 O_2 量相对增加,细胞外液 PO_2 因供 O_2 少于耗 O_2 而下降。在贫血或 CO 中毒时,并不引起呼吸增强。因为血 O_2 含量虽然下降,但 PO_2 正常,只需血流量充分,化学感受器传入冲动并不增加,所以化学感受器所感受的刺激是 PO_2,而不是动脉血 O_2 含量。上述三种刺激对化学感受器有相互增强的作用,两种刺激同时作用时比单一刺激的效应强。这种协同作用有重要意义,因为机体发生循环或呼吸衰竭时,总是 PCO_2 升高和 PO_2 降低同时存在,它们的协同作用加强了对化学感受器的刺激,从而促进了代偿性呼吸增强的反应。外周化学感受器主要作用是驱动呼吸,以调节血 PO_2。

(2)中枢化学感受器

摘除动物外周化学感受器或切断其传入神经后,吸入 CO_2 仍能加强通气。改变脑脊液 CO_2 和 H^+ 浓度也能刺激呼吸。在延髓有一个不同于呼吸中枢,但可影响呼吸的化学感受器,称为中枢化学感受器,有别于外周化学感受器。中枢化学感受器位于延髓腹外侧浅表部位,左右对称,可以分为头、中、尾三个区,如图 5-17 所示。头端和尾端区都有化学感受性,中间区不具有化学感受性,不过,局部阻滞或损伤中间区后,可以使动物通气量降低,并使头端、尾端区受刺激时的通气反应消失,提示中间区可能是端区和尾端区传入冲动向脑干呼吸中枢投射的中继站。应用胆碱能激动剂和拮抗剂的研究结果表明,在中枢化学感受器传递环节中可能有胆碱能机制参与。

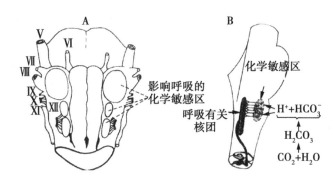

图 5-17　中枢化学感受器

A 示延髓腹外侧的三个化学敏感区;B 示血液或脑脊液 PCO_2 升高时,刺激呼吸的中枢机制

中枢化学感受器的生理刺激是脑脊液和局部细胞外液的 H^+。如果保持人工脑脊液的 pH 值不变,用含高浓度 CO_2 的人工脑脊液灌流脑室时所引起的通气增强反应消失,可见有效刺激不是 CO_2 本身,而是 CO_2 所引起的 H^+ 浓度的增加。在体内,血液中的 CO_2 能迅速通过血-脑屏障,使化学感受器周围液体中的 H^+ 浓度升高,从而刺激中枢化学感受器,再引起呼吸中枢的兴奋。可是,脑脊液中碳酸酶含量很少,CO_2 与水的水合反应很慢,

所以对 CO_2 的反应有一定的时间延迟。血液中的 H^+ 不易通过血液屏障,故血液 pH 值的变化对中枢化学感受器的直接作用不大,也较缓慢。

中枢化学感受器与外周化学感受器不同,它不感受缺 O_2 的刺激,但对 CO_2 的敏感性比外周化学感受器的高,反应潜伏期较长。中枢化学感受器的作用可能是调节脑脊液的 H^+ 浓度,使中枢神经系统有一稳定的 pH 值环境,而外周化学感受器的作用主要是在机体低 O_2 时,维持对呼吸的驱动。

2.CO_2、H^+ 和 O_2 对呼吸的影响

(1)CO_2 的影响

在麻醉动物或人,动脉血液 PCO_2 降得很低时可发生呼吸暂停。因此,一定水平的 PCO_2 对维持呼吸和呼吸中枢的兴奋性是必要的,CO_2 是调节呼吸的最重要的生理性体液因子。

吸入含 CO_2 的混合气,将使肺泡气中 PCO_2 升高,动脉血中 PCO_2 也随之升高,呼吸加深加快,肺通气量增加。通过肺通气量的增大可增加 CO_2 的清除量,肺泡气和动脉血中的 PCO_2 还可维持于接近正常水平。但是,当吸入气 CO_2 陡升,肺通气量不能再相应增强,致使肺泡气和动脉血中的 PCO_2 显著升高,CO_2 堆积,压抑中枢神经系统的活动,发生呼吸困难、头痛、头昏、昏迷等症状,出现 CO_2 麻醉。总之 CO_2 在呼吸调节中是经常起作用的最重要的化学刺激,在一定范围内动脉血中的 PCO_2 升高,可以加强对呼吸的刺激作用,但超过一定限度则有压抑和麻醉效应。

CO_2 刺激呼吸是通过两条途径实现的:一是通过刺激中枢化学感受器再兴奋呼吸中枢;二是刺激外周化学感受器,冲动窦神经和迷走神经传入延髓呼吸有关疑团,反射性地使呼吸加深、加快,增加肺通气。两条途径中前者是主要的,去掉外周化学感受器的作用之后,CO_2 的通气反应仅下降约 20%,可见中枢化学感受器在 CO_2 通气反应中起主要作用;动脉血 PCO_2 只需升高 0.266 kPa(2 mmHg)就可刺激中枢化学感受器,出现通气加强反应,如刺激外周化学感受器,则需升高 1.33 kPa(10 mmHg)。不过,因为中枢化学感受器的反应慢,所以当动脉血 PCO_2 突然大增时,外周化学感受器在引起快速呼吸反应中可起重要作用;当中枢化学感受器受到抑制,对 CO_2 的反应降低时,外周化学感受器就起重要作用。

(2)H^+ 的影响

动脉血 H^+ 浓度增加,呼吸加深加快,肺通气增加;H^+ 浓度降低,呼吸受到抑制。H^+ 对呼吸的调节也是通过外周化学感受器和中枢化学感受器实现的。中枢化学感受器对 H^+ 的敏感性较外周的高,约为外周的 25 倍。但是,H^+ 通过血-脑屏障的速度慢,限制了它对中枢化学感受器的作用。脑脊液中的 H^+ 才是中枢化学感受器的最有效的刺激。

(3)O_2 的影响

吸入气 PO_2 降低时,肺泡气 PO_2 也随之降低,呼吸加深、加快,肺通气增加。一般在动脉 PO_2 下降到 10.64 kPa(80 mmHg)以下时,肺通气才出现可觉察到的增加,可见动脉血

PO_2 对正常呼吸的调节作用不大,仅在特殊情况下低氧刺激才有重要意义。在高山或高空区,由于大气压较海平面低,吸入气中氧含量降低,血中 PO_2 也随之降低,可刺激外周化学感受器,使呼吸加深、加快。此时,低氧兴奋外周化学感受器是提高血 PO_2 的一个重要途径。严重肺气肿、肺心病患者,肺换气受到障碍,导致低 O_2 和 CO_2 潴留。长时间 CO_2 潴留使中枢化学感受器对 CO_2 的刺激作用发生适应,而外周化学感受器对低氧刺激适应很慢,这时低氧对外周化学感受器的刺激成为驱动呼吸的主要刺激。

低氧对呼吸的刺激作用完全是通过外周化学感受器实现的。切断动物外周化学感受器的传入神经,急性低氧的呼吸刺激反应完全消失。低氧对中枢的直接作用是压抑作用。但是低氧可以通过对外周化学感受器的刺激而兴奋呼吸中枢,这样可以对抗低氧对中枢的直接压抑作用。不过在严重低氧时,外周化学感受性反射已不足以克服低氧对中枢的压抑作用,终将导致呼吸障碍。在低氧时吸入纯 O_2,由于解除了外周化学感受器的低氧刺激,会引起呼吸暂停,临床上给氧治疗时应予以注意。

3.PCO_2、H^+ 和 PO_2 在影响呼吸中的相互作用

图 5-18 示保持其他两个因素不变而只改变其中一个因素时的单因素通气效应。可以看出 PO_2 下降对呼吸的影响较慢、较弱,在一般动脉血 PO_2 变化范围内作用不大,要在 PO_2 低于 10.64 kPa(80 mmHg)后,通气量才逐渐增大。PCO_2 和 H^+ 与低 O_2 不同,只要略有升高,通气就明显增大,PCO_2 的作用尤为突出。

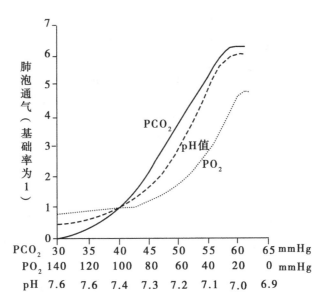

图 5-18　动脉血液 PCO_2、PO_2、pH 改变对肺泡通气的影响仅改变一种体液因素而保持另两个因素于正常水平时的情况(1 mmHg=0.133 kPa)

但实际情况不可能是单因素的改变,而其他因素不变。往往是一种因素的改变会引起其余一种或两种因素相继改变,或存在几种因素的同时改变,三者间相互影响、相互作

用,既可因相互总和而加大,也可因相互抵消而减弱。图 5-19 为一种因素改变,另两种因素不加控制时的情况。可以看出 PCO_2 升高时,H^+ 浓度也随之升高,两者的作用总和起来,使肺通气较单独 PCO_2 升高时为大。H^+ 浓度增加时,因肺通气增大使 CO_2 排出,PCO_2 下降,抵消了一部分 H^+ 的刺激作用;CO_2 含量的下降,也使 H^+ 浓度有所降低。两者均使肺通气的增加较单独 H^+ 浓度升高时为小。PO_2 下降时,也因肺通气量增加,呼出较多的 CO_2,使 PCO_2 和 H^+ 浓度下降,从而减弱了低 O_2 的刺激作用。

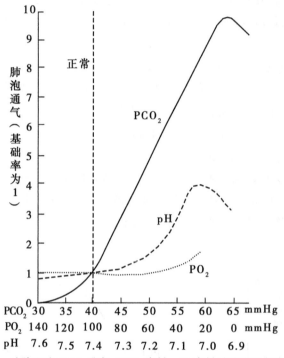

图 5-19　动脉血液 PCO_2 升高、PCO_2 降低、pH 降低对肺泡通气率的影响

（1 mmHg＝0.133kPa）

5.5　心肺运动功能试验

运动需要全身各器官系统的密切配合,循环系统和呼吸系统的协调工作尤为重要。循环系统和呼吸系统在运动过程中的反应也是检验它们的功能状态的重要手段,因此目前心肺功能运动试验已广泛应用于运动医学、临床医学与航天医学。重要的是必须考虑到氧向运动组织的运输和运动组织对氧的利用,这正是循环和呼吸系统在运动过程中密不可分的道理。

5.5.1　运动试验的概念

1.运动时心血管反应

立位时,运动开始后心率与每搏量增加,因而使心排血量明显增加,当运动量进一步增加时,心率继续增快而每搏量相对稳定。仰卧位静息时,每搏量已接近其最大值,因而运动后增加很有限。心率增加与氧耗量以及功率增加成正相关。运动时平均血压亦增高,主要为收缩压的增高,而舒张压改变较少或无改变。运动时平均血压与收缩压随 ni 年龄增加而增高更明显,可能是由于血管硬化所致。

2.肺泡通气与生理无效腔通气

如前所述,潮气量(V_T)包括肺泡通气(V_A)与生理无效腔通气(V_D)。生理无效腔通气包括解剖无效腔与肺泡无效腔。V_D/V_T在休息时为 1∶3,运动时下降至 $0.15\sim0.25$。肺泡灌注不良的患者,如肺血管病或肺气肿,V_D/V_T 在休息与运动时均增高。

3.运动时 CO_2 排出与通气反应

运动时每分 CO_2 排出量(VCO_2)与每分通气量(V_E)密切相关。运动开始后最初 20秒,V_E、VCO_2 与每分摄氧量(VO_2)成比例增加,而后 VCO_2 和 VO_2 增加均快于 V_E,VO_2 更为明显。VCO_2 与 V_E 密切相关,但其增加略快;VO_2 与 V_E 的相关性较差。氧通气当量$[V_E(BTPS)/VO_2(STPD)]$或 CO_2 通气当量$[V_E(BTPS)/VCO_2(STPD)]$在中等度运动时减低,而后在氧与 CO_2 通气当量分别约 23 与 27 时成为平台。一般最大通气能力用最大通气量(MVV)表示,运动时最大通气需要量用 V_Emax 表示,作为呼吸困难客观指标的呼吸困难指数是 V_Emax/MVV。运动增加过程中无氧代谢发生时,机体由于需缓冲体内所产生的乳酸而 VCO_2 增加,为了保持血碳酸正常,V_E 增加快于 VO_2。在负荷递增运动过程中,血乳酸急速增加的起点所对应的运动强度称为无氧阈(AT)。超过 AT 时,继续增加运动强度将导致代谢性酸中毒。酸血症兴奋外周化学感受器,使 V_E 增加大于 VCO_2 增加,导致 $PaCO_2$ 代偿性下降。

无氧阈的基本概念:①运动过程中,当做功的功率足够高时,肌肉代谢活动对氧的需求可超过对线粒体供氧;②由于氧需求和氧供应的不平衡,造成线粒体膜穿梭系统和胞浆生成尼克酰胺腺嘌呤二核苷酸($NADH+H^+$)的速率不同步,使得胞浆内氧化还原更趋还原性;③丙酮酸与增加的 $NADH+H^+$ 反应,还原成乳酸,同时生成 NAD^+,这样才能使糖酵解作用持续进行;④新产生的乳酸在细胞内最初被 HCO_3^- 缓冲,产生额外的 CO_2;⑤HCO_3^- 通过细胞膜与乳酸交换,从而降低血中 HCO_3^- 浓度,乳酸浓度增加;⑥缓冲作用及酸-碱平衡紊乱,从而造成可预见的气体交换变化。

在运动中,无氧阈的反应如表 5-4 所示:

表 5-4　　　　运动过程中无氧阈所引起的效应

类型	低于 AT	高于 AT
运动期间	延长:因肌肉和骨骼肌损伤底物而受限制	缩短:因疲劳或呼吸困难而受限制
VO_2 达到稳定时间	小于 3 分钟	大于 3 分钟,未必出现稳定
V_E、VCO_2 达到稳定时间	4 分钟	大于 4 分钟,未必出现稳定

续表

类型	低于 AT	高于 AT
pH 值	接近 7.4	代谢性酸中毒
P_aCO_2	不变	降低

4.运动时氧摄取量(VO_2)

运动过程中,肺摄取的氧量(VO_2)反映细胞的氧耗量。运动时 VO_2 与所做功成正比,在正常非运动员运动时,VO_2 可较休息时增加 10 倍,而运动员可增加 15~20 倍。由于心排血量增加比例较 VO_2 明显为少,故剧烈运动时肺泡气与动脉血氧含量差由休息时的 4 mL/100 mL 心排血量增至 14 或更多。每搏氧量即每一心搏的氧摄取量,可作为气体交换与心血管反应一项有用的指标。

最大摄氧量(VO_2max)即每分钟最大摄氧量,又称最大耗氧量,是反映人体在极量负荷时心肺功能的一个主要指标,在正常人负荷递增运动过程中表现为一个平台。它可用 $VO_2max(L/min)$、$VO_2max[mL/(kg \cdot min)]$ 和 $VO_2max[mL/(HR \cdot min)]$ 来表示。VO_2max 有别于无氧阈时氧摄取量,后者系指刚达到无氧阈值而尚未发生乳酸中毒时的氧摄取量,而前者则不考虑血乳酸值。

5.其他运动试验指标

(1)运动负荷

运动负荷用功率表示,即单位时间内的做功量。单位为 kilopond-meter/min(kPm/min)或 watt(W),1 W=6.12 kPm/min。

(2)代谢当量(MET)

MET 是估计能量消耗的最实用指标。1 MET 相当于每分钟、每千克体重 3.5 mL 的摄氧量,它是衡量运动强度的指标。

(3)氧通气当量(EQO_2)

EQO_2 也称氧通气等量(V_E/VO_2),是确定无氧阈的最敏感指标。

(4)功效(work efficiency)

功效指在运动试验时所做的递增功率与递增的 VO_2 之比。在功率自行车运动试验时,功效可用以下公式(5-1)表示:

$$功效(\%) = 0.3(G-H)/(J-K) \tag{5-1}$$

上式中 G 为接近 AT 时所做的功,H 为运动较低水平时所做的功,单位均为 W;J 和 K 则分别为 G 和 H 时的 VO_2,0.3 为 W 与 VO_2 的换算系数。

5.5.2 运动试验方法

1.平板踏跑法

1)测基础肺功能,重复 2 次,取最佳值。以一秒用力呼气容积(FEV1)作为观察指标,也可采用呼气高峰流量(PEFR)或比气道传导率(SGaw)。2)受试者立于水平活动平板上,双手握扶柄随平板速度踏跑。起始速度 1.6～3.2 km/h,逐渐增加,30 秒左右达目标速度,同时增至相应坡度。一般在目标速度下运动 2 分钟左右心率可达 70% 极限心率,如相差较大,应适当调整平板速度或坡度,达到目标心率后持续踏跑 6 分钟。3)运动停止后 1 分钟、5 分钟、10 分钟、15 分钟及 20 分钟测定 FEV1,计算运动后 FEV1 较基础值降低的百分率。此值大于 10% 为运动性哮喘或运动激发试验阳性。4)试验在心电、血压监测下进行,运动中如出现头晕、面色苍白或发绀、心绞痛、明显的心律紊乱、进行性 ST 段下降、收缩期血压下降 2.67 kPa(20 mmHg)以上或升高超过 26.7 kPa(200 mmHg)等情况应立即停止运动,给予处理。

FEV1 计算公式为:

$$FEV_1 \text{下降率} = \frac{FEV_1 \text{基础值} - \text{运动后} FEV_1 \text{最低值}}{FEV_1 \text{基础值}} \times 100\% \tag{5-12}$$

2.踏车法

采用自行车功率计测定,踏车负荷从 12～16 W 开始,每分钟递增 30～40 W,直至心率达到预计最大心率的 80% 左右,在该负荷下继续踏车 6 分钟,使心率在运动末达到预计最大值的 90%。运动中踏车频率保持在 60～70 r/min,运动停止后测定 FEV1 的时间同上,其最大降低值大于 10% 者为试验阳性。

5.5.3　运动试验正常值

功率自行车测定最高值如下:

1)$VO_2max(L/min) = 0.001B(61.45 - 10.7Z - 0.372Y)$ 或 $VO_2max[mL/(kg \cdot min)] = 61.45 - 10.7Z - 0.372Y$。其中 B=体重(kg),Z=1(男性)或 2(女性),Y=年龄(岁)。以上为非体力劳动成人测定值。

2)最快心率(次数/分)= $210 - 0.65Y$,其中 Y=年龄(岁)。

3)最大每搏氧量(毫升/每 1 次心搏)= $VO_2max(mL/min)$/最快心率(次数/分)。

4)$V_Emax/MVV(\%) < 70$。

5)最快呼吸频率(次数/分)= 35～50。

6)$P(A-a)O_2(kPa) < (11.4 + 0.43Y) \times 0.133$;其中,Y=年龄(岁),kPa=mmHg $\div 0.133$。

5.5.4　运动试验临床应用

运动试验主要应用于心血管疾患和呼吸系统疾病的诊断与评价。

1.阻塞性通气障碍

由于 V_A/Q 失调,休息时 V_D/V_T 可增高,运动期间也不下降,V_E/VCO_2、V_E/VO_2、$P(A-a)O_2$ 亦增高。VO_2max 峰值未能形成平台,最大每搏氧量下降,最快心率下降。由于呼吸功的增加,功效减低,V_Emax/MVV 增加。

2.限制性通气障碍

由于肺顺应性减低引起呼吸频率增快,特别当增加运动负荷后 V_T 减少。由于肺泡毛

细血管床减少与 V_A/Q 失调,引起 V_D/V_T 与 $P(A—a)O_2$ 增高。由于低氧血症对通气的刺激,引起 V_E/VCO_2、V_E/VO_2 增高,其他改变有 $V_E max/MVV$ 增高,$VO_2 max$ 最快心率减低。

3.胸壁疾患

由于对通气的机械性限制,引起 $V_E max$、最快心率与 $VO_2 max$ 的减低,而 $PaCO_2$ 增高。

4.运动诱发哮喘

由于支气管痉挛,在剧烈运动后 $2\sim15$ 分钟 PEF 与 FEV_1 减低。

5.肺血管疾患

由于肺泡毛细血管床减少与 V_A/Q 失调,引起 V_D、V_D/V_T、V_E/VCO_2、V_E/VO_2 增高,肺动脉压增高,$VO_2 max$ 减低,最快心率正常或减低。

5.6　呼吸肌功能测定

呼吸肌是肺通气功能的动力泵,主要由膈肌、肋间肌和腹肌三部分组成,此外还有辅助呼吸肌。呼吸肌中膈肌、肋间外肌和胸锁乳突肌等为吸气肌,肋间内肌和部分腹肌为呼气肌。近年来,呼吸肌功能测定以及呼吸肌衰竭在慢性阻塞性肺疾患、呼吸衰竭中的重要作用逐渐受到人们的重视。

5.6.1　呼吸肌功能测定指标

呼吸肌功能状态可分为呼吸肌力量和耐力两个基本部分。了解呼吸肌的功能状态对于呼吸肌疲劳综合征的诊断也很有帮助。

1.呼吸肌力量(RMS)

呼吸肌力量系指呼吸肌最大收缩能力,测定指标主要有以下几种:

(1)最大吸气压(MIP)和最大呼气压(MEP)

MIP 和 MEP 指受试者在残气位和肺总量位时,用最大力吸气和呼气时所测得最大并维持至少 1 秒的口腔压,这是对全部吸气肌和呼气肌的强度的测定。MIP 和 MEP 受性别、年龄和受试者主观因素的影响,但该测定设备较简单,重复性较好,故临床应用较多。

(2)跨膈压(Pdi)和最大跨膈压(Pdi_{max})

Pdi 是指胸内压与腹内压之差,通常取潮气呼吸吸气末的数值。Pdi_{max} 是指在 FRC 位时,气道阻断后受试者做最大用力吸气所产生的最大 Pdi。Pdi_{max} 是膈肌作最大收缩时所能产生的压力。当膈肌疲劳时,Pdi 与 Pdi_{max} 均明显下降。

膈肌功能运动试验是在递增运动负荷的条件下,动态观察受试者膈肌功能的变化,如跨膈压,它也可作为膈肌疲劳的一项指标。

2.呼吸肌耐力(RME)

呼吸肌耐力是指呼吸肌维持一定水平通气的能力。呼吸肌疲劳是指在呼吸过程中,呼吸肌不能维持或产生需要的或预定的力量的状态,测定指标主要有以下几种:

（1）最大自主通气（MVV）和最大维持通气量（MSVC）

MVV 是受试者做最大最深呼吸 12 秒或 15 秒后所计算出每分钟最大通气量。一般健康正常人 MVV 动作仅能维持 15～30 秒，而 60％MVV 动作能维持 15 分钟，后者通气量又称 MSVC。

（2）12 分钟行走距离

受试者用最快速度在平地行走 12 分钟所能达到的最长距离。它是一项简便易行的运动耐力指标。该测定值与功率自行车运动试验测定的 VO_2max 和 V_E 有非常明显的相关性（$p < 0.01$），与 FVC 有明显相关（$p < 0.05$），但与 FEV_1 不相关。该试验也受多种因素的影响，如心肺和神经肌肉功能以及受试者主观努力程度等。

（3）膈肌张力-时间指数（TTdi）

在外加吸气阻力负荷下，膈肌收缩所产生的 Pdi 与 Pdi_{max} 的比值反映其收缩强度。吸气时间（Ti）与呼吸周期总时间（Ttot）的比值反映了膈肌收缩持续时间，二者乘积为膈肌所做的功（TTdi），可以表示为公式（5-12）：

$$TTdi = Pdi/Pdi_{max} \times Ti/Ttot \tag{5-12}$$

（4）膈肌肌电图（EMGdi）

膈肌肌电图是研究膈肌疲劳的方法之一，该法系利用肌电频谱分析手段对膈肌肌电进行分析。一般采用提取食管膈肌肌电的方法，即将银丝或薄银片电极通过导管置于食管与胃贲门交界处，提取的肌电经放大后由带通滤波器滤过，第一种带通滤波器的通频带为 20～46.7 Hz，它包含了肌电中的低频成分（L），第二种带通滤波器的通频带为 150～350 Hz，它包含了肌电中的高频成分（H）。膈肌肌电中的 H 和 L 部分的幅值都与跨膈压直接相关。当膈肌发生疲劳时，随着疲劳的加深，其肌电的 H 部分逐渐减少，L 部分逐渐增加，H/L 值下降，但其机制目前还不太清楚。膈肌疲劳时中位频率亦相应下降。目前认为膈肌肌电的改变能反映早期膈肌疲劳。

（5）膈神经电刺激法

该法系将一对电极置于颈部膈神经体表部位，受试者于 FRC 位时，屏气并以 10～100 Hz 的不同频率对膈神经进行超强度电刺激，引起膈肌收缩，同时测定 Pdi。为了使胸腹腔构型相对稳定，须于腹部和胸腔下部加缚带固定。变换不同的电刺激脉冲频率，从而可描绘出未疲劳条件下刺激频率-跨膈压曲线，然后用阻力呼吸器诱发膈肌疲劳。结果发现当膈肌疲劳时，应用各个频率刺激所得到的 Pdi 均较未疲劳时下降。经休息后，各个刺激频率下的 Pdi 均有回升，但高频率刺激 Pdi 恢复快，而低频率刺激则恢复慢。该试验方法由于跨膈压是由电脉冲刺激产生，不受受试者主观因素影响，故有较好客观性，但检查方法较复杂，而且受试者有一定痛苦。

（6）呼吸形态的监测

在平静吸气时，膈肌是最主要的吸气肌，膈肌的收缩使横膈位置下移，引起腹压的升高，从而导致腹壁外移，同时肋骨也向上向前运动，使胸径增加。当膈肌疲劳时，吸气相时的膈肌不能产生足够的收缩力去增加腹压,同时由于吸气时肋间肌参与吸气,使胸腔内负压增加,造成横膈被动上移,结果腹压下降,腹壁回缩,称腹部矛盾呼吸。此外,胸式呼吸与腹式呼吸的频繁交替,称胸腹交替呼吸,以上均为膈肌疲劳的标志。通过束在胸部和腹部的两条感应带,可记录下胸部和腹部的呼吸形式,更便于进行观察和分析。

5.7 复习思考题

1. 简述肺通气、呼吸膜的概念,呼吸膜的组成结构。

2. 肺通气的动力和阻力有哪些?

3. 肺表面活性物质的生理意义是什么?

4. 简述肺活量、用力呼气量、用力肺活量、肺通气量、肺泡通气量的概念。

5. 影响肺换气的因素有哪些?

6. 简述通气/血流比值的概念。

7. 调节呼吸运动的化学感受器有哪些? 其存在部位是什么?

8. 简述 CO_2、H^+ 和 O_2 对呼吸的调节机制。

9. 简述肺牵张反射的概念。

10. 无氧阈的基本概念是什么?

11. 呼吸肌功能测定有哪些指标?

第6章 消化和吸收

内容提要

消化生理概述,包括消化道平滑肌的一般特性和电生理特性,消化腺的分泌功能,消化道外在神经和内在神经丛的作用,胃肠激素。

机械性消化和化学性消化。口腔内消化涉及唾液的成分和作用,唾液分泌的调节,咀嚼和吞咽。胃内消化,包括胃液的成分和作用,胃液分泌的调节,引起胃酸分泌的内源性物质,消化期胃液分泌,头期、胃期和肠期的胃液分泌,胃液分泌的抑制性调节;胃的运动,胃的容受性舒张、胃的蠕动、胃的排空,神经和体液因素对胃运动的调节。小肠内消化,包括胰液的成分和作用,胰液分泌的调节,胆汁的成分和作用,胆汁分泌和排出的调节,小肠液的成分和作用,小肠液分泌的调节,小肠运动的形式和运动的调节。大肠内消化,包括大肠液的分泌,大肠运动的形式。

吸收的主要部位,吸收的机制,三种主要营养物质吸收的形式和途径。

胃肠动力学的临床应用,食管功能检测,胃肠道功能检测。

6.1 概述

机体进行新陈代谢必须不断从体外摄取各种营养物质,如糖、脂肪和蛋白质。这些大分子物质是不能被机体直接吸收和利用的,必须经消化器官转化成小分子形式,才能被机体吸收和利用。食物的消化和吸收是消化器官的重要生理功能。消化器官由消化道和各种消化腺组成,如图 6-1 所示。人的消化道长 8~10 米,依次为口腔、咽、食管、胃、小肠、结肠和肛门。消化腺有孤立存在的大分泌腺(肝脏、胰腺和唾液腺),还有散在于消化道黏膜的小分泌腺(胃腺、肠腺)。此外消化系统也是机体的最大内分泌器官(在消化道黏膜散在无数内分泌细胞),因此消化系统除消化和吸收功能外,还具有内分泌功能和免疫功能。

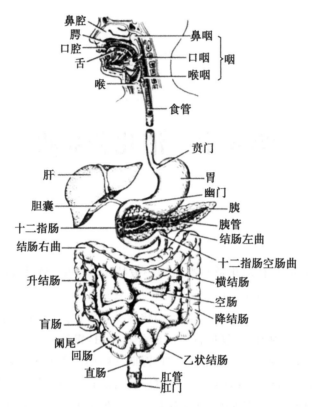

图 6-1　消化系统的结构示意图

食物在消化道内被分解为小分子的过程称为消化。食物经过消化后,透过消化道的黏膜,进入血液和淋巴循环的过程,称为吸收。消化和吸收是两个相辅相成、紧密联系的过程,不能被消化和吸收的食物残渣最后以粪便的形式排出体外。机体的消化主要有两种方式。一种是机械消化,指通过消化道平滑肌的舒缩活动将食物磨碎,并与消化液充分混合,同时向消化道的远端推送。消化道的运动对于食物的化学性消化和吸收也是重要的。另一种是化学消化,指通过消化腺分泌的消化液完成的化学消化,消化液中含有各种消化酶,可分别将蛋白质、脂肪和糖类等物质酶解成小分子物质。正常情况下,这两种方式的消化作用是同时进行、互相配合的。机械消化是初步的,不彻底的消化,经消化液作用后才能完成消化。但是如果没有机械消化的充分进行,消化酶也不易有效地发挥作用。

6.1.1　消化道平滑肌的特性

在整个消化道中,除口、咽、食管上端和肛门外括约肌是骨骼肌外,其余部分都是由平滑肌组成的。

1.消化道平滑肌的一般特性

消化道平滑肌具有肌组织的一些共同特性,如兴奋性、自动节律性、传导性和收缩性等。

（1）兴奋性

消化道平滑肌的兴奋性与骨骼肌相比较低,收缩的潜伏期、收缩期和舒张期所占的时间则比骨骼肌长,而且变异较大。

（2）节律性

消化道平滑肌具有良好的节律性运动,但其收缩频率慢,节律性远不如心肌规则。

（3）紧张性

消化道平滑肌具有一定的紧张性,经常保持在一种微弱的持续收缩状态。平滑肌的紧张性有利于消化道各部分保持一定的形状和位置,也有利于消化道管腔内保持一定的基础压力,是消化道平滑肌的各种收缩活动的基础。

（4）伸展性

消化道平滑肌具有很大的伸展性,它使消化道有可能容纳好几倍于自己原初体积的食物。

（5）敏感性

消化道平滑肌对电刺激不敏感,但对于牵张、温度和化学刺激则特别敏感,轻微的刺激常可引起强烈的收缩。这类刺激是引起内容物推进或排空的自然刺激因素。

2.消化道平滑肌的生物电活动和收缩特性

同神经组织和骨骼肌组织一样,消化道平滑肌细胞具有电生理特征。其电活动变化大致可分为三类,即静息膜电位、慢波电位和动作电位。

（1）静息膜电位

将微电极插入胃肠平滑肌细胞内可记录到消化道平滑肌的静息膜电位。其实测值为 $-60 \sim -50$ mV。静息膜电位主要由 K^+ 的平衡电位形成,但 Na^+、Cl^-、Ca^{2+} 以及生物电性钠离子泵活动也参与了静息膜电位的产生。但消化道平滑肌的静息电位不很稳定,波动性也较大。在静息电位基础上还可记录到以下慢波电位和动作电位。

（2）慢波电位

慢波电位为一种静息电位基础上自发产生去极化和复极化节律性的电位波动。因其频率较慢而被称为慢波电位,也称为基本电节律(basal electric rhythm,BER)。慢波电位的频率因消化道不同部位而异,人胃的慢波频率为 3 次/分,十二指肠为 12 次/分,回肠末端为 8～9 次/分。慢波的波幅为 10～15 mV,持续时间由数秒至十几秒。用细胞内微电极记录时,慢波多表现为单向波,包括初期的快速去极化和缓慢的复极化平台。关于慢波产生的离子基础尚未完全清楚。目前认为,它的产生可能与细胞膜上生电性钠泵的活动具有波动性有关,当钠泵的活动暂时受抑制时,膜便发生去极化;当钠泵活动恢复时,膜的极化加强,膜电位便又回到原来的水平。实验证明,用抑制钠泵的药物哇巴因后,胃肠平滑肌的慢波电位消失。

在通常情况下,慢波起源于消化道的纵行肌,以电紧张形式扩布到环行肌。由于切断支配胃肠的神经,或用药物阻断神经冲动后,慢波电位仍然存在,表明它的产生可能是肌源性的。慢波电位本身不引起肌肉收缩,但它可使膜电位接近于或达到阈电位,后者可产生动作电位,如图 6-2 所示。

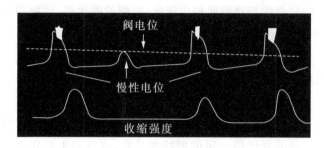

图 6-2 慢波、动作电位和肌肉收缩的关系图

（3）动作电位

动作电位也称快波电位,当慢波电位自动去极化达到阈电位时,会在慢波电位基础上产生一个至数个动作电位。快波电位的产生机制与平滑肌细胞膜上的钙通道开放有关,细胞外的钙经钙通道进入细胞内并引起动作电位,之后出现平滑肌收缩。平滑肌收缩的机制与心肌及骨骼肌类似。

平滑肌的动作电位与神经和骨骼肌的动作电位有明显的区别,表现在以下几方面:①锋电位上升慢,持续时间长。②平滑肌的动作电位的产生主要依赖 Ca^{2+} 的内流,因为 Ca^{2+} 通道阻断剂可阻断之,但不受钠通道阻断剂的影响。③平滑肌动作电位的复极化与骨骼肌相同,都是通过 K^+ 的外流,所不同的是,平滑肌 K^+ 的外向电流与 Ca^{2+} 的内向电流在时间过程上几乎相同,因而锋电位大小不等,幅度也低。

静息电位、慢波、动作电位和肌肉收缩之间有明显的关系:静息电位基础上产生慢波,平滑肌的收缩是继动作电位之后产生的,而动作电位则是在慢波去极化的基础上发生的。因此,慢波电位本身虽不能引起平滑肌的收缩,但却是平滑肌的起步电位,是平滑肌收缩节律的控制波,它决定蠕动的方向、节律和速度。由于平滑肌动作电位是 Ca^{2+} 内流引起的,因此 Ca^{2+} 内流速度本身已足可引起平滑肌收缩。这样,锋电位与平滑肌收缩之间存在很好的相关关系,每个慢波上所出现锋电位的数目的多少,可作为收缩力大小的指标,如图 6-3 所示。

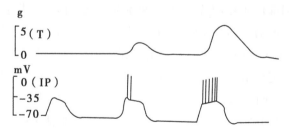

图 6-3 消化道平滑肌的电活动

注:下面的曲线为细胞内电极记录的基本电节律和动作电位,在第二和第三个波的去极化期,出现数目不同的动作电位;上面的曲线为同步记录的肌肉收缩,收缩波只出现在动作电位时,动作电位数目越多,收缩的幅度也越大,其中 T 为张力,IP 为细胞内电位。

6.1.2　消化腺的分泌功能

在消化系统内有着多种腺体,分泌不同的消化液,其结构各有不同,但其分泌机制是类似的。腺细胞分泌过程是主动活动的过程,它包括由血液内摄取原料,在细胞内合成分泌物,以及将分泌物由细胞内排出等一连串活动。腺细胞膜上往往存在着多种受体,不同的刺激物与相应的受体结合,影响分泌活动。腺细胞分泌酶的主要过程:腺细胞将原料物质由毛细血管主动转运至其基底部;在有核糖体附着的内质网中合成酶蛋白质,合成的分泌物质遂即由内质网的小管中转入高尔基器的小泡中,在此处继续加工和浓缩,然后以分泌小泡的形式被释放到腺细胞顶端的胞浆里。此种分泌小泡又名酶原颗粒。当腺细胞受到神经或激素的作用时,酶原颗粒的膜便与腺细胞顶端的膜发生融合、开口,颗粒内的分泌物便以出胞的方式释出腺细胞。至于水、盐的分泌,据认为是与酶的分泌伴行的。分泌时伴有电位变化,称为分泌电位。

6.1.3　胃肠的神经支配及其作用

胃肠神经支配包括外在神经系统和胃肠的内在神经两个系统,它们相互协调,统一调节消化道运动、分泌等功能,如图 6-4 所示。

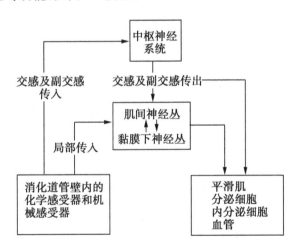

图 6-4　消化系统的局部和中枢性反射通路

1.胃肠的内在神经

消化道管壁含有内在神经结构,称壁内神经丛,又称肠神经系统。由两种神经丛组成:一种是黏膜下神经丛;另一种是位于环行肌与纵行肌层之间的肌间神经丛。内在神经丛包含大量的神经元和神经纤维,据估计,内在神经丛中约有 10^8 个神经元,包括感觉神经元(感受消化道内机械化学温度刺激)、中间神经元(连接作用)和运动神经元(支配平滑肌)。内在神经丛的神经纤维(包括进入消化管壁的交感和副交感纤维)把胃肠壁的各种感受器及效应细胞与神经元互相连接,构成相对独立的完整系统,通过局部反射对胃肠活动发挥调节作用。内在神经丛可释放去甲肾上腺素、血管活性肽(VIP)、乙酰胆碱、生长抑素和 NO 等。

2.支配胃肠的自主神经

支配胃肠的自主神经被称为外来神经,包括交感神经和副交感神经,其中副交感神经起主要作用。交感神经从脊髓胸腰段(T5~L3)侧角发出,经过腹腔神经节、肠系膜神经节更换神经元后,发出节后纤维,分布在内在神经元上,可抑制神经元的兴奋活动。这样,由交感神经发放的冲动,可抑制通过内在神经丛或迷走神经传递的反射。交感神经兴奋通过末梢释放去肾上腺素,通常兴奋时主要引起胃肠道运动减弱,腺体分泌减少。

副交感神经通过迷走神经和盆神经支配胃肠。到达胃肠的纤维都是节前纤维,它们终止于内在神经丛的神经元上。内在神经丛的多数副交感纤维是兴奋性胆碱能纤维,少数是抑制性纤维。副交感神经兴奋通过节后纤维末梢释放乙酰胆碱,通过 M 受体促进胃肠运动和分泌。抑制性纤维非胆碱能、非肾上腺素能纤维,它们的末梢释放的递质是肽类物质,被称为肽能神经。由肽能神经末梢释放的递质如血管活性肽、P 物质、脑啡肽和生长抑素等,可能参与舒张平滑肌、舒张血管的活动。

6.1.4 胃肠激素

在胃肠的黏膜层内,不仅存在多种外分泌腺体,还含有数十种内分泌细胞,这些细胞合成分泌的激素统称为胃肠激素。胃肠激素在化学结构上都是由氨基酸残基组成的肽类,分子量大多数在 5 000 以内,又称胃肠肽。

1.胃肠内分泌细胞的形态及分布

从胃到大肠的黏膜层内,存在有 40 多种内分泌细胞,它们分散地分布在胃肠黏膜内。由于胃肠黏膜的面积巨大,胃肠内分泌细胞的总数很大,远远地超过了体内所有内分泌腺的总和。因此,消化道已不仅仅是人体内的消化器官,它也是体内最大最复杂的内分泌器官,如表 6-1 所示。

表 6-1 主要胃肠内分泌细胞的名称、分布和分泌产物

细胞名称	分泌产物	分布部位
A 细胞	胰高血糖素	胰岛
B 细胞	胰岛素	胰岛
D 细胞	生长抑素	胰岛、胃、小肠、结肠
G 细胞	胃泌素	胃窦、十二指肠
I 细胞	胆囊收缩素	小肠上部
K 细胞	抑胃肽	小肠上部
N 细胞	神经降压素	回肠
S 细胞	促胰液素	小肠上部

胃肠内分泌细胞在形成上有两个明显的特点:一是细胞内的分泌颗粒均分布在核和基底之间,故属于基底颗粒细胞,不同的内分泌细胞的分泌颗粒大小、形状和密度均不同;

二是大部分细胞呈锥形,其顶端有绒毛突起,伸入胃肠腔内,微绒毛可直接感受胃肠内食物成分和 pH 值的刺激,从而引起细胞的分泌活动。只有少数胃肠内分泌细胞无微绒毛,它们与胃肠腔无直接接触,它们的分泌可由神经兴奋或局部内环境的变化而引起,而与胃肠腔内的食物成分无关。这两种类型的细胞,前者被称为开放型细胞(见图 6-5),后者为闭合型细胞。

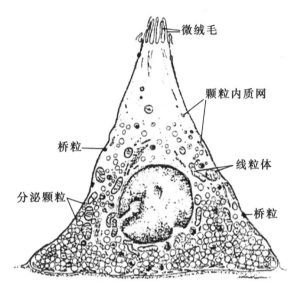

图 6-5　胃窦黏膜内的开放型细胞(G 细胞)顶端的绒毛

2.胃肠激素的作用

胃肠激素与神经系统一起,共同调节消化器官的运动、分泌和吸收功能。此外,胃肠激素对体内其他器官的活动也有影响,其作用主要有三个方面。

(1)调节消化腺的分泌和消化道的运动

这一作用的靶器官包括唾液腺、胃腺、胰腺、肠腺、肝细胞、食管-胃括约肌、胃肠平滑肌及胆囊等。

(2)调节其他激素的释放

从胃肠释放的抑胃肽(GIP)有很强的刺激胰岛素分泌的作用。因此,口服葡萄糖比静脉注射相同剂量的葡萄糖,能引起更多的胰岛素分泌。进餐时,不仅由于葡萄糖的吸收入血直接作用于胰岛 B 细胞,促进其分泌胰岛素,而且还可通过抑胃肽及早地把信息传递到胰岛,引起胰岛素较早的分泌,使血糖不至于升得过高而从尿中丢失,这对于有效地保持机体所获得的能源,具有重要的生理意义。影响其他激素释放的胃肠激素还有生长抑素、胰多肽、血管活性肽等,它们对生长激素、胰岛素、胰高血糖素、胃泌素等的释放均有调节作用。

(3)营养作用

一些胃肠激素具有刺激消化道组织的代谢和促进生长的作用,称为营养作用。例如,胃泌素能刺激胃沁酸部的黏膜和十二指肠黏膜的蛋白质、RNA 和 DNA 的合成。从而促进其生长。在临床上也观察到,切除胃窦的患者,血清胃泌素水平下降,同时可发生胃黏膜萎缩;相反,在患有胃泌素瘤的患者,血清胃泌素水平很高,这种患者多有胃黏膜增生、肥厚。

由胃肠内分泌细胞释放的激素主要是通过血液循环运送到靶细胞起作用的,这些出现在血液中的激素,可用放射免疫方法从血液中测定出来。但有一些胃肠激素释放后并不进入血液循环,而是通过细胞外液弥散至邻近的靶细胞,这种传递局部信息的方式也称为旁分泌。由胃窦部或胰岛内的 D 细胞释放的生长抑素,很可能是以这种方式发挥其对邻近的胃泌素细胞(G 细胞)或胰 B 细胞的抑制性调节作用的。图 6-6 是胃肠激素这两种作用方式的模式图。

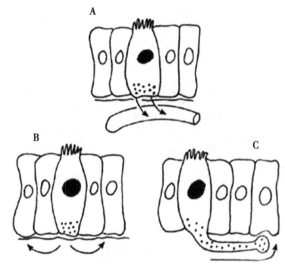

图 6-6　胃肠激素作用的两种主要方式
A:经典的内分泌方式;B 和 C:旁分泌方式

3.脑-肠肽的概念

一些产生于胃肠道的肽,不仅存在于胃肠道,也存在于中枢神经系统内;而原来认为只存在于中枢神经系统的神经肽,也在消化道中发现。这些双重分布的肽被统称为脑-肠肽,目前已知的脑-肠肽有胃泌素、胆囊收缩素、P 物质、生长抑素、神经降压素等 20 余种。

6.2　机械消化

6.2.1　消化管运动的形式及意义

1.咀嚼和吞咽

咀嚼是口腔各咀嚼肌有顺序地收缩所组成的复杂的反射性动作。咀嚼肌包括咬肌、翼内肌、翼外肌和颞肌等,它们的收缩可使下颌向上、向下、向左右及向前方运动,这时上牙列与下牙列相互接触,可以产生很大的压力以磨碎食物。

口腔内消化过程除完成口腔内食物的机械性和化学性加工,还能反射性地引起胃、胰、肝、胆囊等的活动,有利于后续的消化过程。

吞咽是一种复杂的反射性动作,它使食团从口腔经食管进入胃。根据食团在吞咽时所经过的部位,可将吞咽动作分为三期。

第一期由口腔到咽,这是在来自大脑皮层的冲动的影响下随意开始的。开始时舌尖上举及硬腭,然后主要由下颌舌骨肌的收缩,把食团推向软腭后方而至咽部。

第二期由咽到食管上段,这是通过一系列急速的反射动作而实现的。由于食团刺激了软腭部的感受器,引起一系列肌肉的反射性收缩,结果使软腭上升,咽后壁向前突出,封闭了咽与鼻腔的通路;声带内收,喉头升高并紧贴会厌,封闭了咽与气管的通路;呼吸暂时停止;由于喉头前移,食管上口张开,食团就从咽被挤入食管。这一期进行得极快,通常约需 0.1 秒。

第三期沿食管下行至胃,这是由食管肌肉的顺序收缩而实现的。食管肌肉的顺序收缩又称蠕动,它是一种向前推进的波形运动。在食团的下端为一舒张波,上端为一收缩波,这样食团就很自然地被推送前进,如图 6-7 所示。

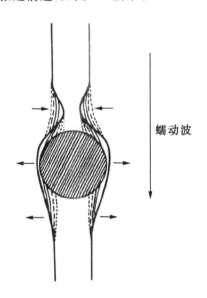
蠕动波

图 6-7 食管蠕动的模式图

2.紧张性收缩

紧张性收缩指平滑肌处于持续、微弱的收缩状态,是胃和小肠等平滑肌共有的一种运动形式。这种运动形式可使消化管保持一定的形态、位置和有助于食物向前推进的基础压力,也是其他运动形式形成的基础。小肠平滑肌紧张性是其他运动形式有效进行的基础。当小肠紧张性降低时,肠腔易于扩张,肠内容物的混合和转运减慢;相反,当小肠紧张性升高时,食糜在小肠内的混合和运转过程就加快。

3.容受性舒张

容受性舒张是胃特有的一种运动形式。当咀嚼和吞咽时,食物对口腔、食管等外感受器的刺激,可通过迷走神经反射性地引起胃底和胃体肌肉的舒张,称为胃的容受性舒张。容受性舒张使胃腔容量由空腹时的 50 mL,增加到进食后的 1.5 L,其生理意义是使胃适应于大量食物的涌入,更好地完成容受和储存食物的功能;而胃内压力变化并不大,防止食糜过早进入十二指肠。

胃的容受性舒张是通过迷走神经的传入和传出通路反射来实现的,切断双侧迷走神经,容受性舒张即不再出现。在这个反射中,迷走神经和传导通路是抑制性纤维。

4.蠕动

蠕动是消化管平滑肌顺序收缩所产生的波形运动(见图 6-8)。这种运动形式是在内容物前方出现舒张波,后方为收缩波,蠕动波不断向前推进,内容物就很自然被推送前进。食管蠕动随吞咽的发生而发生,每个蠕动波毫不中断地通过整个食管,仅起推送食物入胃的作用。

食物进入胃后约 5 分钟,蠕动即开始。蠕动是从胃的中部开始,有节律地向幽门方向进行。在人体中,胃蠕动波的频率约每分钟 3 次,并需 1 分钟左右到达幽门。因此,通常是一波未平,一波又起。

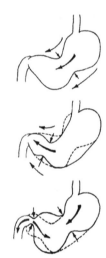

蠕动波在初起时比较小,在向幽门传播过程中,波的深度和速度都逐步增加,当接近幽门时,明显加强,可将一部分食糜(1~2 mL)排入十二指肠。并不是每一个蠕动波都到达幽门,有些蠕动波到胃窦后即行消失。一旦收缩波超越胃内容物,并到达胃窦终末时,由于胃窦终末部的有力收缩,胃内容物部分将被反向地推回到近侧胃窦和胃体部。食糜的这种后退,非常有利于食物和消化液的混合,还可机械地磨碎块状固体食物。蠕动主要的生理意义:一方面使食物与胃液充分混合,以利于胃液发挥消化作用;另一方面,则可搅拌和粉碎食物,并推进胃内容物通过幽门向十二指肠称行。

图 6-8　胃的蠕动

胃的蠕动是受胃平滑肌的慢波控制的。胃的慢波起源于胃大弯上部,沿纵行肌向幽门方向传播,每分钟约 3 次。胃肌的收缩通常出现在基本电节律波后6~9 秒,动作电位后 1~2 秒。神经和体液因素可通过影响胃的基本电节律和动作电位而影响胃的蠕动;迷走神经冲动、胃泌素和胃动素可使胃的基本电节律和动作电位出现的频率增加,使胃的收缩频率和强度增加;交感神经兴奋、促胰液素和抑胃肽则作用相反。

小肠的蠕动可发生在小肠的任何部位,其速率为 0.5~2.0 cm/s,近端小肠的蠕动速度大于远端。小肠蠕动波很弱,通常只进行一段短距离(约数厘米)后即消失。蠕动的意义在于使经过分节运动作用的食糜向前推进一步,到达一个新肠段,再开始分节运动。食糜在小肠内实际的推进速度只有 1 cm/min,也就是说,食糜从胃幽门部到回盲瓣,需要历时 3~5 小时。

在小肠还常可见到一种进行速度很快（2～25 cm/s）、传播较远的蠕动，称为蠕动冲。蠕动冲可把食糜从小肠始端一直推送到大肠。蠕动冲可能是由于进食时吞咽动作或食糜进入十二指肠而引起的。

大肠的蠕动是由一些稳定向前的收缩波所组成。收缩波前方的肌肉舒张，往往充有气体；收缩波的后面则保持在收缩状态，使这段肠管闭合并排空。

在大肠还有一种进行很快，且前进很远的强烈蠕动，称为集团蠕动。它通常开始于横结肠，可将一部分大肠内容物推送至降结肠或乙状结肠。集团蠕动常见于进食后，最常发生在早餐后 60 分钟之内，可能是胃内食物进入十二指肠，由十二指肠-结肠反射所引起。这一反射主要是通过内在神经丛的传递实现的。

5.分节运动

分节运动（见图 6-9）是一种以环行肌为主的节律性收缩和舒张运动。在食糜所在的一段肠管上，环行肌在许多点同时收缩，把食糜分割成许多节段。随后，原来收缩处舒张，而原来舒张处收缩，使原来的节段分为两半，如此反复进行，食糜得以不断地分开，又不断地混合。分节运动的推进作用很小，它的作用在于使食糜与消化液充分混合，便于进行化学性消化，它还使食糜与肠壁紧密接触，为吸收创造了良好的条件。分节运动还能挤压肠壁，有助于血液和淋巴的回流。

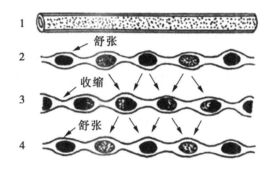

图 6-9　小肠的分节运动模式图

1 为肠管表面观，2、3、4 为肠管切面观，不同阶段的食糜节段分割和合拢情况
食后或结肠受到拟副交感药物刺激时，这种运动增多。

分节运动在空腹时几乎不存在，进食后才逐渐变强起来。小肠各段分节运动的频率不同，小肠上部频率较高，下部较低。在人体中，十二指肠分节运动的频率约为每分钟 11 次，回肠末端为每分钟 8 次。这种活动梯度对于食糜从小肠的上部向下部推进具有一定意义。小肠分节运动的梯度现象与其平滑肌的基本电节律有关。

在大肠也可见到类似小肠的分节运动，称为分节或多袋推进运动，这是一个结肠袋或一段结肠收缩，其内容物被推移到下一段的运动。其收缩速度较慢，收缩所波及的肠段较长。

6.2.2 胃的排空及其控制

食物由胃排入十二指肠的过程称为胃的排空。一般在食物入胃后 5 分钟即有部分食糜被排入十二指肠。不同食物的排空速度不同,这和食物的物理性状和化学组成都有关系。较稀的流体食物比稠的或固体食物排空速度快;切碎的、颗粒小的食物比大块的食物排空速度快;等渗液体比非等渗液体排空速度快。在三种主要食物中,糖类的排空时间较蛋白质为短,脂肪类食物排空最慢。对于混合食物,由胃完全排空通常需要 4～6 小时。胃的排空率受来处胃和来自十二指肠两方面因素的控制。

1.胃内因素促进排空

(1)胃内食物量对排空率的影响

胃的内容物作为扩张胃的机械刺激,通过壁内神经反射或迷走-迷走神经反射,引起胃运动的加强。一般食物由胃排空的速率和留在胃内食物量的平方根成正比。

(2)胃泌素对胃排空的影响

扩张刺激以及食物的某些成分,主要是蛋白质消化产物,可引起胃窦黏膜释放胃泌素。胃泌素除了胃酸分泌外,对胃的运动也有刺激作用,使幽门舒张,因而对胃排空有重要的促进作用。

2.十二指肠因素抑制排空

(1)肠-胃反射对胃运动的抑制

在十二指肠壁上存在多种感受器,食物的酸、脂肪、渗透压及机械扩张,都可刺激这些感受器,反射性地抑制胃运动,引起胃排空减慢。这个反射称为肠-胃反射,其传出冲动可通过迷走神经、壁内神经等几条途径传到胃。肠-胃反射对酸的刺激特别敏感,当 pH 值降到 3.5～4.0 时,反射即可引起,它抑制胃排空,从而阻止酸性食糜进入十二指肠。

(2)十二指肠产生的激素对胃排空的抑制

当过量的食糜,特别是酸或脂肪由胃进入十二指肠后,可引起十二指肠黏膜释放几种不同的激素,抑制胃的运动,延缓胃的排空。促胰液素、抑胃肽等都具有这种作用,统称为肠抑胃素。

上述在十二指肠内具有抑制胃运动的各项因素不是经常存在的,随着盐酸在肠内被中和,食物消化产物的被吸收,抑制胃的影响便渐渐消失,胃运动又逐渐增强,因而又推送另一部分食糜进入十二指肠。如此重复,使胃内容物的排空较好地适应十二指肠内消化吸收速度,可见胃的排空是间断性的。

6.3 化学消化

6.3.1 唾液的主要成分、作用及其调节

1.唾液的性质和成分

唾液的 pH 值(6.6～7.1)近于中性,无色无味,为低渗液体。唾液中水分约占 99%,有机物主要为黏蛋白,还有球蛋白、氨基酸、尿素、尿酸、唾液淀粉酶和溶菌酶等。唾液中

的无机物有钠、钾、钙、硫氰酸盐、氯、氨等。

2.唾液的作用

1)湿润与溶解食物:有利于引起味觉并易于吞咽。

2)清洁和保护口腔:唾液可清除口腔中的残余食物;它可冲淡、中和进入口腔中的有害物质,并将它们从口腔黏膜上洗掉。

3)杀菌作用:唾液中的溶菌酶还有杀菌作用。

4)唾液淀粉酶:在人和少数哺乳动物如兔、鼠等的唾液中,含有唾液淀粉酶(狗、猫、马等的唾液中无此酶),它可使淀粉分解为麦芽糖,唾液淀粉酶发挥作用的最适 pH 值是在中性范围内。唾液中的氯和硫氰酸盐对此酶有激活作用。食物进入胃后,唾液淀粉酶还可继续作用一段时间,直至胃内容物的 pH 值变为 4.5 时反应停止。

3.唾液分泌的调节

唾液分泌的调节完全是神经反射性的,包括非条件反射和条件反射两种。

食物对口腔机械的、化学的和温度的刺激可引起口腔黏膜和舌的神经末梢(感受器)发生兴奋,冲动沿传入神经纤维(在舌神经、鼓索神经支、舌咽神经和迷走神经中)到达中枢,再由传出神经到唾液腺,引起唾液分泌。

唾液分泌的初级中枢在延髓,其高级中枢分布于下丘脑和大脑皮层等处,如图 6-10 所示。支配唾液腺的传出神经以副交感神经为主,如第 9 对脑神经到腮腺,第 7 对脑神经的鼓索支到颌下腺。刺激这些神经可引起量多的唾液分泌。副交感神经对唾液腺的作用是通过其末稍释放乙酰胆碱实现的,因此用对抗乙酰胆碱的药物如阿托品,能抑制唾液分泌,而用乙酰胆碱或其类似药物时,可引起大量的唾液分泌。副交感神经兴奋时,还可使唾液腺的血管舒张,进一步促进唾液的分泌。

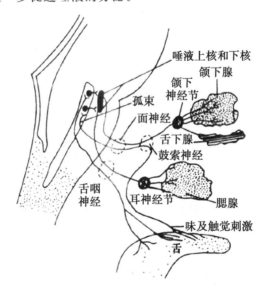

图 6-10　唾液腺的神经支配

人在进食时,食物的形状、颜色、气味以及进食的环境,都能形成条件反射,引起唾液分泌。"望梅止渴"就是日常生活中条件反射性唾液分泌的一个例子。成年人的唾液分泌,通常都包括条件反射和非条件反射两种成分在内。

6.3.2 胃液的性质、作用及其调节

1.胃液的性质、作用

纯净的胃液是一种无色无味而呈酸性的透明液体,pH 值为 $0.9 \sim 1.5$。正常人每日分泌的胃液量为 $1.5 \sim 2.5$ L。胃液的成分包括无机物(如盐酸、钠和钾的氯化物等)和有机物(如黏蛋白、消化酶等)。与唾液相似,胃液的成分也随分泌的速率而变化,当分泌速率增加时,H^+ 浓度升高,Na^+ 浓度下降,但 Cl^- 和 K^+ 的浓度几乎保持恒定。

(1)盐酸

胃液中的盐酸也称胃酸,其含量通常以单位时间内分泌盐酸的毫摩尔量表示,称为盐酸排出量。正常人空腹时盐酸排出量(基础酸排出量)为 $0 \sim 5$ mmol/h,在食物或药物(胃泌素或组胺)的刺激下,盐酸排出量可进一步增加。正常人的盐酸最大排出量可达 $20 \sim 25$ mmol/h;男性的盐酸分泌多于女性;50 岁以后,分泌速率即有所下降。一般认为,盐酸的排出量反映胃的分泌能力,主要取决于壁细胞的数量,但也与壁细胞的功能状态有关,如图 6-11 所示。

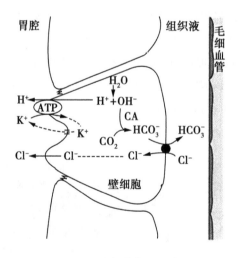

图 6-11 壁细胞分泌盐酸

胃液中 H^+ 的最大浓度可达 150 mmol/L,比血液中 H^+ 的浓度高三四百万倍,因此壁细胞分泌 H^+ 是逆着巨大的浓度梯度进行的,需要消耗大量的能量,能量来源于有氧代谢。

分泌酸所需的 H^+ 来自壁细胞浆内的水。水解离产生 H^+ 和 OH^-,在壁细胞顶端分泌小管膜上的 H^+ 泵(一种 H^+、K^+-ATP 酶)的作用下,将 H^+ 主动地转运入小管腔内,H^+ 泵又称质子泵或称酸泵。H^+-K^+ 交换是壁细胞质子泵区别于体内任何其他细胞上的质子泵的显著特征。H^+、K^+-ATP 酶每催化一分子的 ATP 分解为二磷酸腺苷(ADP)和

磷酸所释放的能量,可驱动一个 H^+ 从壁细胞浆进入分泌小管腔和一个 K^+ 从小管腔进入细胞浆,在分泌小管内必须存在足够浓度的 K^+ 的条件下才能进行 H^+ 的分泌。选择性干扰胃壁细胞的 H^+ 泵的药物可有效地抑制胃酸分泌,已用于消化性溃疡的治疗。

已知壁细胞内含有丰富的碳酸酐酶,在它的催化下由细胞代谢产生的 CO_2 和由血浆中摄取的 CO_2 可迅速地水合而形成 H_2CO_3,H_2CO_3 随即又解离为 H^+ 和 HCO_3^-。这样,在 H^+ 分泌后,留在细胞内的 OH^- 便和由 H_2CO_3 解离的 H^+ 结合而被中和,壁细胞内将不会因 OH^- 的蓄积而使 pH 值升高。由 H_2CO_3 产生的 HCO_3^- 则在壁细胞的底侧膜,与 Cl^- 交换而进入血液。因此,餐后大量胃酸分泌的同时,血和尿的 pH 值往往会升高,从而出现"餐后碱潮"。与 HCO_3^- 交换而进入壁细胞内的 Cl^- 则通过分泌小管膜上特异性的 Cl^- 通道进入小管腔,与 H^+ 形成盐酸(HCl)。

盐酸可杀死随食物进入胃内的细菌,因而对维持胃和小肠内的无菌状态具有重要意义。盐酸还能激活胃蛋白酶原,使之转变为有活性的胃蛋白酶,盐酸并为胃蛋白酶作用提供了必要的酸性环境。盐酸进入小肠后,可以引起促胰液素的释放,从而促进胰液、胆汁和小肠液的分泌。盐酸所造成的酸性环境,有助于小肠对铁和钙的吸收。但值得注意的是,盐酸分泌过多也会对人体产生不利的影响。一般认为,过高的胃酸对胃和十二指肠黏膜有侵蚀作用,因而是溃疡病发病的重要原因之一。

(2)胃蛋白酶原

胃蛋白酶原主要是由主细胞合成的,黏液细胞也有分泌。分泌入胃腔内的胃蛋白酶原在胃酸的作用下,转变为具有活性的胃蛋白酶。已激活的胃蛋白酶对胃蛋白酶原也有激活作用,即自身催化。

胃蛋白酶能水解食物中的蛋白质,其主要分解产物是胨,产生多肽较少。胃蛋白酶只有在酸性较强的环境中才能发挥作用,其最适 pH 值为 2。随着 pH 值的升高,胃蛋白酶的活性即降低,当 pH 值升至 6 以上时,此酶即发生不可逆的变性。因此,胃蛋白酶缺乏者,蛋白质消化仍然正常。

(3)黏液和碳酸氢盐

胃的黏液是由表面上皮细胞、泌酸腺的黏液颈细胞,贲门腺和幽门腺共同分泌的,其主要成分为糖蛋白。由于糖蛋白的结构特点,黏液具有较高的黏滞性和形成凝胶的特性。在正常人,黏液覆盖在胃黏膜的表面,形成一个厚约 500 μm 的凝胶层,它具有润滑作用,可减少粗糙的食物对胃黏膜的机械性损伤。胃内 HCO_3^- 主要是由胃黏膜的非泌酸细胞分泌的,分泌速率仅为 H^+ 分泌速率的 5%,分泌的 HCO_3^- 对胃内 pH 值影响不大。

胃黏液的黏稠度为水的 30～260 倍,H^+ 和 HCO_3^- 等离子在黏液层内的扩散速度明显减慢,在胃腔内的 H^+ 向黏液凝胶深层弥散过程中,它不断地与从黏液层下面的上皮细胞分泌并向表面扩散的 HCO_3^- 遭遇,两种离子在黏液层内发生中和。用 pH 值测量电极测得,在胃黏液层存在一个 pH 值梯度,黏液层靠近胃腔面的一侧呈酸性,pH 值为 2 左右;靠近胃黏膜面的 pH 值为 7 左右。因此,由黏液和碳酸氢盐共同构筑了 0.5～1 mm 厚的黏液-碳酸氢盐屏障,如图 6-12 所示。这层润滑的机械与碱性屏障可保护胃黏膜免受食物摩擦损伤,保护胃黏膜免受 H⁺ 的侵蚀。黏液深层的中性 pH 值环境还使胃蛋白酶丧失了分解蛋白质的作用。

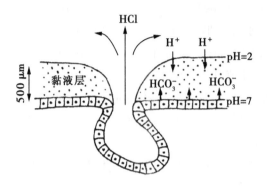

图 6-12　胃黏液-碳酸氢盐屏障模式图

(4)内因子

泌酸腺的壁细胞除分泌盐酸外,还分泌一种分子量为 50 000～60 000 的糖蛋白,称为内因子。内因子可与进入胃内的维生素 B_{12} 结合而促进其被回肠主动吸收。因此胃切除可造成维生素 B_{12} 缺乏而发生巨幼红细胞性贫血。胃切除者必须由胃肠外补充维生素 B_{12}。

2.胃液分泌的调节

胃液分泌受许多因素的影响,其中有的起兴奋性作用,有的则起抑制性作用。进食是胃液分泌的自然刺激物,它通过神经和体液因素调节胃液的分泌。空腹期胃只分泌少量几乎无酸的胃液,称为基础胃液分泌。强烈的情绪刺激可使空腹期(消化间期)胃液分泌明显增加,且为高酸度高胃蛋白酶的胃液。

(1)刺激胃酸分泌的内源性物质

1)乙酰胆碱:大部分支配胃的副交感神经节后纤维末梢释放乙酰胆碱。乙酰胆碱直接作用于壁细胞膜上的胆碱能受体,引起盐酸分泌增加。乙酰胆碱的作用可被胆碱能受体阻断剂(如阿托品)阻断。

2)胃泌素(促胃液素):主要由胃窦黏膜内的 G 细胞分泌,十二指肠和空肠上段黏膜内也有少量 G 细胞。胃泌素释放后主要通过血液循环作用于壁细胞,刺激其分泌盐酸。

胃泌素以多种分子形式存在于体内,其主要的分子形式有两种,分别是大胃泌素(G-34)和小胃泌素(G-17)。胃窦黏膜内的胃泌素主要是 G-17,十二指肠黏膜中有 G-17 和 G-34 约各占一半。从生物效应来看,G-17 刺激胃分泌的作用要比 G-34 强 5～6 倍,但 G-34 在体内被清除的速度很慢,它的半衰期约为 50 分钟,而 G-17 通常只有 6 分钟。人工合成的四肽或五肽胃泌素是具有天然胃泌全部作用的人工制品。

3)组胺:胃的泌酸区黏膜内含有大量的组胺。产生组胺的细胞存在于固有膜中的肥大细胞。正常情况下,胃黏膜恒定地释放少量组胺,通过局部弥散到达邻近的壁细胞,刺激其分泌。壁细胞上的组胺受体为 II 型受体（H_2 受体），用甲氰咪呱及其相类似的药物可以阻断组胺与壁细胞的结合，从而减少胃酸分泌。

以上三种内源性分泌物，一方面可通过各自壁细胞上的特异性受体，独立地发挥刺激胃酸分泌的作用；另一方面，三者又相互影响，表现为当以上三个因素中的两个因素同时作用时，胃酸的分泌反应往往比这两个因素单独作用的总和要大，这种现象在生理学上称为加强作用（见图 6-13）。在整体内，促分泌物之间的相互加强作用是经常存在的，因此，用任何一个促分泌物的阻断剂（如用甲氰咪呱），它不仅抑制了壁细胞对组胺的反应，同时也会由于去除了组胺的作用，使壁细胞对胃泌素和乙酰胆碱的反应也有所降低。

4）刺激胃酸分泌的其他因素有 Ca^{2+}、低血糖、咖啡因和酒精。

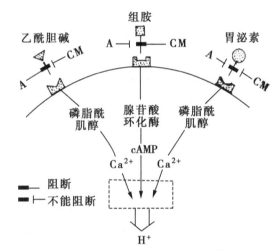

图 6-13　三种刺激胃酸分泌的内源性物质的作用及相互关系
A：阿托品；CM：甲氰咪呱

（2）消化期的胃液分泌

进食后胃液分泌的机制，一般按接受食物刺激的部位，人为地分成三个时期来分析，即头期、胃期和肠期。

1）头期胃液分泌：是由进食动作引起的，因其传入冲动均来自头部感受器（眼、耳、口腔、咽、食管等），因而称为头期。

头期胃液分泌的机制曾有较详细的分析，即用事先做过食管切断术并具有胃瘘的狗进行假饲（sham feeding）；当食物经过口腔进入食管后，随即从食管的切口流出体外，食物并未进入胃内，但却引起胃液分泌。由进食动作所引起的胃液分泌，包括条件反射性和非条例反射性两种分泌。前者是由和食物有关的形象、气味、声音等刺激了视、嗅、听等感受器而引起的；后者则当咀嚼和吞咽食物时，刺激了口腔和咽喉等处的化学和机械感受器而引起的。这些反射的传入途径和由进食引起的唾液分泌的传入途径相同，反射中枢包括延髓、下丘脑、边缘和大脑皮层等，迷走神经是这些反射共同的传出神经。当切断支配胃的迷走神经后，假饲就不再引起胃液分泌。

迷走神经一方面直接作用于壁细胞刺激其分泌,另一方面作用于胃窦部的 G 细胞释放胃泌素间接刺激胃液分泌。支配壁细胞的迷走神经末梢释放的神经递质是乙酰胆碱,阿托品可阻断其作用,支配 G 细胞的迷走神经节后纤维释放的是一种肽类物质——胃泌素释放肽(GRP)。在人的头期胃液分泌中,迷走神经的直接作用较其间接作用更为重要,如图 6-14 所示。

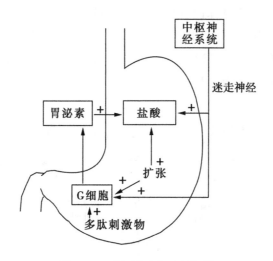

图 6-14　引起胃酸分泌的机制

一般情况下,头期胃液分泌量很大,约占进食后分泌量的 30%。头期胃液分泌的酸度和胃蛋白酶的含量都很高。头期胃液分泌的大小与食欲有很大的关系,进食喜欢的食物会引起胃液大量分泌。

2)胃期胃液分泌:食物入胃后,对胃产生机械性和化学性刺激,继续引起胃液分泌。其主要途径为:①扩张刺激胃底、胃体部的感受器,通过迷走神经的长反射和壁内神经丛的短反射,引起胃腺分泌;②扩张刺激胃幽门部,通过壁内神经丛,作用于 G 细胞,引起胃泌素的释放;③食物的化学成分直接作用于 G 细胞,引起胃泌素的释放。

胃期分泌的胃液量约占进食后总分泌量的 60%,胃液酸度也很高,但胃蛋白酶含量却比头期分泌的胃液为弱。

3)肠期胃液分泌:将食糜、胃内的提取液、蛋白胨液由瘘管直接注入十二指肠内,也可引起胃液分泌的轻度增加,说明当食物离开胃进入小肠后,还有继续刺激胃液分泌的作用。

在切断支配胃的外来神经后,食物对小肠的作用仍可引起胃液分泌,提示肠期胃液分泌的机制中,神经反射的作用不大,体液调节是主要的。即当食物与小肠黏膜接触时,有一种或几种激素从小肠黏膜释放出来,通过血液循环作用于胃,如人的十二指肠黏膜中含有较多的胃泌素,通过血液循环引起胃腺分泌胃液。

肠期胃液分泌的量不大,大约占进食后胃液分泌总量的 1/10,这可能与食物在小肠内同时还产生许多对胃液起抑制性作用的调节有关。

（3）胃液分泌的抑制性调节

正常消化期的胃液分泌除了受兴奋性因素调节外，还受到各种抑制性因素的调节，实际表现的胃液分泌正是兴奋和抑制性因素共同作用的结果。在消化期内，抑制胃液分泌的因素除精神、情绪因素外，主要还有盐酸、脂肪和高张溶液三种因素。

1）盐酸是胃腺活动的产物，但它对胃腺的活动又具有抑制性作用，因此是胃酸分泌的一种负反馈的调节机制，这种机制对防止胃酸过度分泌，保护胃肠黏膜有重要意义。

当胃窦的 pH 值降到 1.2～1.5 时，便可能对胃液分泌产生抑制作用。其机制包括：①盐酸直接抑制了胃窦黏膜中的 G 细胞，减少胃泌素释放的结果。恶性贫血的患者胃酸分泌很低，他们血浆中胃泌素的浓度却比正常人高 20～30 倍，如向这种患者胃内注以盐酸，使胃内酸化，血浆胃泌素的浓度即下降。②盐酸引起胃黏膜内 D 细胞释放生长抑素，后者间接地抑制胃泌素和胃液的分泌。③盐酸刺激小肠黏膜释放胰泌素，后者对胃泌素引起的胃酸分泌有明显的抑制作用。

2）脂肪是抑制胃液分泌的一个重要因素。脂肪及其消化产物抑制胃分泌的作用发生在脂肪进入十二指肠后，而不是在胃中。早在 20 世纪 30 年代，我国生理学家林可胜就发现，从小肠黏膜中提取出的一种物质，可抑制胃运动，命名为肠抑胃素，它可能是几种具有此种作用的激素的总称。小肠黏膜中存在的抑胃肽、神经降压素等多种激素，都具有类似肠抑素的特性。

3）十二指肠内高张溶液对胃分泌的抑制作用可能通过两种途径来实现，即激活小肠内渗透压感受器，通过肠-胃反射抑制胃酸分泌；以及通过刺激小肠黏膜释放一种或几种抑制性激素而抑制胃液分泌。

在胃的黏膜和肌层中，存在大量的前列腺素。迷走神经兴奋和胃泌素都可引起前列腺素释放的增加。前列腺素对进食、组胺和胃泌素等引起的胃液分泌有明显的抑制作用，它可能是胃液分泌的负反馈抑制物，如图 6-15 所示。

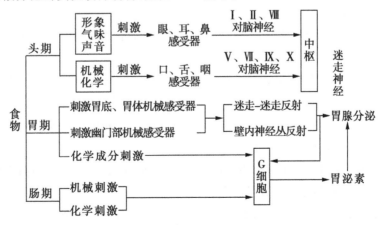

图 6-15　消化期胃液分泌的调节机制

6.3.3 胰液的性质、作用及其调节

胰液是兼有外分泌和内分泌功能的腺体。胰腺的内分泌功能主要与糖代谢的调节有关。胰腺的外分泌为胰液,是由胰腺的腺泡细胞和小导管管壁细胞所分泌的,具有很强的消化能力。胰腺的腺泡细胞主要分泌酶类,而小导管管壁细胞主要分泌碳酸氢盐和水。

1.胰液的成分和作用

胰液是无色无嗅的碱性液体,pH 值为 7.8～8.4,渗透压约与血浆相等。人每日分泌的胰液量为 1～2 L,含有无机物(水、碳酸氢盐和电解质)和有机物(各种消化酶)。

(1)无机物

1)碳酸氢盐由胰腺内的小的导管细胞分泌。机制是导管细胞内含有较高浓度的碳酸酐酶,可催化 CO_2 和水产生碳酸,后者经过解离产生 HCO_3^-。胰液中碳酸氢盐含量很高,人胰液中 HCO_3^- 的最高浓度为 140 mmol/L,其浓度随分泌速度的增加而增加。HCO_3^- 的主要作用是中和进入十二指肠的胃酸,使肠黏膜免受强酸的侵蚀,同时也提供了小肠内多种消化酶活动的最适宜的 pH 环境(pH 值为 7～8)。

2)电解质主要负离子是 Cl^-。Cl^- 的浓度随 HCO_3^- 浓度的变化而有变化,当 HCO_3^- 浓度升高时,Cl^- 的浓度就下降。胰液中的正离子有 Na^+、K^+、Ca^{2+} 等,它们在胰液中的浓度与血浆中的浓度非常接近,不依赖于分泌的速度。

(2)有机物

胰液中的主要有机物是蛋白质,含量为 0.1%～10%,随分泌的速度不同而有不同。胰液中的蛋白质主要由多种消化酶组成,它们是由腺泡细胞分泌的。

1)胰淀粉酶(pancreatic amylase):是一种 α-淀粉酶,它对生的或熟的淀粉的水解效率都很高,消化产物为糊精、麦芽糖及麦芽寡糖。胰淀粉酶作用的最适 pH 值为 6.7～7.0。

2)胰脂肪酶(pancreatic lipase):主要消化脂肪,它可分解三酰甘油为脂肪酸、一酰甘油和甘油,它的最适 pH 值为 7.5～8.5。胰脂肪酶的活性需辅脂酶的存在才能较好发挥作用。胰脂肪酶与辅脂酶在三酰甘油的表面形成一种高亲和度的复合物,牢固地附着在脂肪颗粒表面,防止胆盐把脂肪酶从脂肪表面置换下来。

3)胆固醇酯酶和磷脂酶 A2:胰液中还含有一定量的胆固醇酯酶和磷脂酶 A2,分别水解胆固醇酯和卵磷脂。

4)胰蛋白酶和糜蛋白酶(trypsin and chymotrypsin):这两种酶都是以不具有活性的酶原形式存在于胰液中的。肠液中的肠致活酶可以激活胰蛋白酶原,使之变为具有活性的胰蛋白酶。此外,酸、胰蛋白酶本身,以及组织液也能使胰蛋白酶原活化。糜蛋白酶原是在胰蛋白酶作用下转化为有活性的糜蛋白酶的。

胰蛋白酶和糜蛋白酶的作用极相似,能分解蛋白质成大分子多肽,如两者同时作用于蛋白质时,则将蛋白质消化为小分子的多肽和氨基酸。

5)其他酶胰液中还含有羧基肽酶、核糖核酸酶、脱氧核糖核酸酶等水解酶。羧基肽酶可作用于多肽末端的肽键,释放出具有自由羧基的氨基酸,后两种酶则可使相应的核酸部

分地水解为单核苷酸。

2.胰液分泌的调节

在非消化期,胰液几乎是不分泌或很少分泌的。进食开始后,胰液分泌即开始。进食时胰液受神经和体液双重控制,但以体液调节为主。

(1)神经调节

食物的形象、气味,食物对口腔、食管、胃和小肠的刺激,都可通过神经反射引起胰液分泌。反射的传出神经主要是迷走神经。迷走神经可通过其末梢释放乙酰胆碱直接作用于胰腺,也可通过引起胃泌素的释放,间接地引起胰腺分泌。迷走神经主要作用于胰腺的腺泡细胞,对导管细胞的作用较弱。因此,迷走神经兴奋引起胰液分泌的特点是水分和碳酸氢盐含量很少,而酶的含量却很丰富。

(2)体液调节(见图 6-16)

调节胰液分泌的体液因素主要有促胰液素和胆囊收缩素(也称促胰酶素)两种,分述如下。

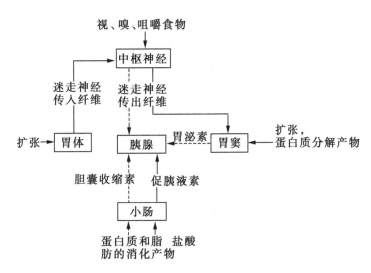

图 6-16　胰液分泌的神经体液调节

注:实线代表水样分泌;虚线代表酶的分泌。

1)促胰液素:当酸性食糜进入小肠后,pH 值小于 4.5 时,可刺激小肠黏膜释放促胰液素,产生促胰液素的细胞为 S 细胞。盐酸是最强刺激促胰液素释放的因素,其次为蛋白质分解产物和脂酸钠,糖类几乎没有作用。迷走神经的兴奋不引起促胰液素的释放。

促胰液素主要作用于胰腺小导管的上皮细胞,使其分泌大量的水分和碳酸氢盐,因而使胰液的分泌量大为增加,但酶的含量却很低。

2)胆囊收缩素:这是小肠黏膜中 I 细胞释放的一种肽类激素。引起胆囊收缩素释放的因素(由强至弱)为蛋白质分解产物、脂酸钠、盐酸、脂肪,糖类没有作用。

促进胰液中各种酶的分泌是胆囊收缩素的一个重要作用,因而也称促胰酶素;它的另一重要作用是促进胆囊强烈收缩,排出胆汁。胆囊收缩素对胰腺组织还有营养作用,它促进胰组织蛋白质和核糖核酸的合成。

6.3.4 胆汁的分泌、排出及其调节

胆汁是由肝细胞不断生成的,生成后由肝管流出,经胆总管至十二指肠,或由肝管转入胆囊并存储于胆囊,当消化时再由胆囊排出至十二指肠。胆汁和胰液、肠液一起,对小肠内的食糜进行化学性消化。

1.胆汁的性质和成分

胆汁是一种较浓的具有苦味的有色液汁,成年人每日分泌胆汁 800~1 000 mL。人的胆汁(由肝直接分泌的肝胆汁)呈金黄色或橘棕色;而胆囊胆汁(在胆囊中储存过的胆汁)则因浓缩而颜色变深。肝胆汁呈弱碱性(pH 值为 7.4),胆囊胆汁则因碳酸氢盐在胆囊中被吸收而呈弱酸性(pH 值为 6.8)。

胆汁的成分很复杂,除水分和钠、钾、钙、碳酸氢盐等无机成分外,其有机成分有胆盐、胆色素、脂肪酸、胆固醇、卵磷脂和黏蛋白等。但胆汁中没有消化酶。

胆盐是肝细胞分泌的胆汁酸与甘氨酸或牛磺酸结合形成的钠盐或钾盐,它是胆汁参与消化和吸收的主要成分。胆汁中的胆色素是血红蛋白的分解产物,包括胆红素和它的氧化物——胆绿质。胆色素的种类和浓度决定了胆汁的颜色,肝能合成胆固醇,其中约一半转化成胆汁酸,其余的一半则随胆汁进入胆囊或排入小肠。

在正常情况下,胆汁中的胆盐(或胆汁酸)、胆固醇和卵磷脂的适当比例是维持胆固醇成溶解状态的必要条件。当胆固醇分泌过多,或胆盐、卵磷脂合成减少时,胆固醇就容易沉积下来,形成胆结石。

2.胆汁的作用

胆汁对于脂肪的消化和吸收具有重要意义:

1)胆汁中的胆盐、胆固醇和卵磷脂等都可作为乳化剂,使脂肪乳化成微滴,分散在肠腔内,这样便增加了胰脂肪酶的作用面积,使其分解脂肪的作用加速。

2)胆盐因其分子结构的特点,当达到一定浓度后,可聚合形成微胶粒。肠腔中脂肪的分解产物,如脂肪酸、甘油一酯等均可掺入微胶粒中,形成水溶性复合物(混合微胶粒)。因此,胆盐便成了不溶于水的脂肪水解产物到达肠黏膜表面所必需的运载工具,对于脂肪消化产物的吸收具有重要意义。

3)胆汁通过促进脂肪分解产物的吸收,对脂溶性维生素(维生素 A、维生素 D、维生素 E、维生素 K)的吸收也有促进作用。

此外,胆汁在十二指肠中还可以中和一部分胃酸。胆盐在小肠内吸收后还是促进胆汁自身分泌的一个体液因素。

3.胆汁分泌和排出的调节

肝细胞是不断分泌胆汁的,但在非消化期间,肝胆汁都流入胆囊内储存。胆囊可以吸收胆汁中的水分和无机盐,使肝胆汁浓缩 4~10 倍,从而增加了储存的效能。在消化期,

胆汁可直接由肝以及胆囊中大量排出至十二指肠。因此,食物在消化道内是引起胆汁分泌和排出的自然刺激物。高蛋白食物(蛋黄、肉、肝)引起胆汁流出最多,高脂肪或混合食物的作用次之,而糖类食物的作用最小。在胆汁排出过程中,胆囊和 Oddi 括约肌的活动通常表现出协调的关系,即胆囊收缩时,Oddi 括约肌舒张;相反,胆囊舒张时,Oddi 括约肌则收缩。

(1)神经因素的作用

神经对胆汁分泌和胆囊收缩的作用均较弱。进食动作或食物对胃、小肠的刺激可通过神经反射引起肝胆汁分泌的少量增加,胆囊收缩也轻度加强。反射的传出途径是迷走神经,切断两侧迷走神经或应用胆碱能受体阻断剂,均可阻断这种反应。

迷走神经除了直接作用于肝细胞和胆囊外,它还可通过引起胃泌素释放而间接引起肝胆汁的分泌和胆囊收缩。

(2)体液因素的作用

有多种体液因素参与调节胆汁的分泌和排出。

1)胃泌素:胃泌素至少对肝胆的分泌及胆囊平滑肌的收缩均有一定的刺激作用,它可通过血液循环作用于肝细胞和胆囊;也可先引起胃酸分泌,后者再作用于十二指肠黏膜,引起促胰液素释放而促进肝胆汁分泌。

2)促胰液素:主要的作用是刺激胰液分泌,但它还有一定的刺激肝胆汁分泌的作用。促胰液素主要作用于胆管系统而非作用于肝细胞,它引起的胆汁分泌主要是量和 HCO_3^-含量的增加,胆盐的分泌并不增加。

3)胆囊收缩素:在蛋白质分解产物、盐酸和脂肪等物质作用下,小肠上部黏膜内的 I 细胞可释放胆囊收缩素,它通过血液循环兴奋胆囊平滑肌,引起胆囊的强烈收缩。胆囊收缩素对 Oddi 括约肌则有降低其紧张性的作用,因此可促使胆囊胆汁的大量排放。胆囊收缩素也能刺激胆管上皮细胞,使胆汁流量和 HCO_3^- 的分泌增加,但其作用较弱。

4)胆盐:胆汁中的胆盐或胆汁酸当排至小肠后,绝大部分(约 90％以上)仍可由小肠(主要为回肠末端)黏膜吸收入血,通过门静脉回到肝,再组成胆汁而又分泌入肠,这一过程称为胆盐的肠肝循环(见图 6-21)。胆盐每循环一次约损失 5％,每次进餐后有 6～8 g胆盐排出,每次进餐后可进行 2～3 次肠肝循环。返回到肝的胆盐有刺激肝胆汁分泌的作用,实验证明,当胆盐通过胆瘘流失至体外后,胆汁的分泌将比正常时减少数倍。

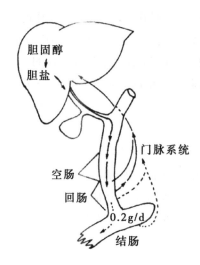

图 6-17　胆盐的肠-肝循环

注:进入门脉的实线代表来自肝的胆盐,虚线代表由细菌作用产生的胆盐对胆囊的运动并无影响。

　　总之,由进食开始,到食物进入小肠内,在神经和体液因素调节下,都可引起胆汁的分泌和排出活动,尤以食物进入小肠后的作用最为明显。在这一时期中,不仅肝胆汁的分泌明显增加,而且由于胆囊的强烈收缩,使储存在胆囊中的胆汁也大量排出。

6.3.5　小肠液的性质、作用及其调节

　　小肠内有两种腺体,分别是十二指肠腺和小肠腺。十二指肠腺又称勃氏腺(Brunner's gland),分布在十二指肠的黏膜下层中。小肠腺又称李氏腺(Lieberkuhn crypt),分布于全部小肠的黏膜层内。

　　1.小肠液的性质、成分和作用

　　小肠液是一种弱碱性液体,pH 值约为 7.6,渗透压与血浆相等。小肠液的分泌量变动范围很大,成年人每日分泌量为 1～3 L,小肠液的主要部分是由小肠腺分泌的。而十二指肠腺主要分泌含黏蛋白很高的碱性液体,对十二指肠起保护作用。

　　小肠液的主要作用包括:①大量的小肠液可以稀释消化产物,降低其渗透压,便于吸收。②肠致活酶可能激活胰液中的胰蛋白酶原,使之变为有活性的胰蛋白酶,从而有利于蛋白质的消化。③保护十二指肠的上皮,十二指肠腺分泌碱性液体和黏蛋白,保护十二指肠的上皮,不被胃酸侵蚀。

　　小肠液分泌后又很快地被绒毛重吸收,这种液体的交流为小肠内营养物质的吸收提供了媒介。小肠液中还常混有脱落的肠上皮细胞、白细胞以及由肠上皮细胞分泌的免疫球蛋白。

　　近年来认为,虽然小肠上皮细胞内含有多种消化酶,如分解多肽的肽酶、分解双糖的蔗糖酶和麦芽糖酶等,但真正由小肠腺分泌的酶只有肠致活酶一种。小肠液中的其他酶只是随脱落的上皮细胞进入肠腔内,但它们对小肠内消化并不起作用。小肠细胞本身

对营养物质的消化是在小肠上皮细胞的纹状缘和上皮细胞内进行的,是一种特殊的消化方式。

2.小肠液分泌的调节

小肠液的分泌是经常性的,但在不同条件下,分泌量的变化可以很大。食糜对黏膜的局部机械刺激和化学刺激都可引起小肠液的分泌。小肠黏膜对扩张刺激最为敏感,小肠内食糜的量越多,分泌也越多。一般认为,这些刺激是通过肠壁内神经丛的局部反射而引起肠腺分泌的。刺激迷走神经可引起十二指肠液分泌,但对其他部位的肠腺作用并不明显,有人认为,只有切断内脏大神经(取消了抑制性影响)后,刺激迷走神经才能引起小肠液的分泌。

在胃肠激素中,胃泌素、促胰液素、胆囊收缩素和血管活性肠肽都有刺激小肠分泌的作用。

6.3.6　大肠液的分泌

大肠液是由在肠黏膜表面的柱状上皮细胞及杯状细胞分泌的。大肠的分泌富含黏液和碳酸氢盐,其 pH 值为 $8.3\sim8.4$。大肠液的主要作用在于其中的黏液蛋白,它能保护肠黏膜和润滑粪便。

大肠液的分泌主要是由食物残渣对肠壁的机械性刺激引起的。刺激副交感神经可使其分泌增加,而刺激交感神经则可使正在进行着的分泌减少。此外,尚未发现重要的体液调节。

6.4　吸收

消化管内的吸收是指食物的成分或其消化后的产物,通过上皮细胞进入血液和淋巴的过程。消化过程是吸收的重要前提。由于吸收为多细胞机体提供了营养,因而具有很大的生理意义。

6.4.1　概述

消化管不同部位的吸收能力吸收速度是不同的,这主要取决于各部分消化管的组织结构,以及食物在各部位被消化的程度和停留的时间。在口腔和食管内,食物实际上是不被吸收的,但口腔可含化吸收一些药物如硝酸甘油。在胃内,食物的吸收也很少,胃可吸收酒精和少量水分。回肠有其独特的功能,即主动吸收胆盐和维生素 B_{12}。对于大部分营养成分,当它到达回肠时,通常已吸收完毕,因此回肠主要是吸收功能的储备。小肠内容物进入大肠时已经不含多少可被吸收的物质了。大肠主要吸收水分和盐类,一般认为,结肠可吸收进入其内的 80% 的水和 90% 的 Na^+ 和 Cl^-。

小肠是吸收的主要部位(见图 6-18),一般认为糖类、蛋白质和脂肪的消化产物大部分是在十二指肠和空肠吸收的。人的小肠长约 4 m,它的黏膜具有环形皱褶,并拥有大量的绒毛,绒毛是小肠黏膜的微小突出构造,其长度为 $0.5\sim1.5$ mm。每一条绒毛的外面是一层柱状上皮细胞。人的肠绒毛上,每一柱状上皮细胞的顶端约有 1 700 条微绒毛。由于环状皱褶、绒毛和微绒毛的存在,最终使小肠的吸收面积比同样长短的简单圆筒的面积增加约 600 倍,达到 200 m² 左右,如图 6-19 所示。小肠除了具有巨大的吸收面积外,食物在小肠内停留的时间较长(3～8 小时),以及食物在小肠内已被消化到适于吸收的小分子物质,这些都是小肠在吸收中发挥作用的有利条件。

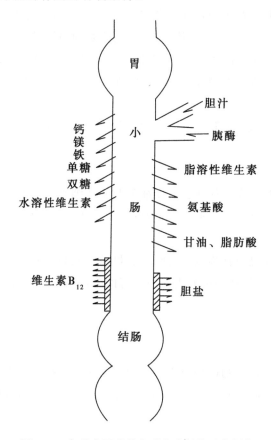

图 6-18　各种主要营养物质在小肠的吸收部位

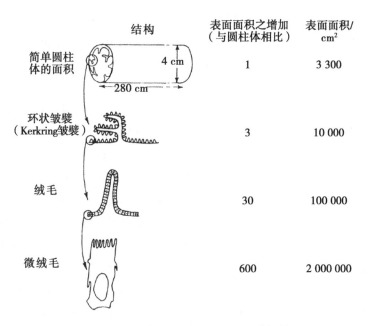

结构	表面面积之增加 （与圆柱体相比）	表面面积/ cm²
简单圆柱 体的面积	1	3 300
环状皱襞 （Kerkring皱襞）	3	10 000
绒毛	30	100 000
微绒毛	600	2 000 000

图 6-19　增加小肠表面面积的三种机制

营养物质和水可以通过两条途径进入血液或淋巴（见图 6-20）：一条为跨细胞途径，即通过绒毛柱状上皮细胞的腔面膜进入细胞，再通过细胞底面膜与侧面膜进入血液或淋巴液；另一条为旁细胞途径，即物质或水通过细胞间的紧密连接，进入细胞间隙，然后再转入血液或淋巴。营养物质通过膜的机制包括扩散、易化扩散、主动转运及胞饮等。

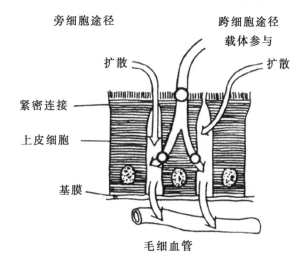

图 6-20　小肠黏膜吸收水分和小的溶质的两条途径

6.4.2 小肠内主要营养物质的吸收

在正常情况下,小肠每天吸收几百克糖,100 g 或更多的脂肪,50～100 g 氨基酸,50～100 g离子等。实际上,小肠吸收的能力远远超过这个数字,小肠的吸收具有巨大的储备力。

1.水分和无机盐的吸收

人每日由胃肠吸收回体内的液体量约有 8 L 之多。水分的吸收都是被动的,各种溶质,特别是氯化钠(NaCl)的主动吸收所产生的渗透压梯度是水分吸收的主要动力。

一般说,单价碱性盐类如钠、钾、铵盐的吸收很快,多价碱性盐类则吸收很慢。凡能与钙结合而形成沉淀的盐,如硫酸盐、磷酸盐、草酸盐等,则不能被吸收。

成人每日摄入 250～300 mmol 的钠,消化腺也大致分泌相同数量的钠,但从粪便中排出的钠不到 4 mmol,这说明肠内容中95％～99％的钠都被吸收了。钠的吸收是通过钠泵主动转运完成的,并与单糖、氨基酸的吸收有密切关系。食物中的钙仅有少部分被消化道吸收,大部分钙随食物排出。钙必须转变成水溶液状态的钙盐,而且在不被肠腔中任何其他物质沉淀的情况下,才能被吸收。钙的吸收部位在小肠,以主动转运方式吸收,维生素 D、脂肪等可促进小肠对钙的吸收;铁主要在小肠上部被吸收,食物中的铁绝大部分是三价的高铁形式,但有机铁和高铁都不易被吸收,故须还原为亚铁后,方被吸收。维生素 C 能将高铁还原为亚铁而促进铁的吸收。铁在酸性环境中易溶解而便于被吸收,故胃液中的盐酸有促进铁吸收的作用。

2.糖的吸收

糖类只有分解为单糖时才能被小肠上皮细胞所吸收。各种单糖的吸收速率有很大差别,己糖的吸收很快,而戊糖则很慢。在己糖中,又以半乳糖和葡萄糖的吸收为最快,果糖次之,甘露糖最慢。

单糖的吸收是消耗能量的主动过程,它可逆着浓度差进行,能量来自钠泵,属于继发性主动转运。在肠黏膜上皮细胞的纹状缘上存在着一种转运体蛋白,它能选择性地把葡萄糖和半乳糖从纹状的肠腔面运入细胞内,然后再扩散入血。各种单糖与转运体蛋白的亲和力不同,从而导致吸收的速率也不同。

转运体蛋白在转运单糖的同时,需要钠的存在。一般认为,一个转运体蛋白可与两个 Na^+ 和一个葡萄糖分子结合。由此可见,钠对单糖的主动转运是必需的。用抑制钠泵的哇巴因,或用能与 Na^+ 竞争转运体蛋白的 K^+,均能抑制糖的主动转运。

3.蛋白质的吸收

无论是食入的蛋白质(100 g/d)或内源性蛋白质(25～35 g/d),经消化分解为氨基酸后,几乎全部被小肠吸收。经煮过的蛋白质因变性而易于消化,在十二指肠和近端空肠就被迅速吸收,未经煮过的蛋白质和内源性蛋白质较难消化,需进入回肠后才基本被吸收。

氨基酸的吸收是主动性的。目前在小肠壁上已确定出三种主要的转运氨基酸的特殊运载系统,它们分别转动中性、酸性或碱性氨基酸。一般来讲,中性氨基酸的转运比酸性或碱性氨基酸速度快。与单糖的吸收相似,氨基酸的吸收也是通过与钠吸收耦联的,钠泵的活动被阻断后,氨基酸的转运便不能进行。氨基酸吸收的路径几乎完全是经血液的,当小肠吸收蛋白质后,门静脉血液中的氨基酸含量即行增加。

　　小肠的纹状缘上还存在有二肽和三肽的转运系统,因此,许多二肽和三肽也可完整地被小肠上皮细胞吸收,而且肽的转运系统吸收效率可能比氨基酸更高。进入细胞内的二肽和三肽,可被细胞内的二肽酶和三肽酶进一步分解为氨基酸,再进入血液循环。

　　少量的食物蛋白可完整地进入血液,由于吸收的量很少,从营养的角度来看是无意义的;相反,它们常可作为抗原而引起过敏反应或中毒反应,对人体不利。

　　4.脂肪的吸收

　　甘油是水溶性的,和单糖一样被小肠吸收。在小肠内,脂类的其他消化产物脂肪酸、甘油一酯、胆固醇等很快与胆汁中的胆盐形成混合微胶粒。由于胆盐有亲水性,它能携带脂肪消化产物通过覆盖在小肠绒毛表面的非流动水层到达微绒毛上。在这里,甘油一酯、脂肪酸和胆固醇等又逐渐地从混合胶粒中释出,它们透过微绒毛的脂蛋白膜而进入黏膜细胞(胆盐被遗留于肠腔内)。

　　长链脂肪酸及甘油酯被吸收后,在肠上皮细胞的内质网中大部分重新合成为甘油三酯,并与细胞中生成的载脂蛋白合成乳糜微粒。乳糜微粒一旦形成即进入高尔基复合体中,乳糜微粒被包裹在一个囊泡内。囊泡移行到细胞底膜和侧膜时,便与细胞膜融合,释出乳糜微粒进入细胞间隙,再扩散入淋巴,如图 6-21 所示。

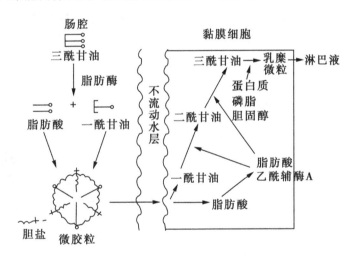

图 6-21　脂肪在小肠内消化和吸收的主要方式

　　中链、短链三酰甘油水解产生的脂肪酸和甘油一酯,在小肠上皮细胞中不再变化,它们是水溶性的,可以直接进入门静脉而不入淋巴。由于膳食的动、植物油中含有 15 个以上碳原子的长链脂肪酸很多,所以脂肪的吸收途径乃以淋巴为主。

　　5.胆固醇的吸收

　　进入肠道的胆固醇有两个来源,分别是食物来源和胆汁来源。由胆汁来的胆固醇是游离的,而食物中的胆固醇部分是酯化的。酯化的胆固醇必须在肠腔中经消化液中的胆固醇酯酶的作用,水解为游离胆固醇后才能被吸收。游离的胆固醇通过形成混合微胶粒,在小肠上部被吸收。被吸收的胆固醇大部分在小肠黏膜中又重新酯化,生成胆固醇酯,最后与载脂蛋白一起组成乳糜微粒经由淋巴系统进入血循环。

胆固醇的吸收受很多因素的影响。食物中胆固醇含量越高,其吸收也越多,但两者不呈直线关系。食物中的脂肪和脂肪酸有提高胆固醇吸收的作用,而各种植物固醇(如豆固醇、β-谷固醇)则抑制其吸收。胆盐可与胆固醇形成混合微胶粒而助于胆固醇的吸收,食物中不能被利用的纤维素、果胶、琼脂等容易和胆盐结合形成复合物,妨碍微胶粒的形成,从而能降低胆固醇的吸收。最后,抑制肠黏膜由细胞载脂蛋白合成的物质,可因妨碍乳糜微粒的形成,减少胆固醇的吸收。

6.维生素的吸收

水溶性维生素以扩散方式在小肠被吸收,只有维生素 B_{12} 必须与内因子结合形成复合物,才能在回肠末端吸收。脂溶性维生素的吸收机制与脂肪相似。由于它们溶于脂肪可通过扩散形式吸收,但首先需要与胆盐结合形成水溶性复合物,这样才能通过小肠黏膜的静水层,它们吸收后大部分通过淋巴而流入血液。

6.5　胃肠动力学的临床应用

胃肠动力学的临床应用主要包括 24 小时 pH 值监测,24 小时胆汁监测,静态食管测压,动态食管测压,胃窦十二指肠测压,胃电图,直肠肛管测压等,主要的仪器设备如图6-22所示。

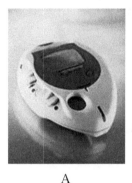 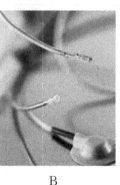 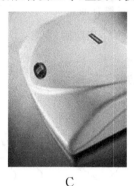 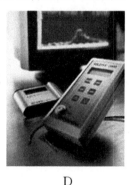

A　　　　　　B　　　　　　C　　　　　　D

图 6-22　胃肠动力监测设备

A:便携式 24 小时胃食管 pH100/400 监测仪:作为能够获取胃食管 pH 值反流最精确与最详尽数据的医疗技术,便携式 24 小时胃食管 pH 监测是对胃食管反流病进行有效诊断与治疗评估的必要手段。

B:Digitrapper pH100/400 便携式 24 小时 pH 值监测是胃肠动力诊断系统的一个重要组成部分。它与其他系统构成了最完备的临床诊断系统。

C:Polygraf ID 台式高分辨多道全胃肠功能监测仪,运用于有效的消化道动力监测。

D:Bilitec 2000 胆汁反流监测仪。

6.5.1 食管功能的检测

食管功能检查的临床应用是广泛的、多方面的。食管压力测定是食管运动机能异常的标准检查技术,它直接通过测定食管括约肌和食管收缩功能来诊断食管功能性疾病,具有很高的特异性,临床主要应用包括:①研究食管运动障碍性疾病的病理和生理机制;②诊断食管运动障碍性疾病;③评价药物或外科手术的效果。

近年来胃食管碱性反流引起了临床的重视。有研究证实酸性反流、酸碱混合反流和单纯碱性反流均可引起食管炎。因此,食管 pH 值监测,特别是胃食管 pH 值同步监测装置将推动碱性反流的研究更深一步。目前国外已生产了一种称为 24 小时胃内胆红素含量测定仪(Bilitec 2000),其原理是利用纤维光学测定系统作为探头放入患者食管下段(括约肌上方 5 cm),每 15 秒记录一次胆红素吸收情况,从而分析胃食管反流物内胆汁的含量。这是一种定量分析方法,对胃食管碱性反流的诊断有重大意义。食管 pH 值监测是诊断胃食管反流疾病的"金标准",临床可用于:①胃食管反流的定性和定量诊断,特别是对内镜及钡餐检查阴性患者更有意义,还可区分不同体位发生的胃食管反流,辨别影响胃食管反流的因素。②客观评价内科或外科治疗胃食管反流性疾病的疗效或不同胃食管重建方法对术后胃食管反流的影响,还可以比较不同药物对胃食管反流及胃酸分泌的影响,指导合理用药。③鉴别胸痛的来源:食管源性胸痛和心源性胸痛仅靠临床症状很难鉴别,这不仅因为两者的症状极为相似,而且因为两者常互为因果。目前已有食管 pH 值和压力以及心电图同步监测装置,可记录 24 小时内三者的动态变化,从而了解食管功能变化与心电图改变之间的内在联系。④研究胃食管反流和慢性肺部疾病以及咽部疾病的关系:临床研究已证实,慢性肺及咽喉疾病常同时合并存在胃食管反流。食管 pH 值监测,特别是双电极 pH 值同步监测系统可将两个电极分别置于食管上括约肌及食管下括约肌上方,判断胃食管内容物是否通过食管上括约肌进入咽喉引起呛咳或误吸,用于鉴别呼吸道症状是否与胃食管反流相关。⑤研究婴幼儿猝死、窒息、生长停滞及反复呕吐的原因。

6.5.2 胃肠道功能的监测

1.胃电图的应用

胃电图(electrogasfrogram,EGG)就是利用表面电极从人体腹壁体表记录胃电活动,作为胃功能活动的客观生物电学指标。根据胃电图参数的改变可以对胃病患者做出参考诊断,亦可对治疗和药物效果做出评估。胃电图是经腹部体表电极记录出胃肌电活动的电信号。我国开展胃电图研究已有多年,胃肠电图监测设备如图 6-23 所示,胃电图检查的规范和评判标准如下。

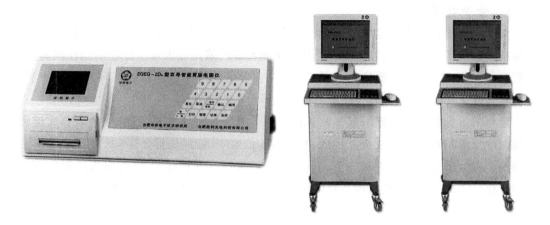

图 6-23　胃肠电图监测设备

（1）临床胃电图检查的适应证

胃电图可以用于以下情况：①功能性消化不良；②不能解释的恶心和呕吐；③怀疑有胃动力紊乱；④观察药物或手术对胃肌电活动的影响等。胃电图对器质性病变诊断无明确意义。

（2）胃电图检查的注意事项

1）应用的胃电图仪器需要正确地滤过低频（<1 次/分）和呼吸及心跳频率（>15 次/分）。

2）记录胃电图时，应在一个安静的环境内进行，受检者应静卧不动。

3）按标准电极位置放置双电极，即在剑突和脐部中点 45°向左、右各旁开 3 cm 和 2 cm。但体型可能造成胃电图参数改变，对于十分消瘦或肥胖以及估计有明显的低张胃或牛角胃者，应参考 X 线或超声检查确定胃在体表的投影位置。

4）电极部位的皮肤需认真清洗，去除污垢及表皮老化细胞。涂上导电糊，以降低局部皮肤的阻抗，增加信噪比。

（3）胃电图记录时间

合理的记录时间应包括空腹 30 分钟，餐后 60 分钟。餐后不应少于 30 分钟。若延长记录时间，可有更多机会显示胃电节律紊乱及其与症状的关系。如果仅记录空腹或餐后的胃电图，则仅能提供空腹时或餐后的胃电节律紊乱的百分比。便携式胃电图监测不需长时间静卧，但受影响因素较多。

（4）胃电图检查试餐

建议用热量为 1.88×10^9 J（450 kcal）的试餐，详见表 6-2 中的注释。

（5）胃电图检查参数分析

从胃电图记录上可获得胃电慢波频率、振幅、规律性。如用多个电极进行记录，还可以获得慢波传播方向、胃电活动是否偶联等信息。应用频谱方法，不仅能提供有关频率的参数，还能提供有关功率的参数。常用的参数如下。

1)主频和主功率:反映了胃肌电活动的频率和振幅。可以用平滑功率频谱(smooth power spectrum)分析方法来计算。主频是指功率谱最大的频率,相应的功率为主功率。如遇干扰时,则应对描记频谱进行目测,以正确选择最大的主频率。

2)正常胃电慢波百分比:正常胃电频率约为 3 次/分,其变动范围为 2.4～3.7 次/分,正常胃电慢波百分比是指胃电频率在 2.4～3.7 次/分范围内的百分比。健康人一般不低于 65%。

3)胃电节律紊乱百分比:该参数反映胃电慢波节律的不规律性,计算时,其视窗可以是 2 分钟或更短。可以分为小于 2.4 次/分钟为胃动过缓(胃电节律过缓),大于3.7 次/分为胃动过速(胃电节律过速)以及无胃电节律。如既有胃电节律过速,又有胃电节律紊乱,则可称之为胃电快速节律紊乱。在具体评判时,宜阅读记录图形以及频谱图进行分析。也有将胃电图正常范围定为 2～4 次/分,小于 2 次/分和大于 4 次/分者分别为胃电节律过缓和过速。

4)慢波频率的不稳定系数:是指慢波频率的变化,由慢波频率的标准差和平均数之比得出。在胃动力疾病的患者,其数值可能增高。

5)餐后/餐前的主功率比(PR):从理论上讲,健康人的 PR 应大于 1,但实际运作时不一定,而胃动力疾病的患者中也不一定小于 1。因而,应结合实际情况,酌情分析。

6)其他参数:应用多导电极记录时,可以测算胃电偶联百分比。也有提出用不同频率段的累及功率百分比来表达。

胃电图正常值可参考表 6-2。

表 6-2　50 例健康志愿者的胃电参数[BIM=(21.5±2.3) kg/m² ,年龄为 20～40 岁]

胃电参数	餐前	餐后
2.4～3.7 次/分/%	85.2±1.7	86.0±2.1
<2.4 次/分/%	7.7±1.5	8.2±1.3
>3.7 次/分/%	5.7±1.2	7.9±1.8
主频率/(次/分)	2.9±0.02	3.1±0.02 *
主频率不稳定系数	16.8±3.1	13.1±2.4 *
主功率	59.8±20.4	107.0±37.2
餐后/餐前功率比	—	2.7±0.2

注:试餐包括××牌方便面 65 g,××牌火腿肠 50 g,水 400 mL,合计热量为 $1.88×10^9$ J(450 kcal)(糖类:脂肪:蛋白=3.9:3.4:1),注意试餐内不含辛辣食物;* 代表 $p<0.05$。

(6)胃电图异常类型

1)根据胃电频率可分为:①胃电节律过缓;②胃电节律过速;③混合性胃电节律紊乱(指有过速和过缓);④胃电过速节律紊乱;⑤无胃电节律。

2)根据胃电节律紊乱发生的时间,又可以分为:①餐前、餐后胃电节律正常;②餐前胃电紊乱、餐后正常;③餐前正常、餐后胃电紊乱;④餐前、餐后胃电均紊乱四种类型。

3)根据胃电功率可分为:①餐后功率增加;②无变化;③降低。

2.肛门直肠测压的应用

(1)应用

肛门直肠测压(anorectal manometry ARM)常用灌注式测压(同食管测压法),分别检测肛门括约肌静息压、肛门外括约肌的收缩压和用力排便时的松弛压、直肠内注气后有无肛门直肠抑制反射出现,还可以测定直肠的感知功能和直肠壁的顺应性等。有助于评估肛门括约肌和直肠有无动力和感觉功能障碍。

(2)仪器设备

1)测压导管:①小气囊肛门直肠测压导管,距导管远端 1 cm 有一灌注通道,用于测定直肠内压力。导管上连有三个乳胶气囊,顶端气囊用于充盈直肠,另两个气囊用于测定肛管压力)。②标准灌注式导管,导管顶端连一气囊,用于充盈直肠,其上方 7 cm 有 4~8 个放射状排列的通道,每两通道间成 45°~90°角。③固态测压导管,顶端连一气囊及 4 个压力通道,用于充盈直肠检查。④向量容积检测导管,距导管顶端 5cm 处有 6~8 个放射状排列的压力通道,每两通道间呈 45°或 60°角。

2)多导记录定仪(Polygraf)。

3)灌注系统,外接压力传感器(用固态导管时不需要)。

4)IBM 兼容性计算机。

5)肛门直肠测压分析软件。

6.6　复习思考题

1.消化道平滑肌的一般生理特性有哪些?

2.什么是胃肠激素? 在消化功能调节中起重要作用的胃肠激素有哪几种?

3.胃酸有何生理功能?

4.胃的运动形式有哪几种?

5.小肠有哪几种运动形式? 各有何生理意义?

6.简述胆汁的成分及其在消化中的作用。

7.将动物双侧迷走神经切断是否能严重影响胰液分泌,为什么?

8.为什么小肠是营养物质的主要吸收部位?

9.简述胰液的主要成分及作用。

10.何谓餐后碱潮?

第 7 章　能量代谢和体温

内容提要

　　能量代谢的概念,包括食物的热价、氧热价、呼吸商,能量代谢测定的原理和方法,影响能量代谢的主要因素。

　　体温的概念及其正常变动,产热的主要器官及产热的调节反应。散热过程,包括辐射、传导和对流、蒸发,不感蒸发和发汗,汗腺的神经支配和发汗中枢。体温调节,包括温度感受器,外周温度感受器和中枢温度感受器,体温调节中枢,体温相对稳定的机制,调定点概念。

7.1　能量代谢

　　新陈代谢过程中,既有物质代谢又有能量代谢。本章讲述的是有关能量代谢以及体温的维持与调节。新陈代谢是机体生命活动的基本特征。新陈代谢表现为机体与环境之间不断进行的物质代谢和能量代谢的过程。能量代谢是指体内伴随物质代谢过程而发生的能量释放、转移、储存和利用的过程,包括合成代谢和分解代谢,即物质合成的同时能量储存,物质分解的同时能量释放。研究能量代谢一般是从整体的角度出发,着眼于体内能量的来龙去脉,而不讨论各种物质的中间代谢情况。

7.1.1　能量的来源与转化

　　人体不能直接利用太阳的光能,也不能利用外部供给的任何形式的能量,人体唯一能够利用的能量来源于食物中的糖、脂肪和蛋白质。这些能源物质分子结构中的碳氢键蕴藏着化学能,在氧化过程中碳氢键断裂,生成 CO_2 和 H_2O,同时释放所蕴藏的能量,如图 7-1 所示。

　　能量来源主要来自体内糖、脂肪、蛋白质的氧化分解所释放的能量。其中 70% 来源于糖类分解,其次是脂肪,正常机体极少用蛋白质来供能。

　　能量释放:大于 50% 的能量直接以热量形式释放,维持体温。

　　能量的转移、储存:小于 50% 的能量转换为化学能,以 ATP 和 C-P 的形式储存。

$$ADP+Pi+能量 \longleftrightarrow ATP$$

ATP 既是储能物质，又是释能物质。

$$C+Pi+能量 \rightarrow C\text{-}P$$

C-P 只是储能物质，其若要释放能量有赖于将能量转移至 ATP 再释放能量。

能量的利用：大于 25％的释出能量仍以热能形式散发，维持体温。其次以动能的形式使肌肉收缩做功，维持机体活动所需能量。其余以合成能、电能、渗透能、转运能形式消耗，最终仍以热能形式散发。

由此可见，热能为机体的最低级能量形式，不能再转变为其他形式。人体能量的平衡是指机体摄入的能量与消耗的能量之间的平衡。若在一段时间内体重不变，便可认为该段时间内人体摄入的化学能与消耗的能量（热能和外功）基本相等，即人体的能量达到了"收支平衡"。

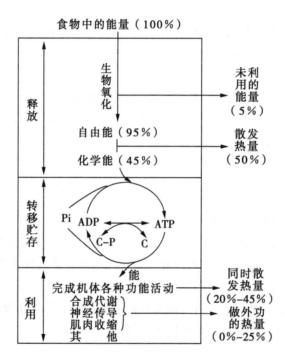

图 7-1　体内能量的释放、转移、储存和利用示意图

C:肌酸;Pi:无机磷酸;C-P:磷酸肌酸

7.1.2　能量代谢测定的原理和方法

能量代谢测定即根据"能量守恒定律"，将体内的能量利用全部折算成热能。即测定机体在单位时间内发散的总热量，称为能量代谢率（energymetabolic rate）。一般可用直接测热法（direct calorimetry）和间接测热法（indirect calorimetry）。

1.直接测热法

直接测热法（direct calormetry）是测定整个机体在单位时间内向外界环境发散的总热

量,此总热量就是能量代谢率。如果在测定时间内做一定的外功,应将外功(机械功)折算为热量一并计入。图 7-2 是 21 世纪初阿沃特·本尼迪克特(Arwater Benedict)所设计的呼吸热量计的结构模式图。它是隔热密封的房间,其中设置一个铜制的受试者居室。用调节温度的装置控制隔热壁与居室之间空气的温度,使之与居室内的温度相等,以防居室内的热量因传导而丧失。这样,受试者机体所散发的大部分热量便被居室内管道中流动的水所吸收。根据流过管道的水量和温度差,将水的比热考虑在内,就可测出水所吸收的热量。当然,受试者发散的热量有一部分包含在不感蒸发量中,这在计算时也要加进去。受试者呼吸的空气由进出居室的气泵管道系统来供给,此系统中装有硫酸和钠石灰,用于吸收水蒸气和 CO_2。管道系统空气中的 O_2 则由氧气筒定时补给。直接测热法的设备复杂,操作繁锁,使用不便,因而极少应用,一般都采用间接测热法。

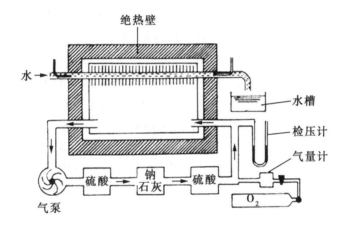

图 7-2 直接测热装置示意图

2.间接测热法

在一般化学反应中,反应物的量与产物的量之间呈一定的比例关系,这就是定比定律。例如,氧化 1 mol 葡萄糖,需要 6 mol 氧,同时产生 6 mol CO_2 和 6 mol H_2O,并释放定量的能量。下列反应式表明了这种关系:

$$C_6H_{12}O_6 + 6O_2 \rightarrow 6CO_2 + 6H_2O + \Delta H$$

同一种化学反应,不论经过什么样的中间步骤,也不论反应条件差异多大,这种定比关系仍然不变。例如,在人体内氧化 1 mol 葡萄糖,同在体外氧化燃烧 1 mol 葡萄糖一样,都要消耗 6 mol CO_2 和 6 mol H_2O,而且产生的热量也相等。一般化学反应的这种基本规律也见于人体内营养物质氧化供能的反应,所以它成了能量代谢间接测热法的重要依据。

间接测热法(indirect calorimetry)的基本原理就是利用这种定比关系,查出一定时间内整个人体中氧化分解的糖、脂肪、蛋白质各有多少,然后据此计算出该段时间内整个机体所释放出来的热量。因此,必须解决两个问题:一是每种营养物质氧化分解时产生的能量有多少(即食物的热价);二要分清三种营养物质各氧化了多少。

系统生理学
SYSTEM PHYSIOLOGY

3.计算产热量的常用参数和概念

(1)食物的热价(caloric value)

食物的热价指 1 g 食物氧化时所释放出来的能量。1 g 糖或脂肪在体外燃烧和在体内氧化所释放的热量相等,它们的卡价分别为 17.2 kJ 和 39.8 kJ。但 1 g 蛋白质在体内氧化时所释放的热量为 17.2 kJ,而在体外燃烧时产生的热量为 23.4 kJ。这是由于蛋白质在体内氧化时不完全,有一部分主要以尿素形式排出体外的缘故。

(2)食物的氧热价(thermal equivalent of oxygen)

食物的氧热价是指某种营养物质氧化时,消耗 1 L 氧所产生的热量。糖的氧热价为 20.9 kJ,脂肪为 19.7 kJ,蛋白质为 18.8 kJ。

(3)呼吸商(respiratory quotient,RQ)

呼吸商指机体依靠呼吸功能从外界摄取氧,以供各种营养物质氧化分解的需要,同时也将代谢终产物 CO_2 呼出体外,一定时间内机体的 CO_2 产量与耗氧量的比值称为呼吸商。各种营养物质在细胞内氧化供能属于细胞呼吸过程,因而将各种营养物质氧化时的 CO_2 产量与耗氧量的比值称为某物质的呼吸商。严格说来,应该以 CO_2 和 O_2 的摩尔(mol)比值来表示呼吸商。但是,在同一温度和气压条件下,容积相等的不同气体,其分子数都是相等的,所以通常都用容积数(mL 或 L)来计算 CO_2 与 O_2 的比值,即公式(7-1):

$$RQ = \frac{产生的 CO_2 \text{ mol 数}}{消耗的 O_2 \text{ mol 数}} = \frac{产生的 CO_2 \text{ mL 数}}{消耗的 O_2 \text{ mL 数}} \qquad (7-1)$$

糖、脂肪和蛋白质氧化时,它们的 CO_2 产量与耗氧量各不相同,三者的呼吸商也不一样。

因为各种营养物质无论在体内或体外氧化,它们的耗氧量与 CO_2 产量都取决于各该物质的化学组成,所以,在理论上任何一种营养物质的呼吸商都可以根据它氧化成终产物(CO_2 和 H_2O)的化学反应式计算出来。

脂肪的 RQ 为 0.71,糖的 RQ 为 1。蛋白质的呼吸商较难测算,因为蛋白质在体内不能完全氧化,而且它氧化分解途径的细节,有些还不够清楚,所以只能通过蛋白质分子中的碳和氢被氧化时的需氧量和 CO_2 产量,间接计算出蛋白质的呼吸商值为 0.80。

在人的日常生活中,营养物质不是单纯的,而是由糖、脂肪和蛋白质混合而成(混合膳食)。所以,呼吸商常变动于 0.71~1.00。人体在特定时间内的呼吸商是由当时的主要能量来源而定的。若能源主要是糖类,则呼吸商接近于 1.00;若主要是脂肪,则呼吸商接近于 0.71。在长期病理性饥饿情况下,能量主要来自机体本身的蛋白质和脂肪,则呼吸商接近于 0.80。一般情况下,摄取混合食物时,呼吸商常在 0.85 左右。

现将糖、脂肪和蛋白质三者的热价、氧热价及呼吸商等数据列于表 7-1,以供理解和测算能量代谢率之用。

表 7-1 三种营养物质氧化时的有关数据

类型	热价/(kJ/g)		O_2 耗量/ (L/g)	CO_2 产量/ (L/g)	呼吸商	氧热价/ (kJ/L)
	物理热价	生理热价				
糖	17.2	17.2	0.83	0.83	1.00	20.9
脂肪	39.7	39.7	2.03	1.43	0.71	18.8
蛋白质	23.4	18.0	0.95	0.76	0.80	19.7

注:营养学通常采用概数来计算食物的热价。

4.能量代谢的测定

前文已述及,应该测出在一定时间内机体中糖、脂肪和蛋白质三者氧化分解的比例。为此,首先必须查清氧化了多少蛋白质,并且将氧化这些蛋白质所消耗的氧量和所产生的 CO_2 从机体在该时间内的总耗氧量和总 CO_2 产量中减去,算出糖和脂肪氧化(非蛋白质代谢)的 CO_2 产量和耗氧量的比值,即非蛋白呼吸商(non-protein respiratory quotient, NPRQ),然后才有可能进一步查清糖和脂肪各氧化了多少克。

(1)尿氮测定

尿中的氮物质主要是蛋白质的分解产物。因此可以通过尿氮来估算体内被氧化的蛋白质的数量。蛋白质的平均重量组成是50%的碳(C),23%的 O_2,16%的氮(N),1%的硫(S),其中蛋白质中16%的 N 是完全随尿排出的。所以,1 g 尿氮相当于氧化分解6.25 g蛋白质,测得的尿氮重量乘以 6.25,便相当于体内氧化分解的蛋白质的质量。

(2)非蛋白呼吸商

它是估算非蛋白代谢中糖和脂肪氧化的相对数量的依据。研究工作者早已按从 0.707 到 1.00 范围内的非蛋白呼吸商,计算出糖和脂肪两者氧化的各自百分比以及氧热价,如表 7-2 所示。

表 7-2 非蛋白呼吸商和氧热价

非蛋白呼吸商	糖/%	脂肪/%	氧热价/(kJ/L)
0.707	0.00	100.0	19.62
0.710	1.10	98.9	19.64
0.720	4.75	95.2	19.69
0.730	8.40	91.6	19.74
0.740	12.0	88.0	19.79
0.750	15.6	84.4	19.84
0.760	19.2	80.8	19.89
0.770	22.8	77.2	19.95

续表

非蛋白呼吸商	糖/%	脂肪/%	氧热价/(kJ/L)
0.780	26.3	73.7	19.99
0.790	29.0	70.1	20.05
0.800	33.4	66.6	20.10
0.810	36.9	63.1	20.15
0.820	40.3	59.7	20.20
0.830	43.8	56.2	20.26
0.840	47.2	52.8	20.31
0.850	50.7	49.3	20.36
0.860	54.1	45.9	20.41
0.870	57.5	42.5	20.46
0.880	60.8	39.2	20.51
0.890	64.2	35.8	20.56
0.900	67.5	32.5	20.61
0.910	70.8	29.2	20.67
0.920	74.1	25.9	20.71
0.930	77.4	22.6	20.77
0.940	80.7	19.3	20.82
0.950	84.0	16.0	20.87
0.960	87.2	12.8	20.93
0.970	90.4	9.58	20.98
0.980	93.6	6.37	21.03
0.990	96.8	3.18	21.08
1.000	100.0	0.00	21.13

（3）间接测热法计算原则

实验测得的机体 24 小时内的耗氧量和 CO_2 产量以及尿氮量，根据表 7-1 和 7-2 中相应的一些数据计算。首先，由尿氮量算出被氧化分解的蛋白质的质量。由被氧化的蛋白质质量从表 7-1 中算出其产热量、耗氧量和 CO_2 产量；其次从总耗氧量和总 CO_2 产量中减去蛋白质耗氧量和 CO_2 产量，计算出非蛋白呼吸商。根据非蛋白呼吸商查表 7-2 的相应的非蛋白呼吸商的氧热价，计算出非蛋白代谢的产热量。最后，24 小时产热量为蛋白质代谢的产热量与非蛋白代谢的产热量之和。此外，从非蛋白呼吸商还可推算出参加代谢的糖和脂肪的比例。

（4）能量代谢的衡量标准

由于个体差异，单位时间内不同个体间的总产热量，毫无疑问是不同的。身材高大的人在单位时间内的总产热量要比身材瘦小的人多。因此，在判断能量代谢率是否正常时就需要有合适的衡量标准。若以体重为标准来衡量产热量，则身材瘦小的人每千克体重的产热量显著高于身材高大的人，显然用体重作为衡量标准是不合适的；但若改成以单位体表面积为标准，则无论高大或瘦小的人，其每平方米体表面积的产热量都比较接近，所以通常以体表面积作为衡量能量代谢率的标准。

7.1.3　影响能量代谢的因素

影响能量代谢的因素包括肌肉活动、精神活动、食物的特殊动力作用和环境温度。

1.肌肉活动

肌肉活动对能量代谢的影响最为显著。机体任何轻微的活动都可提高代谢率。人在运动或劳动时耗氧量显著增加，因为肌肉活动需要补给能量，而能量则来自大量营养物质的氧化，导致机体耗氧量的增加。机体耗氧量的增加与肌肉活动的强度呈正比关系，耗氧量最多可达安静时的 $10 \sim 20$ 倍。肌肉活动的强度称为肌肉工作的强度，也就是劳动强度。劳动强度通常用单位时间内机体的产热量来表示，也就是说，可以把能量代谢率作为评估劳动强度的指标。

2.精神活动

脑的重量只占体重的 2%，但在安静状态下，却有 15% 左右的循环血量进入脑循环系统，这说明脑组织的代谢水平是很高的。据测定，在安静状态下，$100\ g$ 脑组织的耗氧量为 $3.5\ mL/min$（氧化的葡萄糖量为 $4.5\ mg/min$），此值接近安静肌肉组织耗氧量的 20 倍。脑组织的代谢率虽然如此之高，但据测定，在睡眠中和在活跃的精神活动情况下，脑中葡萄糖的代谢率却几乎没有差异。可见，在精神活动中，中枢神经系统本身的代谢率即使有些增强，其程度也是可以忽略的。

人在平静地思考问题时，能量代谢受到的影响并不大，产热量增加一般不超过 4%。但在精神处于紧张状态，如烦恼、恐惧或强烈情绪激动时，由于随之出现的无意识的肌紧张以及交感神经紧张性增强，刺激代谢的激素释放增多等原因，产热量可以显著增加。因此，在测定基础代谢率时，受试者必须摒除精神紧张的影响。

3.食物的特殊动力作用

人在进食后一段时间内虽然同样处于安静状态，但产热量比进食前增高。食物的这种刺激机体产生额外热量的现象称为食物的特殊动力作用。一般进食之后 1 小时开始增加，可持续 $7 \sim 8$ 小时。三大营养物质中，以蛋白质的特殊动力作用最为显著，可达 30%；糖和脂肪的特殊动力作用较小，只相当于其产热量的 $4\% \sim 6\%$；混合食物约为 10%。因此，在补充营养时，必须另外加上这部分多消耗的热量，这样才能保持机体能量的进出平衡。

4.环境温度

人(裸体或只着薄衣)安静时的能量代谢,在 20～30 ℃的环境中最为稳定。实验证明,当环境温度低于 20 ℃时,代谢率开始有所增加,在 10 ℃以下,代谢率便显著增加。环境温度低时代谢率增加,主要是由于寒冷刺激反射地引起寒战以及肌肉紧张增强所致。在 20～30 ℃时代谢稳定,主要是由于肌肉松弛的结果。当环境温度为 30～45 ℃时,代谢率又会逐渐增加,这可能是因为体内化学过程的反应速度有所增加的缘故,这时还有发汗功能旺盛及呼吸、循环功能增强等因素的作用。

7.1.4　基础代谢

基础代谢(basal metabolism)是指人体在基础状态下的能量代谢。基础代谢率(basal metabolic rate,BMR)是指单位时间内的基础代谢,即在基础状态下,单位时间内的能量代谢。所谓基础状态是指人体处在清醒而又非常安静、不受肌肉活动、环境温度、食物及精神紧张等因素的影响时的状态。测定基础代谢率,要在清晨末进餐以前(即食后 12～14 小时)进行。测定之前不应做剧烈的活动,而且必须静卧半小时以上。测定时平卧,全身肌肉要松弛,尽量排除肌肉活动的影响。这时还应要求受试者排除精神紧张的影响,如摒除焦虑、烦恼、恐惧等心理活动。室温要保持在 20～25 ℃,以排除环境温度的影响。基本条件下的代谢率,比一般安静时的代谢率低(比清醒安静时低 8%～10%)。

基础代谢率以每小时、每平方米体表面积的产热量为单位,通常以 $kJ/(m^2 \cdot h)$ 来表示。用每平方米体表面积而不用每千克体重的产热量来表示,这是因为基础代谢率的高低与体重并不成比例关系,而与体表面积基本上成正比。

实际测定结果表明,基础代谢率随性别、年龄等不同而不同。当基本情况相同时,男子的基础代谢率平均比女子的高;幼年人比成年人的高;年龄越大,代谢率越低,但是,同一个体的基础代谢,若测定时的条件完全符合前述的要求,则不同时日重复测定的结果基本上无差异。这就反映了正常人的基础代谢率是相当稳定的。

一般来说,基础代谢率的实际数值与上述正常的平均值比较,相差±(10%～15%)之内,无论较高或较低,都不属病态。当相差之数超过 20%时,才有可能是病理变化。在各种疾病中,甲状腺功能的改变总是伴有基础代谢率的异常。甲状腺功能低下时,基础代谢率将比正常值低 20%～40%;甲状腺功能亢进时,基础代谢率将比正常值高出 25%～80%。因此,基础代谢率的测量是临床诊断甲状腺疾病的重要辅助方法。其他如肾上腺皮质和垂体的功能低下时,基础代谢率也降低。

当人体发热时,基础代谢率将升高。一般说来,体温每升高 1 ℃,基础代谢率可升高13%。其他如糖尿病、红细胞增多症、白血病以及伴有呼吸困难的心脏病等,也伴有基础代谢率升高。当机体处于病理性饥饿时,基础代谢率将降低。其他如阿狄森病、肾病综合征以及垂体肥胖症也常伴有基础代谢率降低。

7.2 体温及其调节

7.2.1 体温

人和高等动物机体都具有一定的温度,这就是体温。体温是机体进行新陈代谢和正常生命活动的必要条件。

1.正常体温

机体各部分的温度并不相同。人体的温度可分为表层温度和深部温度(core temperature)两部分。人体的外周组织即表层,包括皮肤、皮下组织和肌肉等的温度称为表层温度(shell temperature)。由于易受环境温度或机体散热的影响,表层温度波动幅度较大,且表层各部分的温度差异也大。机体深部(心、肺、脑和腹腔内脏等处)的温度称为深部温度(core temperature)。深部温度比表层温度高,且比较稳定,各部位之间的差异也较小。尽管体内各器官代谢水平不同,但出于血液不断循环,使它们的温度趋于一致,一般不超过1 ℃。这里所说的表层与深部,不是指严格的解剖学结构,而是生理功能上所做的体温分布区域。

由于深部温度不易测试,临床上通常用腋窝温度、口腔温度和直肠温度来代表体温。

1)腋窝温度:将上臂紧贴胸廓形成人工体腔,机体深部的热量逐渐传导过来,使腋窝温度慢慢升高。故测定腋窝温度的时间至少要 10 分钟左右,而且腋窝应保持干燥。腋窝温度的正常值为 36.0~37.4 ℃。

2)口腔温度:口腔是广泛采用的测温部位。其优点是所测温度值比较准确,而且操作方便。测量口腔温度时,温度计置于舌下部,口腔温度的正常值为 36.7~37.7 ℃。

3)直肠温度:测直肠温度时,温度计应插入直肠 6 cm 以上,其正常值为 36.9~37.9 ℃。

准确度:直肠温>口腔温>腋窝温。

此外,食管温度比直肠温度约低 0.3 ℃。食管中央部分的温度与右心的温度大致相等,而且体温调节反应的时间过程与食管温度变化过程一致。所以,在实验研究中,食管温度可以作为深部温度的一个指标。鼓膜温度的变动大致与下丘脑温度的变化成正比,所以在体温调节生理实验中常常用鼓膜温度作为脑组织温度的指标。

2.体温的正常变动

正常生理情况下,体温可随昼夜、性别、年龄、肌肉活动、精神紧张、环境温度等因素而有所波动。

(1)昼夜变化

在一昼夜之中,人体体温呈周期性波动。清晨 2~6 时体温最低,午后 1~6 时最高。波动的幅度一般不超过 1 ℃。体温的这种昼夜周期性波动称为昼夜节律或日周期(circadian rhythm)。通常认为下丘脑的视交叉上核控制昼夜节律。

(2)性别

成年女子体温比男子约高 0.3 ℃。女子的基础体温还随月经周期而发生变动(见

图 7-3)。在排卵前体温较低,并以排卵日最低,排卵后体温升高 0.2～0.3 ℃,一直持续至下次月经开始。一个月经周期中体温最低和最高差 0.6 ℃。这种现象是由于月经周期中体内孕激素水平呈现周期性变化所致。临床上可通过连续测定成年女子的基础体温来了解有无排卵和确定排卵日期。

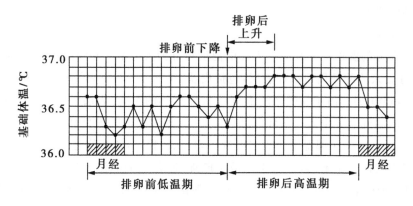

图 7-3　女子的基础体温曲线

（3）年龄

一般来说,老年人基础代谢降低,体温较低。新生儿,特别是早产儿,由于体温调节机制发育还不完善,调节体温的能力差,所以他们的体温容易受环境温度的影响而变动,因此要对新生儿加强护理。

（4）肌肉活动

肌肉活动时代谢加强,产热量增加,结果可导致体温升高。所以,临床上应让患者安静一段时间以后再测体温。测定小儿体温时应防止哭闹。此外,情绪激动、精神紧张、进食等情况对体温都会有影响;环境温度的变化对体温也有影响;手术麻醉时会造成体温下降。在测定体温时,应考虑到这些情况。

7.2.2　体热平衡

如前文所述,机体内营养物质代谢释放出来的化学能,其中 50% 以上以热能的形式用于维持体温,其余不足 50% 的化学能则载荷于 ATP,经过能量转化与利用,最终也变成热能,并与维持体温的热量一起,由循环血液传导到机体表层并散发于体外。正常情况下,人和恒温动物的体温之所以能保持平衡,乃是在体温调节机构的控制下,机体的产热和散热之间取得动态平衡,即体热平衡(见图 7-4)的结果。机体的产热高于或低于散热将引起体温的升高或降低。

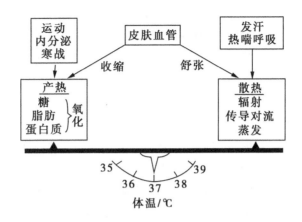

图 7-4　人体热平衡示意图

1.产热过程

(1)产热器官

体内所有组织器官的代谢活动都要产生热量,但因不同组织器官的代谢水平不同,其产热量各异。安静状态下,主要产热部位是内脏器官,产热量约占机体总产热量的 50% 以上,其中肝脏的产热量最大。运动或劳动时,主要的产热器官是骨骼肌,其产热量可达机体总产热量的 90%,这是机体效率最高的产热方式。

(2)产热调节

当机体处于寒冷环境中时,散热量显著增多,此时机体的产热量也增多,以维持体热平衡。增加产热的途径包括战栗产热、非战栗产热、激素产热。

1)战栗产热:战栗是骨骼肌在寒冷环境中发生的不随意的节律性收缩,其频率为 9~11 次/分,战栗的特点是屈肌和伸肌同时收缩,所以不做外功,但产热量很高。发生战栗时,代谢率可增加 4~5 倍。通常在发生战栗之前会先出现寒冷性肌紧张,此时代谢率就有所增加。以后由于寒冷刺激的继续作用,机体在寒冷性肌紧张的基础上出现战栗,产热量会大大增加。这对维持机体在寒冷环境中的体热平衡十分有利。

2)非战栗性产热:非战栗性产热或代谢产热与机体代谢率增加有关,与肌肉收缩无关。褐色脂肪组织的产热量最大,约占非战栗性产热的 70%。在新生儿,由于无明显的战栗反应,非战栗性产热意义尤为重要。

3)激素:甲状腺激素是调节产热活动的最重要的体液因素。当人体在寒冷环境中生活数周后,通过下丘脑-腺垂体-甲状腺轴的作用,可使甲状腺激素分泌量增加 2 倍以上,代谢率增加 20%~30%。甲状腺激素作用缓慢,但持续时间较长;肾上腺素、去甲肾上腺素和生长素作用迅速,但维持时间较短。此外,寒冷刺激可通过兴奋交感神经系统,转而引起肾上腺髓质活动增强,导致肾上腺素和去甲肾上腺素释放增加,也可促进代谢,使产热量增加。

2.散热过程

人体的主要散热部位是皮肤。当环境温度低于体温时,大部分的体热通过皮肤的辐射、传导和对流散热。一部分热量通过皮肤汗液蒸发来散发,呼吸、排尿和排粪也可散失一小部分热量。

(1)主要散热方式

1)辐射、传导和对流散热

辐射散热:这是机体以热射线的形式将热量传给外界较冷物质的一种散热形式。以此种方式散发的热量,在机体安静状态下所占比例较大(约占全部散热量的60%)。辐射散热量同皮肤与环境间的温度差以及机体有效辐射面积等因素有关。皮肤温度稍有变动,辐射散热量就会有很大变化。四肢面积比较大,因此在辐射散热中有重要作用。气温与皮肤的温差越大,或是机体有效辐射面积越大,辐射的散热量就越多。

传导散热:传导散热是机体的热量直接传给同它接触的较冷物体的一种散热方式。机体深部的热量以传导方式传到机体表面的皮肤,再由后者直接传给同它相接触的物体,如床或衣服等。但由于此等物质是热的不良导体,所以体热因传导而散失的量不大。另外,人体脂肪的导热性能不高,肥胖者皮下脂肪较多,女子一般皮下脂肪也较多,所以,他们由深部向表层传导的散热量要少些。皮肤涂油脂类物质,也可以起减少散热的作用。水的导热性能较好,根据这个道理可利用冰囊、冰帽给高热患者降温。

对流散热:对流散热是指通过气体或液体进行热量交换的一种方式。人体周围总是围绕一薄层同皮肤接触的空气,人体的热量传给这一层空气,由于空气不断流动,便将体热发散到空间。通过对流所散失的热量的多少,受风速影响极大。风速越大,对流散热量也越多;相反,风速越小,对流散热量也越少。衣服覆盖皮肤表层,不易实现对流,棉毛纤维间的空气不易流动,这类情况都有利于保温,增加衣着以御寒,就是这个道理。

辐射、传导和对流散失的热量取决于皮肤和环境之间的温度差,温度差越大,散热量越多,温度差越小,散热量越少。皮肤温度为皮肤血流量所控制。

2)蒸发散热

在人正常体温条件下,蒸发1g水分可使机体散失2.4kJ热量。当环境温度为21℃时,大部分的体热(70%)靠辐射、传导和对流的方式散热,少部分的体热(29%)则由蒸发散热;当环境温度升高时,皮肤和环境之间的温度差变小,辐射、传导和对流的散热量减小,而蒸发的散热作用则增强;当环境温度等于或高于皮肤温度时,辐射、传导和对流的散热方式就不起作用,此时蒸发就成为机体唯一的散热方式。

人体蒸发有两种形式,分别是不感蒸发(insesible perspiration)和发汗(sweating)。

人体即使处在低温环境中,没有体液分泌时,皮肤和呼吸道都不断有水分渗出而被蒸发掉,这种水分蒸发称为不感蒸发。其中皮肤的水分蒸发又称为不显汗,即这种水分蒸发不为人们所觉察,并与汗腺无关。在室温30℃以下时,不感蒸发的水分相当恒定,有12~15 g/(h·m²)水分被蒸发掉,其中一半是呼吸道蒸发的水分;另一半的水分由皮肤的组织间隙直接渗出而蒸发。人体 24 小时的不感蒸发量为 1 000 mL 左右。婴幼儿不感蒸发的速率比成人大,因此,在缺水时婴幼儿更容易造成严重脱水。不感蒸发是一种很有成效的散热途径,有些动物如狗,虽有汗腺结构,但在高温环境下也不能分泌体液,此时,它必须通过热喘呼吸由呼吸道来增强蒸发散热。

（2）散热调节

1）发汗

汗腺主动分泌汗液的活动称为发汗。在温热环境下引起全身各部位的小汗腺分泌汗液称为温热性发汗。温热性发汗见于全身各处,主要参与体温调节。精神紧张或情绪激动而引起的发汗称为精神性发汗,主要见于掌心、脚底和腋窝。精神性发汗的中枢神经可能在大脑皮层运动区。精神性发汗在体温调节中的作用不大。人在安静状态下,当环境温度达 30 ℃ 左右时便开始发汗。如果空气湿度大,而且着衣较多时,气温达 25 ℃ 便可引起人体发汗。人进行劳动或运动时,气温虽在 20 ℃ 以下,亦可出现发汗,而且汗量往往较多。

发汗是反射活动。人体有两种汗腺,分别是大汗腺和小汗腺。大汗腺局限于腋窝和阴部,数量少。小汗腺分布于全身皮肤,分布密度因部位而不同,手足最多,四肢躯干最少。通常提到的汗腺是指小汗腺。人体汗腺接受交感胆碱能纤维支配,所以乙酰胆碱对小汗腺有促进分泌作用。发汗中枢分布在从脊髓到大脑皮层的中枢神经系统中。在正常情况下,起主要作用的是下丘脑的发汗中枢,它很可能位于体温调节中枢之中或其附近。

汗液中水分占 99%,而固体成分则不到 1%,在固体成分中,大部分为氯化钠,也有少量氯化钾、尿素等。同血浆相比,汗液的特点是氯化钠的浓度一般低于血浆。大量出汗的人,汗液中可丧失较多的氯化钠,因此这时应注意补充氯化钠。汗液中葡萄糖的浓度几乎是零,蛋白质的浓度为零。汗液不是简单的血浆滤出液,而是由汗腺细胞主动分泌的。大量的乳酸是腺细胞进入分泌活动的产物。刚刚从汗腺细胞分泌出来的汗液,与血浆是等渗的,但在流经汗腺管腔时,由于钠和氯被重吸收,所以,最后排出的汗液是低渗的。汗液中排出的钠量也受醛固酮的调节。因为汗液是低渗的,所以当机体因大量发汗而造成脱水时,可导致高渗性脱水。

2）皮肤血流量改变

皮肤的血流量可在很大范围内变动。当皮肤血流量增大时,体表温度升高,有利于辐射和传导散热,汗腺的血液供应增多,也利于蒸发散热;反之,体表温度下降,热散减少。

皮肤血流量的多少是由机体的体温调节机构通过交感神经来控制。在炎热环境中,交感神经兴奋性下降,皮肤小血管舒张,动脉、静脉吻合支大量开放,皮肤血流量增加,大量体热被带至体表,使机体散热增加。在寒冷环境中,交感神经活动增强,皮肤血管收缩,血流量剧减,皮肤表层温度下降,使机体散热减少。

7.2.3　体温调节

人和其他恒温动物的体温相对恒定,这有赖于两种体温调节机制的活动。一是以下丘脑为中心的自主性体温调节,即当环境温度发生变化时,机体在中枢神经系统,特别是下丘脑的调控下,通过增减皮肤的血流量、发汗、战栗等生理调节反应,可使体温维持在相对稳定的水平。二是受控于大脑皮层的行为性体温调节,即机体在不同的温度环境中,通过一定的行为和姿势来保持体温的相对恒定如增减衣服、改善气候环境、拱肩缩背等。行为性体温调节是自主性体温调节的基础,是自主性体温调节的补充。

　　体温调节是生物自动控制系统的实例,如图7-5所示。下丘脑体温调节中枢,包括调定点(set point)神经元在内,属于控制系统。它的传出信息控制着产热器官如肝、骨骼肌以及散热器官如皮肤血管、汗腺等受控系统的活动,使受控对象——机体深部温度,维持一个稳定水平。而输出变量——体温,总是会受到内、外环境因素干扰的(譬如机体的运动或外环境气候因素的变化,如气温、湿度、风速等)。此时则通过温度检测器——皮肤及深部温度感受器(包括中枢温度感受器),将干扰信息反馈于调定点,经过体温调节中枢的整合,再调整受控系统的活动,仍可建立起当时条件下的体热平衡,收到稳定体温的效果。

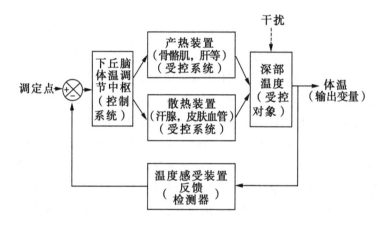

图 7-5　体温调节自动控制示意图

1.温度感受器

(1)外周温度感受器

　　外周温度感受器指存在于中枢神经系统以外的温度感受器,包括温觉感受器(warm-receptor)和冷觉感受器(cold-receptor)。温度感受器存在于全身皮肤、黏膜、内脏、肌肉及大静脉周围等处。在人体皮肤、黏膜和内脏中,它们都是游离神经末梢。皮肤温度感受器可感受皮肤的温度变化,并引起温度感觉。当皮肤温度升高时,温觉感受器兴奋,而当皮肤温度下降时,则冷觉感受器兴奋。记录大鼠阴囊温度感受器的冲动频率时发现,冷觉感受器在 28 ℃时发放冲动频率最高,而温觉感受器则在 43 ℃时发放冲动频率最高。当皮肤温度偏离这两个温度时,两种感受器发放冲动的频率都逐渐下降。此外,温度感受器对皮肤温度变化速率更敏感。对人来说,皮肤温度 30 ℃时引起冷觉,而 35 ℃时引起温觉。内脏器官也有温度感受器。有人将电热器埋藏在羊腹腔内,并加温至 43～44 ℃,观察到羊的呼吸频率和蒸发散热迅速增加,加热 3～5 分钟后,动物开始喘息,使下丘脑温度下降,说明内脏温度升高可引起明显的散热反应。

(2)中枢性温度敏感神经元

中枢性温度敏感神经元位于下丘脑、脊髓、延髓、脑干网状结构及大脑皮层运动区等处与体温调节有关的温度敏感神经元,包括热敏神经元和冷敏神经元。这些温度敏感神经元对局部温度的变化非常敏感,当局部温度变化 0.1 ℃时,温度敏感神经元的放电频率就会出现明显变化。这些温度敏感神经元对外部传入的温度变化信息起反应。此外,致热原及体内的一些化学物质(如单胺类,肽类等)可作用于这些神经元并引起体温的变化。

动物实验发现在视前区-下丘脑前部(preoptic anterior hypothalamus,PO/AH)加温,可引起动物出现喘息和出汗等散热反应,而局部冷却则引起产热量增加,说明 PO/AH 本身就可调节散热和产热这两种相反的过程。用电生理方法记录到 PO/AH 中存在着热敏神经元(warm-sensitive neuron)和冷敏神经元(cold-sensitive neuron),且热敏神经元多于冷敏神经元。前者的放电频率随局部温度的升高而增加,而后者的放电频率则随脑组织的降温而增加。实验证明,局部脑组织温度变动 0.1 ℃,这两种温度敏感神经元的放电频率就会反映出来,如图 7-6 所示。

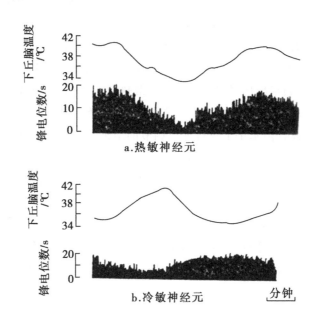

图 7-6　由下丘脑视前区导出的温度敏感神经元的放电活动

2.体温调节中枢

从多种动物分段切除脑的实验中看到,切除大脑皮层及部分皮层下结构,只保留下丘脑及其以下神经结构的动物,仍能维持体温的相对稳定。如果进一步切除动物的下丘脑,则不能维持体温的相对稳定,这说明体温的基本调节中枢在下丘脑。大量的实验证明 PO/AH 是体温调节的中枢整合关键部位。PO/AH 发出指令,通过调节机体产热和散热使体温维持平衡,如图 7-7 所示。

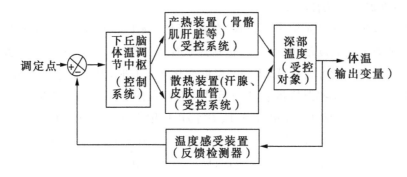

图 7-7　体温调节自动控制示意图

3.体温调节机制——调定点学说

调定点学说(set-point theory)认为体温的调节类似于恒温器的调节。PO/AH 中有个调定点,调定点有自身规定的数值(如 37 ℃)。如果体温偏离此规定数值,则由反馈系统将偏差信息输送到控制系统,然后经过对受控系统的调整来维持体温的恒定。如果 PO/AH 局部温度恰是 37 ℃,热敏神经元和冷敏神经元的放电活动是平衡的。若局部温度高于 37 ℃,则冷敏神经元放电频率减少,热敏神经元放电频率增多,结果使散热增多,产热减少,导致体温不致过高。反之,局部温度在 37 ℃以下时,热敏神经元放电频率降低,而冷敏神经元放电频率增加,导致产热增加,散热减少,使体温回升。

病理情况下,如临床上的发热是致热原的作用使热敏神经元的兴奋性下降而阈值升高,使调定点上移,机体在高水平上进行体温调节的结果。如调定点从 37 ℃升高到 39 ℃时,首先出现寒战等产热反应,直到体温升高与新的调定点相适应时才转为散热反应。只要致热因素不消除,产热与散热两个过程就继续在此新的水平上保持平衡。因此,发热并不是由于体温调节机能障碍引起,而是由于调定点上移的结果,属于主动性体温升高。还有一类病理性高体温,其体温高于正常是被动性的,这是体温调节障碍所致,如体温调节中枢损伤(脑外伤等)、散热障碍(先天性汗腺缺乏,环境高温所致的中暑)、产热异常增多(如甲状腺机能亢进),因此,体温及调节不仅具有生理意义,也具有重要的临床意义。

7.3　复习思考题

1.人体体温临床上常用的测量部位有哪些? 其正常值各是多少?

2.根据散热原理,如何给高热患者降温?

3.简述人体的散热器官和散热方式。

4.什么是食物特殊动力作用? 正常情况下三种营养物质的特殊动力作用各为多少?

5.简述人体体温相对恒定的原理。

6.为什么发热患者常伴有寒战反应?

第8章　尿的生成和排出

内容提要

　　肾的功能解剖和肾血流量,包括肾单位、皮质肾单位和近髓肾单位,球旁器,肾血液供应的特点,肾血流量的调节。

　　肾小球的滤过功能,包括滤过的实验依据和结构基础,滤过的动力,肾小球滤过率和滤过分数,影响肾小球滤过的因素。

　　肾小管和集合管的转运功能,Na^+、Cl^-、水和葡萄糖的重吸收,K^+ 和 HCO_3^- 的重吸收,肾糖阈、葡萄糖吸收极限量,K^+、H^+、NH_3 的分泌;影响肾小管和集合管转运功能的因素,小管液中溶质浓度的影响,渗透性利尿,球管平衡,抗利尿激素的作用,抗利尿激素分泌的调节,醛固酮的作用,醛固酮分泌的调节,甲状旁腺激素的作用。

　　尿液的浓缩和稀释,包括肾髓质渗透压梯度现象,渗透压梯度的形成原理和逆流学说,维持髓质高渗的机制和直小血管的逆流交换作用。

　　排尿反射,排尿反射的过程,排尿异常。

　　肾是维持机体内环境相对稳定的最重要的器官之一。通过尿的生成和排出可排出机体的大部分代谢终产物以及进入体内的异物,如尿酸、尿素、药物、毒物等;可以调节细胞外液量和渗透压;可以保留体液中的重要电解质如钠、钾、碳酸氢盐以及氯离子等;排出氢离子,维持酸碱平衡。

　　正常人尿量为 1 000～2 000 mL/d,平均为 1 500 mL,异常情况下尿量会出现变化:每日在 2 500 mL 以上者为多尿;100～500 mL 为少尿;少于 100 mL 为无尿。尿的性质为淡黄色,比重 1.015～1.025,pH 值为 5.0～7.0,渗透压大于血浆渗透压。尿的成分包括水、尿素、氯化钠、尿酸等。

　　肾脏除了泌尿功能,还有内分泌功能,可以生成促红细胞生成素和肾素(参与动脉血压的调节)等物质。

8.1 肾的功能解剖和肾血流量

8.1.1 肾的功能解剖

肾脏包括肾实质和肾盂。尿液是在肾实质中的肾单位和集合管内生成的,经集合管在肾乳头处开口进入肾小盏,再进入肾大盏和肾盂,经输尿管进入膀胱,排尿时经尿道排出体外。球旁器可分泌肾素,在尿液的调节中有重要作用。

1.肾单位和集合管

肾单位(nephron)是肾脏功能的最基本单位。正常人每侧肾约有 100 万个肾单位,肾单位由肾小体和肾小管组成。肾小体则包括肾小球和肾小囊两部分,肾小球实质上是由毛细血管组成。每个肾单位的组成如图 8-1 所示。

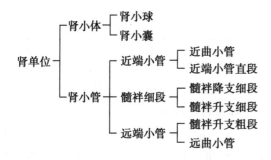

图 8-1　肾单位的组成

集合管不包括在肾单位内,但在功能上和远球小管密切相关,它在尿生成过程中,特别是在尿液浓缩过程中起着重要作用,每一集合管接受多条远内小管运来的液体。许多集合管又汇入乳头管,最后形成的尿液经肾盏、肾盂、输尿管而进入膀胱,由膀胱排出体外。

2.皮质肾单位和近髓肾单位

肾单位按其所在部位不同,可分为皮质肾单位和近髓肾单位(髓旁肾单位)两类。

皮质肾单位主要分布于外皮质层和中皮质层。人肾的皮质肾单位占肾单位总数的 $85\%\sim90\%$。这类肾单位的肾小球体积较小;入球小动脉的口径比出球小动脉的粗,两者口径之比为 2:1。出球小动脉进一步再分为毛细血管后,几乎全部分布于皮质部分的肾小管周围。这类肾单位的髓袢甚短,只达外髓质层,有的甚至不到髓质。处于肾皮质不同部位的肾单位和肾血管的结构显著不同,如图 8-2 所示。

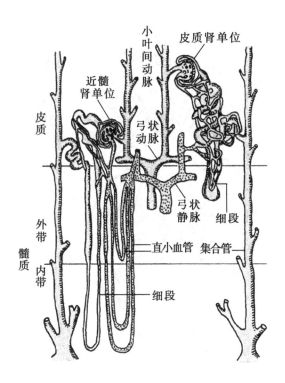

图 8-2　肾单位和肾血管的示意图

近髓肾单位分布于靠近髓质的内皮质层,在人肾占肾单位中的 $10\%\sim15\%$。这类肾单位的肾小球体积较大,其髓袢甚长,可深入内髓质层,有的甚至到达乳头部。出球小动脉不仅形成缠绕邻近的近曲小管或远曲小管的网状毛细血管,而且还形成细而长的 U 形直小血管。直小血管可深入髓质,并形成毛细血管网包绕髓袢升支和集合管。近髓肾单位和直小血管的这些解剖特点,决定了它们在尿的浓缩与稀释过程中起着重要作用。

3.球旁器(近球小体)

球旁器由颗粒细胞、系膜(间质)细胞和致密斑三者组成。颗粒细胞是位于入球小动脉的中膜内的肌上皮样细胞,内含分泌颗粒,分泌颗粒内含肾素。系膜细胞是指入球小动脉和出球小动脉之间的一群细胞,具有吞噬功能。致密斑位于远曲小管的起始部分,此处的上皮细胞变为主柱状细胞,局部呈现斑纹隆起,称为致密斑,致密斑与入球小动脉和出球小动脉相接触。致密斑可感受小管液中 NaCl 含量的变化,并将信息传递至颗粒细胞,调节肾素的释放。

球旁器(见图 8-3)主要分布在皮质肾单位,因而皮质肾单位含肾素较多,而近髓肾单位则几乎不含肾素。肾素分布的这种差异,也提示两种肾单位在功能上有所不同。

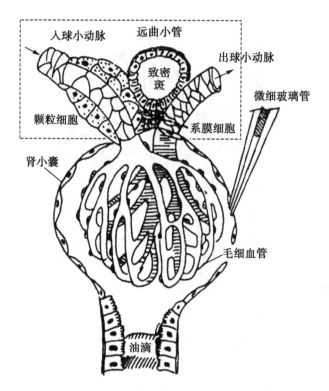

图 8-3 肾小球、肾小囊穿刺和球旁器示意图

4.肾的神经支配

肾交感神经主要从第12胸椎至第12腰椎脊髓发出,其纤维经腹腔神经丛支配肾动脉(尤其是入球小动脉和出球小动脉的不滑肌)、肾小管和释放肾素的颗粒细胞。肾交感神经末梢释放去甲肾上腺素,调节肾血流量、肾小球滤过率、肾小管的重吸收和肾素释放。一般认为,未发现肾有副并感神经支配,肾的各种感受器可经肾神经传入脊髓,并从脊髓投射到中枢的不同部位。

5.肾的血液供应

肾脏的血液供应来自腹主动脉分出的左、右肾动脉。肾动脉在肾门处进入肾,分出数条肾间动脉,再分支成叶间动脉、小叶间动脉,然后沿途发出入球小动脉,进入肾小体形成血管球,再汇成出球小动脉离开肾小体,之后又形成肾小管周围毛细血管网,随后集合成小叶间静脉,经各级静脉最后回到下腔静脉。

(1)肾脏的血液供应特点

肾脏血液供应丰富,正常成人安静时每分钟约有 1 200 mL 的血液流经两侧的肾,占心输出量的1/5~1/4,其中90%左右的血液分布在肾皮质,10%左右分布在肾髓质。

肾血液供应要经过两次毛细血管的网,肾小球内毛细血管的血压较高,将有利于肾小球滤过。而肾小管周围毛细血管网的血压较低,有利于肾小管重吸收(见图 8-4)。

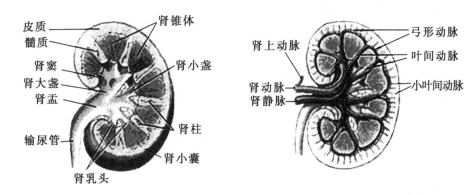

图 8-4　肾脏结构和血流分布

（2）肾血流量的调节

肾血流量是尿生成的前提，肾血流量的调节包括肾血流的自身调节（autoregulation）和神经体液调节（neuro-humoral regulation）。

1）自身调节：肾脏的两套毛细血管网如图 8-5 所示。肾血流量的自身调节是指肾动脉平均动脉血压在一定范围（80～180 mmHg）内变动时，肾血流量基本保持恒定，这种现象称为肾血量的自身调节。关于肾血流量自身调节的机制解释，目前是基于肌原学说和管球反馈学说。

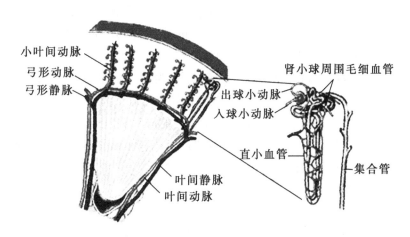

图 8-5　肾脏的两套毛细血管网

肌原学说认为当肾灌注压增高时，血管平滑肌因灌注压增高而受到牵张刺激，使平滑肌的紧张性增加，血管口径相应缩小，增大血流阻力，因而肾血流量变化不大；当灌注压降低时，则发生相反的变化。这样使肾血流量保持相对恒定。

管球反馈学说认为当肾血流量和肾小球滤过率增加时，到达远曲小管致密斑的小管液的流量及钠量增多，致密斑发出信息，使肾血流量及肾小球滤过率恢复到正常。相反，当肾血流量和肾小球滤过率减少时，流经致密斑的小管液的流量及钠量就减少，致密斑发出信息,使肾血流量和肾小球滤过率增加至正常水平。

2)神经体液调节:一般情况下,肾交感神经的缩血管作用不明显。而肾上腺素、去甲肾上腺素、抗利尿激素、血管紧张素等对肾血管有收缩作用;前列腺素对肾血管有扩张作用。但这些血管活性物质在正常肾血流调节中的意义尚不能肯定。

一般而言,通常情况下,动脉血压在一定范围内变动时,肾脏主要依靠自身调节来保持血流量的相对稳定,并维持正常的泌尿机能。而紧急情况下,通过交感神经兴奋及去甲肾上腺素的作用,使全身血液重新分配,减少肾血流量,从而保证脑、心等重要器官的血液供应。

8.2 尿的生成

尿的生成包括肾小球的滤过(形成超滤液),肾小管和集合管的选择性重吸收以及它们的分泌三个基本过程。

8.2.1 肾小球的滤过

肾小球的滤过是尿生成的第一步。循环血液经过肾小球毛细血管时,血浆中的水和小分子物质可以滤出并进入肾小囊的囊腔中,称为滤过液或原尿(primary urine)。用微玻管抽取肾小囊内的液体进行微量分析,结果表明除蛋白质含量极少外,各种晶体物质如葡萄糖、氯化物、无机磷酸盐、尿素和肌酐等的浓度都与血浆中的非常接近,而且渗透压和酸碱度也与血浆的相似,由此证明囊内液的确是血液的超滤液。每分钟两肾生成的超滤液量称为肾小球滤过率(GFR)。表面积为 1.73 m^2 的个体,其 GFR 为 125 mL/min 左右。按此计算,每昼夜两肾从肾小球滤出的血浆总量达 180 L。GFR 和肾血浆流量的比值称为滤过分数滤过分数(filtration fraction)。经测算,肾血浆流量为 660 mL/min,所以滤过分数为 $125/660 \times 100 = 19\%$。滤过分数表明,流经肾的血浆约有 1/5 经滤过进入囊腔中。肾小球滤过率大小决定于滤过系数(K_f,即滤过膜的面积及其通透性的状态)和有效滤过压。肾小球滤过率$= K_f \times p_{UF}$,p_{UF}表示有效滤过压。肾小球滤过率和肾小球的滤过分数是两项重要的肾功能衡量指标。

1.滤过膜及其通透性

(1)滤过膜的组成

滤过膜由外、中和内三层结构组成,每层结构上都存在有不同直径的微孔(见图 8-6)。内层是毛细血管的内皮细胞。内皮细胞有上许多直径 50~100 nm 的小孔,称为窗孔(fenestration),它可防止血细胞通过,但对血浆蛋白的滤过可能不起阻留作用。中间层是非细胞性的基膜,是滤过膜的主要滤过屏障。基膜是由水合凝胶(hydrated gel)构成的微纤维网结构,水和部分溶质可以通过微纤维网的网孔。有人把分离的基膜经特殊染色证明有4~8 nm的多角形网孔。微纤维网孔的大小可能决定着分子大小不同的溶质何者可以滤过。外层是肾小囊的上皮细胞。上皮细胞具有足突,相互交错的足突之间形成裂隙。裂隙上有一层滤过裂隙膜(filtration slit membrane),膜上有直径 4~14 nm 的孔,是滤过的最后一道屏障。通过内、中两层的物质最后将经裂隙膜滤出，裂隙膜在超滤作用中也很重要。

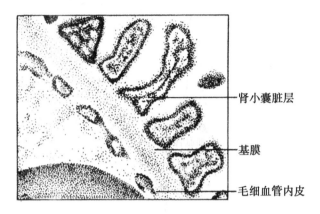

图 8-6　滤过膜示意图

肾小囊脏层
基膜
毛细血管内皮

（2）滤过膜的面积

人两侧肾脏全部肾小球毛细血管总面积约为 $1.5\ m^2$，正常情况下保持稳定，这样大的面积有利于血浆的滤过。但在急性肾小球肾炎时，由于肾小球毛细血管管腔变窄或完全阻塞，以至有滤过功能的肾小球数量减少，有效滤过面积也因而减少，导致 GFR 降低，出现少尿（每昼夜尿量小于 400 mL）以致无尿（每昼夜尿量少于 100 mL）。

（3）滤过膜的通透性

滤过膜对血浆中物质滤过的通透性（permeability）取决于物质分子半径的大小及所带电荷的正负。

1）物质的分子大小：滤过量与分子的有效半径成反比。有效半径小于 2 nm 的物质可以被完全滤过。随着物质有效半径的增大，滤过量逐渐降低，而大于 3.6 nm 的大分子物质则几乎完全不能滤过。

2）物质所带电荷：有效半径相同时，带正电荷的比带负电荷的容易通透。因为滤过膜上糖蛋白主要带有负电荷，它们可排斥带负电荷较多的蛋白质。在某些病理情况下，因滤过膜的通透性增加或膜上带负电荷的糖蛋白减少，会导致带负电荷的血浆蛋白滤出增多而出现在尿中，称为蛋白尿。

2.有效滤过压

肾小球滤过作用的动力是有效滤过压（见图 8-7）。肾小球有效滤过压＝（肾小球毛细血管压＋囊内液胶体渗透压）－（血浆胶体渗透压＋肾小囊内压）。由于肾小囊内的滤过液中蛋白质浓度较低，其胶体渗透压可忽略不计。因此，肾小球毛细血管血压是滤出的唯一动力，而血浆胶体渗透压和囊内压则是滤出的阻力。

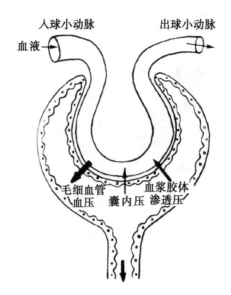

图 8-7　有效滤过示意图

在入球端,有效滤过压=6.0－(3.3＋1.3)＝1.4 kPa(10 mmHg)。但肾小球毛细血管内的血浆胶体渗透压不是固定不变的。在血液流经肾小球毛细血管时,由于不断生成滤过液,血液中血浆蛋白浓度就会逐渐增加,血浆胶体渗透压也随之升高。因此,有效滤过压也逐渐下降。当有效滤过压下降到零时,就达到滤过平衡(filtration equilibrium),滤过便停止了(见图 8-8)。出球端,有效滤过压=6.0－(4.7＋1.3)＝0 kPa(0 mmHg)。由此可见,不是肾小球毛细血管全段都有滤过作用,只有从入球小动脉端到滤过平衡这一段才有滤过作用。滤过平衡越靠近入球小动脉端,有效滤过的毛细血管长度就越短,有效滤过压和面积就越小,肾小球滤过率就低。相反,滤过平衡越靠近出球小动脉端,有效滤过的毛细血管长度越长,有效滤过压和滤过面积就越大,肾小球滤过率就越高。如果达不到滤过平衡,全段毛细血管都有滤过作用(见图 8-8)。

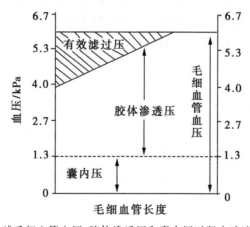

图 8-8　肾小球毛细血管血压、胶体渗透压和囊内压对肾小球滤过率的作用

3.影响肾小球滤过的因素

滤过膜的通透性和滤过面积的改变对肾小球滤过功能的影响前文已述。下面进一步分析肾小球毛细血管血压、血浆胶体渗透压、囊内压和肾血浆流量变化对肾小球滤过功能的影响。

(1)肾小球毛细血管血压

全身动脉血压如有改变,会影响肾小球毛细血管的血压。由于肾血流量具有自身调节机制,动脉血压变动于 $80\sim180$ mmHg 范围内时,肾小球毛细血管血压维持稳定,从而使肾小球滤过率基本保持不变。但当动脉血压降到 80 mmHg 以下时,肾小球毛细血管将相应下降,于是有效滤过压降低,肾小球滤过率减少,尿量也减少。当动脉血压降到 $40\sim50$ mmHg 以下时,肾小球滤过率将降低到零,因而无尿。在高血压病晚期,入球小动脉由于硬化而缩小,肾小球毛细血管血压可明显降低,于是肾小球滤过率减少而导致少尿。

(2)囊内压

在正常情况下,肾小囊内压是比较稳定的。肾盂或输尿管结石、肿瘤压迫或其他原因引起的输尿管阻塞,都可使肾盂内压显著升高。此时囊内压也将升高,致使有效滤过压降低,肾小球滤过率因此而减少。

(3)血浆胶体渗透压

人体血浆胶渗透压在正常情况下不会有很大变动。但若全身血浆蛋白的浓度明显降低时,血浆胶体渗透压也将降低。此时有效滤过压将升高,肾小球滤过率也随之增加。例如,由静脉快速注入生理盐水或大量饮水时,肾小球滤过率将增加,尿量增加。

(4)肾血浆流量

肾血浆流量对肾小球滤过率有很大影响,主要影响滤过平衡的位置。如果肾血浆流量加大,肾小球毛细血管内血浆胶体渗透压的上升速度减慢,滤过平衡就靠近出球小动脉端,有效滤过压和滤过面积就增加,肾小球滤过率将随之增加。相反,肾血浆流量减少时,血浆胶体渗透压的上升速度加快,滤过平衡就靠近入球小动脉端,有效滤过压和滤过面积就减少,肾小球滤过率将减少。在严重缺氧、中毒性休克等病理情况下,由于交感神经兴奋,肾血流量和肾血浆流量将显著减少,肾小球滤过率也因而显著减少。

8.2.2　肾小管与集合管的重吸收和分泌

肾小球滤过液进入肾小管后称为小管液。小管液中的水和大部分溶质被肾小管和集合管吸收运回血液的过程,称为重吸收。分泌是指上皮细胞本身产生的物质或血液中的物质转运至肾小管腔内。

肾小管和集合管的重吸收具有选择性。滤过液中的葡萄糖和氨基酸已全部被肾小管重吸收回血;钠、尿素不同程度地重吸收;肌酐、尿酸和 K^+ 等还被肾小管分泌入管腔中。

人两肾每天生成的肾小球滤过液达 180 L,而终尿仅为 1.5 L。这表明滤过液中约 99% 的水被肾小管和集合管重吸收,只有约 1% 被排出体外。

1.肾小管与集合管的转运方式

在重吸收或分泌过程中,物质通过肾小管壁的途径可以是跨细胞和细胞旁路两种情况。其中物质通过细胞的转运包括被动转运(passive transport)和主动转运(active transport):被动转运是指溶质顺电化学梯度通过肾小管上皮细胞的过程(单纯扩散,易化扩散),主动转运是指溶质逆电化学梯度通过肾小管上皮细胞的过程,需要消耗能量。根据所需能量的来源不同,分为原发性主动转运和继发性主动转运。原发性主动转运(简称为主动转运)所需要消耗的能量由 ATP 水解直接提供,如细胞膜上的 Na^+ 泵、H^+ 泵,它们本身具有 ATP 酶活性,可直接水解 ATP 提供能量。继发性主动转运所需的能量是来自于其他物质在顺电化学梯度运动时释放的。由于该电化学梯度的形成多为 Na^+ 泵活动的结果,所以,继发性主动转运所需的能量实际是间接来自 Na^+ 泵活动。因此,Na^{+3} 的转运在肾小管上皮细胞的物质转运过程中起着关键作用,许多物质的转运都直接或间接与 Na^+ 的转运相关联。

继发性主动转运与细胞膜存在转运体(transporter)有关,分为同向转运体和逆向转运体。当两种物质与细胞膜上的同向转运体(symporter)结合,以相同方向通过细胞膜的转运,称为同向转运(cotransport),如葡萄糖-Na^+ 转运体(Na^+ 和葡萄糖同向转运)、氨基酸-Na^+ 转运体(Na^+ 和氨基酸同向转运)等。当两种物质与细胞膜上的逆向转运体(antiporter)又称交换体(exchanger)结合,以相反方向通过细胞膜的转运,称为逆向转运(antiport),如肾小管是上皮细胞的 H^+ 与 Na^+ 交换体。

物质转运还与被转运物质所带电荷相关,一个带正电荷和另一个带负电荷的两种物质的同向转运,或电荷相同的两种物质的逆向转运都不会造成小管内外电位改变,这种转运称为电中性转运。如果一个物质是离子,另一个是电中性物质,这种转运就会使小管内外出现电位差,称为生电性转运。例如在近球小管,Na^+ 与葡萄糖的同向转运,因葡萄糖是电中性物质,Na^+ 和葡萄糖被重吸收就会造成小管内较小管外带负电位。又如在近球小管的后半段,小管液 Cl^- 浓度比管外高,Cl^- 顺浓度差被动重吸收造成管内带正电位。

2.各段肾小管和集合管的转运功能

在尿生成中,肾小管各部分的机能有很大差别。近球小管可重吸收 67% 的 Na^+、Cl^-、K^+ 和水,85% 的 HCO_3^-,全部葡萄糖和氨基酸,并分泌 H^+;髓袢可重吸收 20% 的 Na^+、Cl^-、K^+ 和 5% 的水,以及少量 Ca^{2+} 和 Mg^{2+} 等。远球小管和集合管可重吸收大约 12% 的 Na^+ 和 Cl^-,重吸收不同量的水,分泌不同量的 K^+、H^+ 和 NH_3。因此,近球小管是重吸收的重要部位。

(1)近球小管

近球小管的重吸收关键是 Na^+ 的重吸收,其动力是基侧膜上存在 Na^+ 泵。许多物质,包括水的重吸收都取决于 Na^+ 泵的活动和 Na^+ 的重吸收。

1)Na^+、Cl^- 和水的重吸收

近球小管的前半段和后半段重吸收 Na^+、Cl^-、水的功能和机制有很大不同。前半段是以跨细胞转运为主的主动重吸收,而后半段则以细胞旁路和跨细胞两条途径重吸收。

近球小管前半段大部分的 Na^+ 在 Na^+ 泵作用下主动重吸收(见图 8-9),基本机制为

泵-漏模式(pump-leak model)。在近球小管前半段,由于 Na^+ 泵的作用,Na^+ 被泵至细胞间隙,使细胞内 Na^+ 浓度低,细胞内带负电位。因此,小管液中的 Na^+ 和葡萄糖与管腔膜上的同向转运体结合后,Na^+ 顺电化学梯度通过管腔膜的同时,释放的能量将葡萄糖同向转运入细胞内。进入细胞内的 Na^+ 随即被细胞基侧膜上的 Na^+ 泵泵出至细胞间隙。这样一方面使细胞内 Na^+ 的浓度降低,小管液中的 Na^+-葡萄糖便可不断转运进入细胞内,细胞内的葡萄糖由易化扩散通过细胞基侧膜离开细胞回到血液中;另一方面,使细胞间隙中的 Na^+ 浓度升高,渗透压也升高,通过渗透作用,水随之进入细胞间隙。由于细胞间隙在管腔膜侧的紧密连接相对是密闭的,Na^+ 和水进入后就使其中的静水压升高,这一压力可促使 Na^+ 和水通过基膜进入相邻的毛细血管而被重吸收,但也可能使部分 Na^+ 和水通过紧密连接回漏(back-leak)至小管腔内。

　　另一部分的 Na^+ 通过 Na^+-H^+ 交换而主动重吸收。小管液中的 Na^+ 和细胞内的 H^+ 与管腔膜上的交换体结合进行逆向转运,使小管液中的 Na^+ 顺浓度梯度通过管腔膜进入细胞的同时,将细胞内的 H^+ 分泌到小管液中;进入细胞内的 Na^+ 随即被基侧膜上的 Na^+ 泵泵至细胞间隙而主动重吸收。分泌到小管液中的 H^+ 将有利于小管液中的 HCO_3^- 的重吸收。

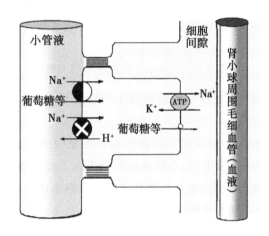

图 8-9　近球小管前半段重吸收

　　在近球小管后半段,NaCl 是通过细胞旁路和跨上皮细胞两条途径而被重吸收的(见图 8-10)。由于 HCO_3^- 重吸收速率大于 Cl^- 重吸收,Cl^- 留在小管液中,造成近球小管后半段的 Cl^- 浓度比管周组织间液高 $20\%\sim40\%$。因此,Cl^- 顺浓度梯度经细胞旁路而重吸收回血。Cl^- 被动重吸收使小管液中正离子相对较多,造成管内外电位差,管腔内带正电,管外带负电,在这种电位差作用下,Na^+ 顺电位差通过细胞旁路而被动重吸收。Cl^- 通过细胞旁路重吸收是顺浓度梯度进行的,而 Na^+ 通过细胞旁路重吸收是顺电位梯度进行的,因此 NaCl 的重吸收是被动的。

　　NaCl 跨上皮细胞重吸收的基本机制与甲酸盐再循环有关,管腔膜上存在相互耦联的

Na^+-H^+ 交换和 Cl^--甲酸根交换。正常肾小管液中含有低浓度甲酸根,可与 Na^+-H^+ 交换中分泌到小管液中的 H^+ 结合,形成甲酸(formic acid,HF)。甲酸是脂溶性的,可迅速通过管腔膜进入细胞,在细胞内分解为 H^+ 和甲酸根。甲酸根和小管液中的 Cl^- 进行逆向转运,结果 Cl^- 进入细胞内并通过基侧膜而被重吸收,而甲酸根则从细胞内进入小管液。细胞内的 H^+ 则与小管液中的 Na^+ 进行逆向交换;Na^+ 进入细胞,并被 Na^+ 泵泵至细胞间隙,然后进入管周毛细血管而被重吸收,H^+ 分泌至小管液,再与小管液中的甲酸根结合,这样 H^+ 和甲酸盐可再循环使用,Cl^- 和 Na^+ 则被重吸收回血。

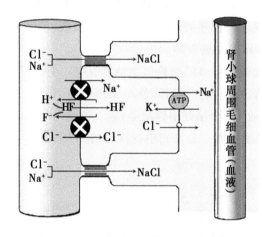

图 8-10 近球小管后半段 NaCl 重吸收

总之,约 2/3 的 NaCl 在近球小管前半段主动转运重吸收,1/3 在后半段被动转运重吸收。

水的重吸收是被动的,是靠渗透作用进行的。水重吸收的渗透梯度存在于上皮细胞和细胞间隙之间。在渗透作用下,水不断从小管液进入上皮细胞,并从细胞不断进入细胞间隙,造成细胞间隙静水压升高;加上管周毛细血管内静水压较低,胶体渗透压较高,水便通过周围组织间隙进入毛细血管而被重吸收。

2)HCO_3^- 重吸收与 H^+ 的分泌

HCO_3^- 的重吸收与小管上皮细胞管腔膜上的 Na^+-H^+ 交换有密切关系。HCO_3^- 在血浆中以 $NaHCO_3$ 的形式存在,滤过的 $NaHCO_3$ 滤入囊腔进入肾小管后可解离成 Na^+ 和 HCO_3^-。通过 Na^+-H^+ 交换,H^+ 由细胞内分泌到小管液中,Na^+ 进入细胞内,并与细胞内的 HCO_3^- 一起被转运回血(见图 8-11)。小管液中的 HCO_3^- 与分泌的 H^+ 结合生成 H_2CO_3,在碳酸酐酶作用下,H_2CO_3 迅速分解为 CO_2 和 H_2O。CO_2 是高度脂溶性物质,能迅速通过管腔膜进入细胞内,与 H_2O 结合生成 H_2CO_3。H_2CO_3 又解离成 H^+ 和 HCO_3^-。H^+ 通过 Na^+-H^+ 交换从细胞分泌到小管液中,HCO_3^- 则与 Na^+ 一起转运回血。因此,肾小管重吸收 HCO_3^- 是以 CO_2 的形式,而不是直接以 HCO_3^- 的形式进行的。CO_2 透过管腔膜的速度明显高于 Cl^- 的速度,因此,HCO_3^- 的重吸收率明显大于 Cl^- 的重吸收率(优先重吸收)。

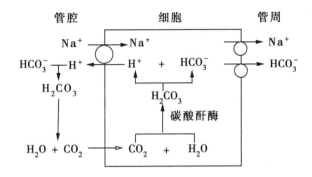

图 8-11　近球小管吸收 HCO_3^- 和分泌 H^+ 示意图

肾小管细胞每分泌一个 H^+,就吸收一个 Na^+ 和 HCO_3^- 回血。这在体内的酸碱平衡调节中起到重要作用。乙酰唑胺可抑制碳酸酐酶的活性,因此用乙酰唑胺后,Na^+-H^+ 交换就会减少,因而 $NaHCO_3$、$NaCl$ 和水的排出增加,可引起利尿。

3) K^+ 的重吸收

微穿刺实验表明,肾小球滤过的 K^+,67% 左右在近球小管重吸收回血液,而尿中的 K^+ 主要是由远曲小管和集合管分泌的。

4) 葡萄糖重吸收

肾小球滤过液中的葡萄糖浓度与血糖浓度相同,但尿中几乎不含葡萄糖,这说明葡萄糖全部被重吸收回血液。微穿刺实验表明,重吸收葡萄糖的部位仅限于近球小管,尤其是在近球小管前半段,其他各段肾小管都没有重吸收葡萄糖的能力。因此,如果在近球小管以后的小管液中仍含有葡萄糖,则尿中将出现葡萄糖。

葡萄糖是不带电荷的小分子物质,它是逆浓度梯度重吸收的,是由 Na^+ 继发性主动同向转运而被重吸收的。葡萄糖的重吸收与 Na^+ 同向转运密切相关。葡萄糖和 Na^+ 分别与管腔膜上的同向转运体蛋白的结合位点相结合而进行同向转运。

近球小管对葡萄糖的重吸收有一定限度。当血液中葡萄糖浓度超过 $160 \sim 180$ mg/100 mL时,有一部分肾小管对葡萄糖的吸收已达到极限,尿中开始出现葡萄糖,称为尿糖,此时的血糖浓度称为肾糖阈。血糖浓度再继续升高,尿中葡萄糖含量也将随之不断增加;当血糖浓度超过 300 mg/100 mL 后,全部肾小管对葡萄糖的吸收均已达到极限,此值即为葡萄糖吸收极限量。此时,尿葡萄糖排出率则随血糖浓度升高而平行增加。人肾的葡萄糖吸收极限量,男性为 375 mg/min,女性为 300 mg/min。

5) 其他物质的重吸收和分泌

小管液中氨基酸、磷酸盐和硫酸盐的重吸收与葡萄糖重吸收的机制相同,是通过不同转运载体,与 Na^+ 同向转运的过程。正常时进入滤液中的微量蛋白质则通过肾小管上皮细胞吞饮作用而被重吸收。

体内代谢产物和进入体内的某些物质如青霉素、酚红、大部分的利尿药等,由于与血浆中蛋白结合而不能通过肾小球滤过,它们均在近球小管被主动分泌到小管液中而排出体外。

(2)髓袢

小管液流经髓袢过程中,约 20％的 Na^+、Cl^- 和 K^+ 等物质被进一步重吸收。其主要发生在髓袢升支粗段,而且 NaCl 在髓袢升支粗段的重吸收与尿液稀释和浓缩机制密切相关。

髓袢升支粗段 Cl^- 是逆电化学梯度被上皮细胞重吸收的。微穿刺灌流实验发现,兔髓袢升支粗段管腔内为正电位($+2\sim+10mV$)。如果灌流液中不含 K^+,则管内的正电位基本消失,Cl^- 重吸收率很低,如果灌流液中不含 Cl^-,则管内的正电位也消失。这说明管腔内正电位与 Cl^- 的重吸收和小管液中的 K^+ 有密切关系。如果在髓袢升支粗段管周的浸浴液中加入选择性 Na^+ 泵抑制剂哇巴因(ouabain)抑制 Na^+ 泵后,Cl^- 的转运也受阻,说明 Na^+ 泵是 Cl^- 重吸收的重要因素。因此设想在升支粗段管腔膜处 Na^+、K^+ 和 Cl^- 三种离子是由同一载体转运的,其转运比例为 Na^+：$2Cl^-$：K^+。用 Na^+：$2Cl^-$：K^+ 同向转运模式来解释升支粗段 NaCl 的继发性主动重吸收。其基本观点为:①髓袢升支粗段上皮细胞基侧膜上有 Na^+ 泵,不断将 Na^+ 泵向细胞外的组织间液中,使细胞内的 Na^+ 浓度下降,形成管腔内 Na^+ 进入细胞内的浓度梯度。②小管液中的 Na^+ 与管腔膜上同向转运体结合,并形成 Na^+：$2Cl^-$：K^+ 同向转运复合物,Na^+ 顺电化学梯度进入细胞内将 $2Cl^-$ 和 K^+ 同向转运至细胞内。③进入细胞内时 Na^+、$2Cl^-$ 和 K^+ 的去向各不相同:Na^+ 由 Na^+ 泵泵至组织间液,$2Cl^-$ 由于浓度梯度经管周膜上 Cl^- 通道进入组织间液,而 K^+ 则顺浓度梯度经管腔膜返回管腔内,再与同向转运体结合,继续参与 Na^+：$2Cl^-$：K^+ 的同向转运,循环使用。④由于 $2Cl^-$ 进入组织间液,K^+ 返回管腔内,这就导致管腔内出现正电位;由于管腔内正电位,使管腔液中的 Na^+ 等正离子顺电位差从细胞旁路进入组织间液,这是不耗能的 Na^+ 被动重吸收。

从上述模式可以看出,由于 Na^+ 泵的活动,继发性主动重吸收了 $2Cl^-$,同时伴有 $2Na^+$ 的重吸收,其中 $1Na^+$ 是主动重吸收,另外 $1Na^+$ 通过细胞旁路而被动重吸收,这样为 Na^+ 的重吸收节约了 50％能量消耗。

髓袢升支粗段对水的通透性很低,随着 NaCl 不断被上皮细胞重吸收至组织间液,造成小管液低渗,而组织间液高渗。这种水和盐重吸收的分离,有利于尿液的浓缩和稀释。某些利尿药物(如速尿、利尿酸等)就是通过作用于 Na^+：$2Cl^-$：K^+ 同向转运体、复合体而发挥利尿作用的。它们抑制同向转运复合体的转运功能,使管腔内正电位消失,进而抑制了 NaCl 的重吸收,干扰尿的浓缩机制,发挥利尿效应。

(3)远球小管和集合管

远曲小管和集合管上皮细胞间隙的紧密连接对小离子如 Na^+、K^+ 和 Cl^- 等的通透性低,这些离子不易通过紧密连接回漏至小管腔内,因此可建立起来较大的管内外离子浓度梯度和电位梯度。在远曲小管和集合管,重吸收大约 12％滤过的 Na^+ 和 Cl^-,重吸收一定量的水,分泌不同量的 K^+ 和 H^+。远曲小管和集合管对水的重吸收主要受抗利尿激素调节,而 Na^+ 和 K^+ 的转运主要受醛固酮调节。

在远曲小管初段,对水的通透性很低,随着 NaCl 的主动重吸收,继续产生低渗小管液。目前知道,远曲小管的 Na^+ 泵在肾单位中活性最高。Na^+ 泵不断将 Na^+ 泵出细胞而主动重吸收回血,而小管液中的 Cl^- 通过 Na^+-Cl^- 同向转运进入细胞。噻嗪类利尿药可抑制 NaCl 同向转运体,产生利尿效应。

8.2.3 肾小管与集合管的分泌功能

远曲小管后段和集合管远曲小管后段和集合管含有两类细胞,即主细胞和闰细胞。主细胞重吸收 Na^+ 和水,分泌 K^+;闰细胞则主要分泌 H^+。主细胞重吸收 Na^+ 主要通过管腔膜上的 Na^+ 通道。管腔内的 Na^+ 顺电化学梯度通过管腔膜上的 Na^+ 通道进入细胞,然后由 Na^+ 泵泵至细胞间液而被重吸收。

1.K^+ 的分泌

尿中排出的 K^+ 和 Na^+ 的来源不同,尿中的 Na^+ 是肾小球滤出后未被肾小管重吸收的多余 Na^+,而尿中的 K^+ 则主要是远球小管和集合管分泌的。尿中 K^+ 的排泄量视 K^+ 的摄入量而定。高钾饮食可排出大量的钾,低钾饮食则尿中排钾量少,即使是无钾饮食时,尿中也会排出钾。但如饮食无钠时,尿中也无钠排出。这说明机体保钠能力明显大于保钾。

K^+ 分泌的机制可概括为:①远曲小管后段和集合管的主细胞内的 K^+ 浓度明显高于小管液中的 K^+ 浓度,K^+ 便顺浓度梯度从细胞内通过管腔膜上的 K^+ 通道进入小管液。②在远曲小管和集合管,主细胞基侧膜上的 Na^+ 泵将细胞内的 Na^+ 泵至细胞间隙而被重吸收,小管液中 Na^+ 通过主细胞的管腔膜上的 Na^+ 通道进入细胞,使管腔内带负电位($-40 \sim -10$ mV)。这种电位梯度也成为 K^+ 从细胞内分泌至管腔的动力。这类 Na^+ 泵的活动是生电性的。③进入主细胞的 Na^+,可刺激基侧膜上的 Na^+ 泵,使更多的 K^+ 从细胞外液中泵入细胞内,提高细胞内 K^+ 浓度,增加细胞内和小管液之间的 K^+ 浓度梯度,从而促进 K^+ 是顺浓度差分泌。因此,K^+ 的分泌与 Na^+ 的重吸收相关联,即所谓的 K^+-Na^+ 交换作用。

2.H^+ 的分泌

在远曲小管和集合管的闰细胞分泌 H^+ 是一个逆电化学梯度进行的主动转运过程。闰细胞管腔膜上有 H^+ 泵,能将细胞内的 H^+ 泵入小管腔内。细胞内的 CO_2 和 H_2O 在碳酸酐酶催化作用下生成 H^+ 和 HCO_3^-,H^+ 由 H^+ 泵泵至小管液 $^+$,HCO_3^- 则通过基侧膜回到血液中,因而 H^+ 分泌和 HCO_3^- 的重吸收密切相关。闰细胞分泌的 H^+ 与 $H_2PO_4^+$ 结合形成 H_2PO_4,这是尿中的可滴定酸,分泌的 H^+ 还可与上皮细胞分泌的 NH_3 结合,形成铵根(NH_4^+)。最后以氯化铵(NH_4Cl)的形式从尿中排出。可滴定酸和 NH_4^+ 都不易透过管腔膜进入细胞,它们留在小管液中是决定尿液酸碱的重要因素。

3.NH_3 的分泌

远曲小管和集合管的上皮细胞在代谢过程中不断地生成 NH_3,这些 NH_3 主要由谷氨酰胺脱氨而来。NH_3 具有脂溶性,能通过细胞膜向小管周围组织间液和小管液自由扩散。

扩散量取决于两种液体的 pH 值。小管液的 pH 值较低（H^+ 浓度较高），所以 NH_3 较易向小管液中扩散。分泌的 NH_3 能与小管液中的 H^+ 结合并生成 NH_4^+，小管液中 NH_3 浓度因而下降，于是管腔膜两侧形成了 NH_3 浓度梯度，此浓度梯度又加速了 NH_3 向小管液中扩散。由此可见，NH_3 的分泌与 H^+ 的分泌密切相关；H^+ 分泌增加促使 NH_3 分泌增多。NH_3 与 H^+ 结合并生成 NH_4^+ 后，可进一步与小管液中的强酸盐（如 NaCl 等）的负离子结合，生成酸性铵盐（NH_4Cl 等）并随尿排出。强酸盐的正离子（如 Na^+）则与 H^+ 交换而进入肾小管细胞，然后和细胞内 HCO_3^- 一起被转运回血。因此，肾小管细胞分泌 NH_4^+ 不仅促进 H^+ 的排出，而且也促进了 $NaHCO_3$ 的重吸收。

由于 H^+ 的分泌和钾的分泌都需与 Na^+ 交换进行，因此 H^+-Na^+ 交换和 K^+-Na^+ 交换具有相互竞争作用。当 Na^+ 与 H^+ 交换增多时，与 K^+ 交换就减少；反之亦然。如在机体酸中毒情况下，肾小管上皮细胞分泌 H^+ 增加，H^+ 与 Na^+ 交换增多，而 K^+-Na^+ 交换减少。尿排 H^+ 增多，而排 K^+ 减少，可发生高钾血症，属临床急症。

8.3 尿液的浓缩和稀释

尿液的稀释和浓缩，是将尿液的渗透压与血浆的渗透压相比较而确定的。当体内缺水时，机体将排出渗透浓度明显高于血浆渗透浓度的主渗尿，即尿被浓缩。而体内水过剩时，将排出渗透浓度低于血浆渗透浓度的低渗尿。所以，根据尿的渗透浓度可以了解肾的渗透浓度和稀释能力。如果尿的渗透压与血浆渗透压相等，称为等渗尿。当肾功能严重损坏时，浓缩和稀释功能下降，无论饮水多少，排出的尿渗透压总与血浆渗透压相等。因此，可根据尿的渗透压了解肾脏对尿液的浓缩和稀释功能。肾的浓缩和稀释能力，在维持体液平衡和渗透压恒定中有极为重要的作用。尽管人体摄入的水量和其他途径排出的液体量会变化很大，但肾脏通过对尿液的浓缩与稀释，得以保持体内水和渗透压的平衡。

8.3.1 尿液的稀释

当小管液中的溶质被重吸收而水不易被重吸收时，则造成尿液的稀释。这种情况主要发生在髓袢升支粗段。由于髓袢升支粗段能主动重吸收 Na^+ 和 Cl^-，而对水不通透，故水不被重吸收，造成髓袢升支粗段小管液为低渗。在体内水过剩而抗利尿激素释放被抑制时，集合管对水的通透性非常低。因此，髓袢升支粗段的小管液流经远曲小管和集合管时，NaCl 继续重吸收，而水不被重吸收，使小管液渗透浓度进一步下降。其可降低至 $50\ mOsm/(kg \cdot H_2O)$，形成低渗尿，造成尿液的稀释。如果抗利尿激素完全缺乏时，如严重尿崩症患者，每天可排出高达 20 L 的低渗尿，相当于肾小球滤过量的 10%。

8.3.2 肾髓质高渗梯度现象

尿液的浓缩与稀释过程主要是在肾髓质进行的，它与肾髓质保持高渗状态并呈现高渗梯度现象有密切关系。

用冰点下降法测定大鼠肾脏分层切片的渗透压。从皮质向髓质层进行切片，检查各片组织液的渗透压，并与血浆渗透压相比较。结果发现，肾皮质的组织液与血浆渗透压浓度之比为 1.0,这表明皮质渗透压与血浆渗透压相等。由皮质向髓质不断深入,比值不断升高,分别为 2.0、3.0、4.0 等,表明肾髓质的组织液是高渗的。越接近肾乳头,渗透压越高,这一现象称为肾髓质高渗梯度。用微穿刺技术研究证明,髓祥的小管液也呈现与肾髓质相同的渗透压梯度现象(见图 8-12)。

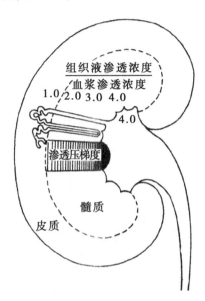

图 8-12　肾髓质渗透压梯度示意图

注:线条越密,表示渗透压越高。

髓质渗透梯度的形成可以用肾小管各段对水和溶质通透性不同和逆流倍增现象来解释。

8.3.3　肾髓质高渗梯度的形成

肾髓质高渗梯度的形成,目前多用逆流倍增学说来解释。

1.逆流交换和逆流倍增

物理学中逆流的含义是指两个并列的管道,其中液体流动的方向相反,如图 8-13 所示。甲管中液体向下流,乙管中液体向上流。如果甲乙两管下端是连通的,而且两管间的隔膜容许液体中的溶质或热能在两管间交换,便构成了逆流系统。在逆流系统中,由于管壁通透性和管道周围环境的作用,就会产生逆流倍增现象。

逆流倍增现象可根据图 8-14 的模型来理解。模型中含有钠盐的液体从甲管流进,通过管下端的弯曲部分又折返流入乙管,然后从乙管反向流出,构成逆流系统。溶液流动时,由于 M_1 膜能主动将 Na^+ 由乙管泵入甲管,而 M_1 膜对水的通透性又很低,因此,甲管中液体在向下流动过程中将不断接受由乙管泵入的 Na^+ ,于是

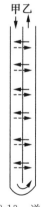

图 8-13　逆流系统示意图

注:甲管内液体向下流,乙管内液体向上流。

Na^+的浓度不断增加（倍增）。结果甲管中溶液自上而下的渗透浓度会越来越高，到甲乙管下端连接的弯曲部分时 Na^+ 浓度达最大。液体折返从乙管由下向上流时，Na^+ 浓度降低。这样，不论是甲管还是乙管，从上而下来比较，溶液的渗透浓度均逐渐升高，即出现了逆流倍增现象，形成了渗透梯度。如果有渗透浓度较低的溶液从丙管向下流动，而且 M_2 膜对水不能通透，对溶质不通透，水将因渗透作用而进入乙管。这样丙管内溶质的浓度将逐渐增加，从丙管下端流出的液体成了高渗溶液。

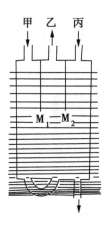

图 8-14　逆流倍增作用模型

注：甲管内液体向下流；乙管内液体向上流；丙管内液体向下流；
M_1 膜能将液体中 Na^+ 由乙管泵入甲管，且对水不易通透。M_2 ＋膜对
水易通透，髓袢、集合管的结构排列与上述的逆流倍增的模型很相似。

　　在外髓部，由于髓袢升支粗段能主动重吸收 Na^+ 和 Cl^-（见图 8-15），而对水不通透，故升支粗段内小管液向皮质方向流动时，管内 NaCl 浓度逐渐降低，小管液渗透浓度逐渐下降；而升支粗段外围组织产液则变成高渗。髓袢升支粗段位于外髓部，故外髓部的渗透梯度主要是由升支粗段 NaCl 的重吸收所形成。愈靠近皮质部，渗透浓度越低；愈靠近内髓部，渗透浓度越高。

　　在内髓部，渗透梯度的形成与尿素的再循环和 NaCl 重吸收有密切关系：

　　1）远曲小管及皮质部和外髓部的集合管对尿素不易通透，但小管液流经远曲小管及皮质部和外髓部的集合管时，在抗利尿激素作用下，对水通透性增加，由于外髓部高渗，水被重吸收，所以小管液中尿素的浓度逐渐升高。

　　2）当小管液进入内髓部集合管时，由于管壁对尿素的通透性增大，小管液中尿素就顺浓度梯度通过管壁向内髓部组织间液扩散，造成了内髓部组织间液中尿素浓度的增高，渗透浓度因之而长高。

　　3）髓袢降支细段对尿素不易通透，而对水则易通透，所以在渗透压的作用下，水被"抽吸"出来，从降支细段进入内髓部组织间液。由于降支细段对 Na^+ 不易通透，小管液将被浓缩，于是其中的 NaCl 浓度愈来愈高，渗透浓度不断升高，到折返处，浓度达峰值。

4）升支细段对水不通透,对 Na^+ 易通透,Na^+ 将顺浓度梯度而被动扩散至内髓部组织间液,从而进一步提高了内髓部组织间液的渗透浓度。内髓部组织间液的渗透浓度,是由内髓部集合管扩散出来的尿素以及髓袢升支细段扩散出来的 NaCl 两个因素造成的。

小管液在升支细段流动过程中,由于 NaCl 扩散到组织间液,而且该管壁又对水不易通透,所以造成了管内 NaCl 浓度逐渐降低,渗透浓度也逐渐降低,这样降支细段与升支细段就构成了一个逆流倍增系统,使内髓部组织间液形成了渗透梯度。

5）尿素是可以再循环的,因为升支细胞对尿素具有中等的通透性,所以从内髓部集合管扩散到组织间液的尿素可以进入升支细段,而后流过升支粗段、远曲小管、皮质部和外髓部集合管,又回到内髓部集合管外再扩散到内髓部组织间液,这样就形成了尿素的再循环(见图 8-15)。

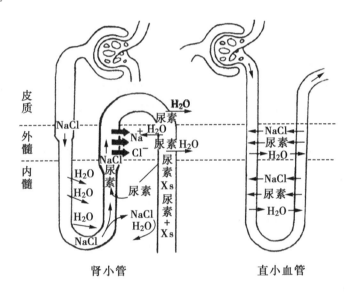

图 8-15　尿浓缩机制示意图

注:粗箭头表示升支粗段主动重吸收 Na^+ 和 Cl^-;粗线表示髓袢升支粗段和远曲小管前段对水不通透,Xs表示未被重吸收的溶质。

从髓质渗透梯度形成全过程来看,髓袢升支粗段对 Na^+ 和 Cl^- 的主动重吸收是髓质渗透梯度建立的主要动力,而尿素和 NaCl 是建立髓质渗透梯度的主要溶质。

8.3.4　直小血管在保持肾髓质高渗中的作用

直小血管是由近髓肾单位出球小动脉分支而来的 U 形毛细血管,与髓袢伴行,血流阻力较大,血流缓慢。直小血管的作用在于维持肾髓质高渗环境。

在上述肾小管的尿浓缩和稀释作用中,不断有溶质(NaCl 和尿素)进入髓质组织间液形成渗透梯度,也不断有水被肾小管和集合管重吸收至组织间液。因此,必须把组织间液中多余的溶质和水除去才能保持髓质渗透梯度。

直小血管降支进入髓质的入口处,其血浆渗透压为 300 mOsm/L。由于直小血管对溶质和水的通透性高,当它在向髓质深部下行过程中,周围组织间液中的溶质就会顺浓度梯度不断扩散到直小血管降支中,而其中的水则渗出到组织间液,使血管中的血浆渗透浓度与组织间液达到平衡。因此,越向内髓部深入,降支血管中的溶质浓度越高,在折返处,其渗透压也可高达 1200 mOsm/L。如果直小血管降支此时离开髓质,就会把从进入直小血管降支中的大量溶质流回循环系统,而从直小血管内出来的水保留在组织间液,这样髓质渗透梯度就不能维持。由于直小血管是 U 型结构,因此当直小血管升支从髓质深部返回外髓部时,血管内的溶质浓度比同一水平组织间液的高,溶质又逐渐扩散回组织间液,并且可以再进入降支。所以,当直小血管升支离开外髓部时,只把多余的溶质带回循环中。此外,通过渗透作用,组织间液中的水不断进入直小血管升支,又使组织间液中多余的水随血流返回循环,这样就维持了肾髓质的渗透梯度。

8.4 尿生成的调节

尿的生成有赖于肾小球的滤过作用,以及肾小管、集合管的重吸收和分泌作用。因此,机体对尿的生成的调节也就是通过对滤过作用和重吸收、分泌作用的调节来实现的。肾小管和集合管功能的调节包括肾内自身调节和神经、体液调节。

8.4.1 肾内自身调节

肾内自身调节包括小管液中溶质浓度的影响、球-管平衡和管-球反馈。

1.小管液中溶质的浓度

小管液中溶质所呈现的渗透压,是对抗肾小管重吸收水分的力量。如果小管液溶质浓度很高,渗透压很大,就会妨碍肾小管特别是近球小管对水的重吸收,小管液中的 Na^+ 被稀释而浓度下降,小管液中与细胞内的 Na^+ 浓度差变小,Na^+ 重吸收减少,因此不仅尿量增多,NaCl 排出也增多。这种利尿方式称为渗透性利尿。糖尿病患者的多尿,就是由于小管液中葡萄糖含量增多,肾小管不能将葡萄糖完全重吸收回血,小管液渗透压因而增高,结果妨碍了水和 NaCl 的重吸收所造成的。临床上有时给患者使用肾小球滤过而又不被肾小管重吸收的物质(如甘露醇等),利用它来提高小管液中溶质的浓度,借以达到利尿和消除水肿的目的。

2.球-管平衡

肾小管对溶质和水的重吸收量随肾小球滤过率(GFR)的变化而变化,GFR 增多时,肾小管的重吸收量也增多,反之亦然。但是近端肾小管的重吸收率始终保持在肾小球滤过率的 65%~70%,这种现象称为管球平衡(glomerulotubular balance)。管球平衡具有重要生理意义,它使尿中排出的溶质和水不致因 GFR 的变化而出现大幅度变化。在病理情况下,球管平衡可被破坏,对机体产生不良影响。例如充血性心力衰竭时,因有效循环血量明显减少,引起交感神经兴奋,肾内血流重分布,皮质肾单位的血流量减少,而近髓肾单位血量增多,这些肾单位重吸收钠和水的功能比皮质肾单位强,因而肾小管重吸收钠水功能增强,易发生钠水潴留,严重者形成水肿。

8.4.2　神经和体液调节

1.交感神经系统

肾交感神经兴奋通过下列作用影响尿生成:①入球小动脉和出球小动脉收缩,而前者血管收缩比后者更明显。因此,肾小球毛细血管的血浆流量减少和肾小球毛细血管的血压下降,肾小球的有效滤过压下降,肾小球滤过率减少。②刺激球旁器中的颗粒细胞释放肾素,导致循环中的血管紧张素Ⅱ和醛固酮含量增加,增加肾小管对NaCl和水的重吸收。③增加近球小管和髓袢上皮细胞重吸收Na^+、Cl^-和水。肾交感神经兴奋时其末梢释放去甲肾上腺素。作用于近球小管和髓袢细胞膜上的α_1肾上腺素能受体,增加Na^+、Cl^-和水的重吸收。抑制肾交感神经活动则有相反的作用。

2.抗利尿激素

(1)抗利尿激素的来源和作用

抗利尿激素(antidiuretic hormone,ADH)又称血管升压素(vasopressin,AVP),是由9个氨基酸残基组成的肽类,它是下丘脑的视上核和室旁核的神经元分泌的一种激素。它在细胞体中合成,经下丘脑-垂体束以轴浆流动被运输到神经垂体然后释放出来。

ADH的作用主要是提高远曲小管和集合管上皮细胞对水的通透性,从而增加水的重吸收,使尿液浓缩,尿量减少(抗利尿)。此外,抗利尿激素也能增加髓袢升支粗段对NaCl的主动重吸收和内髓部集合管对尿素的通透性,从而增加髓质组织间液的溶质浓度,提高髓质组织间液的渗透浓度,有利于尿液浓缩。

(2)抗利尿激素分泌的调节

调节抗利尿激素的主要因素是血浆晶体渗透压和循环血量、动脉血压。

1)血浆晶体渗透压的改变:下丘脑视上核区域有渗透压感受器,对血浆晶体渗透压的改变非常敏感。大量发汗、严重呕吐或腹泻等情况使机体失水时,血浆晶体渗透压升高,对渗透压感受器刺激作用增强,可引起抗利尿激素分泌增多,使肾对水的重吸收活动明显增强,导致尿液浓缩和尿量减少。其结果是使体内水分相应增多,使晶体渗透压回降。相反,大量饮清水后,血液被稀释,血浆晶体渗透压下降,对渗透压感受器的刺激作用减小,抗利尿激素释放量减少,以致肾对水的重吸收量减少,而致尿量增加,从而使机体内多余的水排出体外,这种大量饮用清水后引起尿量增多的现象,称为水利尿,它是临床上用来检测肾稀释能力的一种常用的试验。如图8-16所示,正常人一次饮用1 L清水后,约过半小时,尿量就开始增加,到第一小时末,尿量可达最高值,随后尿量减少,2～3小时后尿量恢复到原来水平;如果饮用的是生理盐水,则排尿量不出现饮清水后那样的变化。

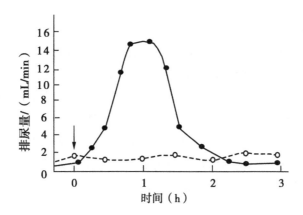

图 8-16　一次饮 1 L 清水(实线)和饮 1 L 等渗盐水(0.9％ NaCl 溶液)(虚线)后的排尿率

注:箭头表示饮水时间。

2)循环血量的改变:位于左心房和胸腔大静脉中的容量感受器可受循环血量的刺激,反射性地调节 ADH 的释放。当循环血量增多时,容量感受器传入冲动增加,导致 ADH 释放量减少,尿量增加,使循环血量回降。反之,循环血量减少时,容量感受器传入冲动减少,ADH 释放量增多,肾对水的重吸收量增多,尿量减少,有利于循环血量的恢复。可见,通过调节 ADH 的释放量对于保持循环血量和血浆晶体渗透压相对恒定有重要意义。

3.肾素-血管紧张素-醛固酮系统

(1)醛固酮的来源和作用

醛固酮由肾上腺皮质球状带合成和分泌。醛固酮的主要作用是促进远曲小管和集合管的主细胞重吸收 Na^+,同时促进 K^+ 的排出,所以醛固酮有保 Na^+ 排 K^+ 保水的作用。

(2)醛固酮分泌的调节

醛固酮的分泌主要受肾素-血管紧张素-醛固酮系统以及血 Na^+ 和血 K^+ 浓度的调节。

1)肾素-血管紧张素-醛固酮系统:肾素主要是由球旁器中的颗粒细胞分泌的,它是一种蛋白水解酶,能催化血浆中的血管紧张素原使之生成十肽血管紧张素 I。血管紧张素 I 的主要作用是刺激肾上腺髓质释放肾上腺素。血液和组织中,特别是肺组织中有血管紧张素转换酶,转换酶可使血管紧张素 I 降解,生成血管紧张素 II。血管紧张素 II 可刺激肾上腺皮质球状带合成和分泌醛固酮。血管紧张素 II 对尿生成的调节包括:①刺激醛固酮的合成和分泌,醛固酮可调节远曲小管和集合管上皮细胞的 Na^+ 和 K^+ 转运;②可直接刺激近球小管对 NaCl 的重吸收,使尿中排出的 NaCl 减少;③刺激垂体后叶释放抗利尿激素,因而增加远曲小管和集合管对水的重吸收,使尿量减少。血管紧张素 II 又可在氨基肽酶的作用下,降解为血管紧张素 III。

肾素-血管紧张素-醛固酮系统活动强弱取决于肾素的释放量,而肾素释放的多少受多方面因素的调节。肾内有两种感受器与肾素分泌的调节有关:一种是入球小动脉处的牵张感受器;另一种是致密斑感受器。当动脉血压下降,循环血量减少时,肾内入球小动脉的压力也下降,血流量减少,于是对小动脉壁的牵张刺激减弱,这便激活了牵张感受器,肾素释放量因此而增加;同时,由于入球小动脉的压力降低和血流量减少,肾小球滤过率减少,到达致密斑的 NaCl 减少,于是激活了致密斑感受器,肾素释放量也可增加。

此外,颗粒细胞受交感神经支配,肾交感神经兴奋时(如循环血量减少)能引致肾素的释放量增加。肾上腺素和去甲肾上腺素也可直接刺激颗粒细胞,促使肾素释放增加。

2)血 K^+ 浓度、血 Na^+ 浓度:醛固酮的分泌除了受血管紧张素调节外,血 K^+ 浓度升高和血 Na^+ 浓度降低,可直接刺激肾上腺皮质球状带增加醛固酮的分泌,导致保 Na^+ 排 K^+,从而维持了血 K^+ 和血 Na^+ 浓度的平衡。反之,血 K^+ 浓度降低,或血 Na^+ 浓度升高,则醛固酮分泌减少。醛固酮的分泌对血 K^+ 浓度升高十分敏感,血 K^+ 仅增加 $0.5 \sim 1.0$ mmol/L 就能引起醛固酮分泌;而血 Na^+ 浓度必须降低很多才能引起同样的反应。

4.心房钠尿肽

心房钠尿肽(atrial natriuretic pepitde,ANP)是心房肌合成分泌的激素。循环中的心房钠尿肽是由 28 个氨基酸残基组成的。它有明显的促进 NaCl 和水的排出作用,其作用机制包括:①抑制集合管对 NaCl 的重吸收;②使出球小动脉、尤其是入球小动脉舒张,增加肾血浆流量和肾小球滤过率;③抑制肾素的分泌;④抑制醛固酮的分泌;⑤抑制抗利尿激素的分泌。

8.5　尿的排放

尿的生成是个连续过程,而膀胱排尿(micturation)则是间歇过程,尿液生成后以终尿形式储存于膀胱内,储尿量达一定程度时,通过反射性排尿排出体外。

8.5.1　膀胱与尿道的神经支配

膀胱排尿(micturition)反射活动的效应器是膀胱逼尿肌和尿道内括约肌,受交感神经和副交感神经传出神经支配。副交感神经兴奋时,逼尿肌收缩、膀胱内括约肌松弛,促进尿排出;交感神经兴奋时,作用相反,产生抑制排尿效应。

传导膀胱充胀感觉的传入纤维在盆神经中,传导膀胱痛觉的传入纤维在腹下神经中,而传导尿道感觉的传入纤维在阴部神经中。

膀胱外括约肌受躯体神经(阴部神经)支配(见图 8-17),兴奋时可使膀胱括约肌收缩,这一作用是可受意识控制的。

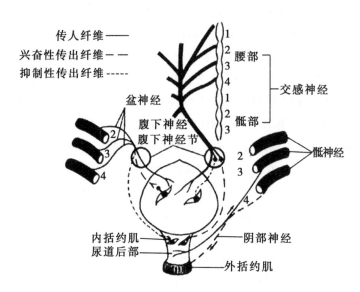

图 8-17　膀胱和尿道的神经支配

8.5.2　排尿反射

排尿活动是一种反射。当膀胱尿量充盈到一定程度（400～500 mL）时，膀胱壁的牵张感受器受到刺激而兴奋（在 400～500 mL 时，因膀胱的伸展性，膀胱内压升高不明显），发出冲动沿盆神经传入，到达骶髓的排尿反射初级中枢。同时，冲动也到达脑干和大脑皮层的排尿反射高位中枢，引起排尿欲。

排尿反射实现时，冲动沿盆神经传出，逼尿肌收缩、内括约肌松弛，尿液进入尿道。这时尿液又刺激尿道的感受器，冲动沿阴部神经再次传到脊髓排尿中枢，进一步加强其活动，使外括约肌开放，尿液被强大的膀胱内压（可达 14.7 kPa 或 150 mmH_2O）驱出。尿液对尿道的刺激可进一步反射性地加强排尿中枢的活动，这是一种正反馈，使排尿反射一再加强，直至尿液排完为止。

8.5.3　排尿异常

尿频：排尿次数过多，主要由膀胱炎症或结石等机械刺激引起。

尿潴留：膀胱中尿液充盈过多而不能排出者，可见于膀胱麻痹或尿路阻塞所至。

尿失禁：排尿失去意识，是脊髓受损，以至初级中枢失去了大脑高级中枢的控制所致。

8.6　临床尿动力学的测定

"尿动力学技术规范"（Good Urodynamic Practice，GUP）是国际尿控协会（ICS）第一份关于尿动力测量、质量控制和结果判断的技术规范报告，它既适用于临床工作又适用于基础研究。这份报告着重描述了最常用的尿动力检查，包括尿流率测定、充盈期的膀胱压力测定以及压力-流率测定。尿动力学技术规范主要讨论了尿动力检查的策略、仪器的设定和配置、信号的检测、可靠性的控制、信号模式的识别、赝象的矫正等方面。只有与判断数据质量有关时才提及一些数据的分析问题,现将其主要内容介绍如下。

尿动力学技术规范包括三方面内容(三要素):①明确的适应证,适当选择相关的检查项目和步骤(适当的方法选择);②具有质量控制和完整数据记录的精确测量(精确的测量过程);③准确的数据分析并给出正确的报告结果(准确的结果分析)。

临床尿动力检查的目的是要在检查过程中再现患者的症状以探究造成这些症状的原因,并分析其相关的病理生理过程。因此,当我们确认一个诊断,或者给出一个新的特定的尿动力诊断时,定量测量可以通过影像(影像尿动力学)来补充证明。除了最简单的尿流率检查以外,尿动力检查尚不能完全自动完成。这不是测量本身的内在问题,而是由于尿动力仪器目前的局限性和缺少关于测量的准确方法,以及缺乏信号处理、量化、记录、分析的统一标准等原因所致。随着尿动力学技术规范的发表,我们期望必要的自动化方面的技术发展也将随之进行。尿动力通过测量相关的生理参数可以直接评价下尿路的功能状态。首先是通过详尽的病史、体格检查和标准的泌尿系检查提出尿动力所要解决的问题。患者需要在排尿日记中记录排尿情况和相关症状,并行自由尿流率检查,了解有无残余尿量。这些非侵入性的检查要在充盈期膀胱测压、压力-流率测定等有创性的检查之前进行,帮助我们了解尿动力学需要解决的问题。

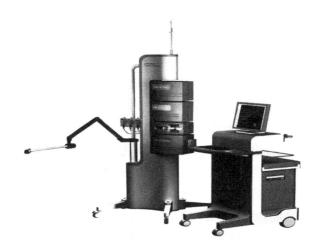

图 8-18　Nidoc 970A 金锐(r)尿动力学分析仪

8.6.1　排尿情况及相关症状的记录

排尿时间表需要记录每次排尿的时间。频率-尿量表不但要记录每次排尿的时间,还要记录每次排尿的尿量。除此之外,排尿日记还要记录每次排尿的相关症状和伴随事件,如尿频、疼痛、尿失禁事件及尿垫使用情况。这里建议至少要记录患者两天的排尿日记。从中我们可以了解患者的平均排尿量、排尿频率,如果记录患者的睡眠时间还可确定昼与夜的尿量和夜尿情况。这些信息客观地确认了患者的症状,而且对接下来的尿动力检查的可靠性控制可提供很有价值的帮助,如可以避免患者膀胱的过度充盈。

8.6.2 自由尿流率检查

尿流率检查是一种无创和相对便宜的检查项目。因此对于大多数怀疑有下尿路功能障碍的患者来说,它是一项首选、必不可少的筛查项目。通过这种简单的尿动力检查,我们会获得一些客观和定量的信息,有助于我们理解患者储尿和排尿的相关症状。检查时应充分保护患者的隐私,要求患者在达到正常排尿欲望时开始排尿。必须询问患者该次排尿是否能够代表其通常的排尿状态并记录他们的观点。数据的自动分析结果必须经过人工检查,以排除赝象,确认后结果被记录报告。自由尿流率的结果必须与患者的排尿日记结果具有可比性。最后可使用超声测定残余尿量以完成对排尿功能的非侵入性评估。

1.正常的尿流

当膀胱出口被动松弛、逼尿肌主动收缩时产生一次正常排尿。一个容易膨胀的膀胱出口外加一次正常的逼尿肌收缩就会产生一条平滑的、具有一定高度增幅的弧形尿流率曲线。其他任何形状的曲线,如平坦的、不对称的或多峰的曲线都提示异常排尿,但并无病因方面的特异性。膀胱出口的开放应该是持续性的,这一机械特性可以通过测量尿道腔内流率控制带(FRCZ)的横截面积压力来确定。膀胱压低于最小尿道开放压时,尿道腔是闭合的;稍稍高于此压力时,尿道腔就会广泛开放。

在正常的逼尿肌收缩和较低的尿道压力下,正常的流率曲线是弧形的,并有一流率峰值。正常的流率曲线是平滑的没有任何急剧变化。曲线的形状取决于逼尿肌收缩的动力学特性,因为逼尿肌是平滑肌,它收缩时不会表现为剧烈的变化。如果逼尿肌收缩能力减弱或尿道压力持续升高,就会出现一个较低的尿流率和一条平滑低平的流率曲线。缩窄性的梗阻(如尿道狭窄)使尿道腔变窄,会导致一平坦的流率曲线。外压性的梗阻(如良性前列腺梗阻)会增加尿道开放压,表现为一平坦、不对称的流率曲线,伴有一缓慢下降的末段部分。在老年男性和女性患者中,由于逼尿肌无力,也会出现相同类型的流率曲线。逼尿肌收缩或腹压的波动及膀胱出口状态的改变(如间歇性的尿道括约肌活动),将会导致复杂的流率曲线。流率曲线的急剧变化可能存在着生理或物理性原因,或者由于出口阻力的改变(如括约肌或盆底肌肉的收缩或松弛、尿道腔的机械性压迫、尿道外口的干扰),或者由于排尿驱动力的改变(如增加腹压)所致。体内的这些变化可导致真实的尿流率改变。尿流的急剧改变也可能是一种赝象,如尿流和集尿漏斗或尿流计之间出现干扰,尿流落点在集尿漏斗表面的移动,患者自身的移动等都能使尿流信号在体外发生改变。

2.尿流率测定仪的准确性

尿流率测定中的流率是指单位时间排出体外的尿量,用mL/s表示。以前 ICS 技术报告制定了尿流率测定方面的技术性推荐意见,但没有通过特殊的检验比较不同类型的尿流计。然而尿流信号的准确度和精确度有赖于尿流计的类型、内部信号的处理,以及尿流计的正确校对和使用。期望的与实际的尿流率测定的精确度,应通过比较,从检查中获得的潜在信息和实际提取的由于临床和研究需要的信息来评价。一些包含于尿流中的生理和物理信息的相关情况在此列出。预期的临床应用的准确度不同于尿流计的机械性精确度。ICS 技术报告推荐以下标准:最大尿流率(Q_{max}):0～50 mL/s,排尿量:0～1 000 mL,最大时间常数:0.75 s,相对于满刻度的精确度为±5%,同时应获得一条能够代表对于整个测量范围的错误百分比的校正曲线。

3.尿流率测定过程中的一些问题

测定过程中的问题及从流率信号中提取的信息对于自由尿流率和压力-流率测定中的流率来说不尽相同。在自由尿流率测定中,尿流曲线的形状可能提示特殊类型的异常,但是可靠、特异、详尽的关于异常排尿原因的信息并不能仅从尿流曲线中获得。只有当流率测定与膀胱内、腹腔内压力同时描记,获得压力-流率的关系时,才能分析出逼尿肌的收缩情况和膀胱出口的功能情况对于整个排尿模式的各自贡献。

尿流率测定受许多重要因素的影响:

1)逼尿肌的收缩力:由于排尿功能反映的是松弛的膀胱出口与收缩的逼尿肌之间的相互作用,两者的变化均会影响尿流。在稳定的流出道条件下,尿流率的改变只与逼尿肌的活动变化有关。逼尿肌的收缩力可由于肌源性或神经源性的原因而起变化,这就导致了尿流率测定的明显变异。

2)膀胱流出道阻力:如果逼尿肌的收缩力恒定,出口阻力的变化会导致尿流率的变化,例如逼尿肌-尿道括约肌协同失调的患者。

3)膀胱容量:当膀胱容量增加时,逼尿肌肌纤维被拉长,与逼尿肌收缩相关的潜在的膀胱做功能力会增加。从膀胱空虚至 150～250 mL 时,膀胱做功增加最明显;膀胱容量超过 400～500 mL 时,逼尿肌会被过度牵拉,导致收缩力下降。所以 Q_{max} 与膀胱容量有一定的关系。这种关系的个体间差异较大,并且与病变类型和程度有关,如在缩窄性的梗阻中,Q_{max} 几乎不受容量的影响,在压迫性的梗阻中,随着膀胱出口阻力的增加和尿流率下降,Q_{max} 受容量的影响程度也随之减小。

4)技术性因素:流率信号也受测量技术和信号处理的影响。体外的尿流应该无改变地到达集尿器,而且尽可能减少时间的延迟。然而任何漏斗或集尿装置与尿流计一样,都将不可避免地改变尿流率的记录。体外尿线在出尿道外口后不久即分成了尿珠,这些尿珠频率很高,包含着有趣的信息。对于标准的尿流测定来说,这些高频的尿珠通过信号的处理被消减掉了。在自由尿流率测定中,尿流率在体内的改变即生理性的赝象应该被减少到最小,如让患者尽量放松,不要增加腹压。然而一些体内变化的模式可提供关于功能梗阻的信息,如典型的逼尿肌-括约肌协同失调模式及腹部用力模式。过度过滤或者模数转换速度小于 10 Hz 可能丢失这些信息,只有当流率信号与同时测量的压力信号一同分析时,才能准确地分析流率信号的变异情况。因此,只有在联合的压力-流率中才能全面理解流率信号的细节问题。

4.尿流率测定的推荐意见

为了更好地记录尿流率和识别尿流曲线,建议图形标尺做如下的标准化:每毫米应该对应 x 轴的 1 s,y 轴的 1 mL/s 或 10 mL 的排尿量。就尿流计的技术准确性而言,在常规临床检查中,我们读取尿流率的值到接近整数 mL/s,尿量的值到接近 10 mL 就足够了。

为了使机读最大尿流率的值更加可靠、更具有可比性和临床实用性,我们建议仪器内部对尿流曲线进行平滑处理:①使用大于 2 秒的滑动均数以去除正相或负相的尖峰状赝象。如果曲线被手工校对,也应该遵循同一原则,也就是说,当从图上读取 Q_{max} 时,用手工将曲线平滑成一条连续的曲线,以保证在 2 秒的时间里曲线没有急剧的变化。这样一个经过平滑的、具有临床意义的最大自由尿流率,与电子仪器记录的尿流率峰值是不同的。②只有通过电子或手工抹平的尿流率值才能够被报道。

对尿流率结果的记录我们建议如下:①最大尿流率精确到整数位;②排尿量和残余尿量精确到 10 mL;③最大尿流率、排尿量和残余尿量的标准书写格式为"VOID:最大尿流率/排尿量/残余尿量"。

采用这些标准将有利于尿流率结果的解释。如果数据未知,应采用连字符;如果使用了流率容量列线图,也应如此注明。压力-流率测定中最大尿流率结果记录为 $Q_{max,p}$。

8.6.3 侵入性的尿动力检查

在没有明确指征和形成特异的尿动力学问题的情况下不应进行侵入性尿动力检查,一般在完成排尿日记和自由尿流率检查后进行。有一些关键性的建议会帮助我们完成一次成功的尿动力学检查。好的尿动力学检查应与患者互动进行,详细地询问患者的情况,同患者进行深入的交流,以确认检查过程中重复出了患者的症状。在检查过程中,仔细连续地观察仪器所获取的信号,并分析这些信号的数量和质量的可靠性。尽可能地避免赝象的出现,一旦出现应立即纠正。在回顾性分析时纠正赝象是很困难的,并且常常不可能。并且如果信号被连续观察和规律检测,赝象被识别和纠正将更加节省时间。目前,动态尿动力监测必须依赖回顾性的质量控制和赝象纠正。然而理论上,动态尿动力监测和标准尿动力检查适用同样的质量标准。这使得质量标准的一致性更为重要,因为只有当这些标准被准确定义时,它们才能在自动化的智能动态系统中应用。质量控制不仅依赖于事先对来自非侵入性尿动力学和来源于与尿动力学相关的其他问题中有用信息的确认,还依赖于对信号模式的识别和正常值范围的了解。因此在侵入性尿动力学检查前应该完成排尿日记和多次的自由尿流率检查,它们可以提供许多有用的信息,例如排尿量、残余尿量和预测的 Q_{max},这些信息应用来控制随后的侵入性研究。只有经过良好的准备才能够确保在检查结束前获得对尿动力学问题的正确回答,以及为得到需要的信息进行必要的修改、添加或重复测定。

有效的尿动力学测定需要:①对测量的物理过程的理论理解;②尿动力学设备和操作的实践经验;③理解如何确保尿动力信号的可靠性和质量控制;④分析检查结果的能力。因为尿动力检查主要处理机械力学数据,如压力、容量以及它们随时间的变化关系;也因为许多分析模型应用了机械力学的概念,如流体阻力、收缩功,所以我们必须理解这些测量和概念,尤其是压力和流率的本质。因此,除深入了解解剖和生理之外,我们还需具备一定的生物力学和物理等方面的知识。尿动力学测定的质量控制必须在整体的基础上进行。数据质量和可靠性控制应以不同方法、在不同水平被实施：①在物理和技术水平上；②在生物力学水平上；③在病理生理临床水平上。一个普遍的问题是临床医生很快就进入到临床分析，即③水平，而没有分析潜在的病理生理信息内容，没有考虑信号的可靠性（①水平），没有考虑测量的生物力学背景（②水平），没有考虑参数的物理特性、技术局限性和信号的精确度。因此推荐在没有明确的适应证和需要由尿动力学测定回答的尿动力学问题情况下，不应行侵入性尿动力检查。

1.压力

流率测定中的尿流率测定采用 FRCZ 的概念进行数据分析，需要记录的压力和流率信号对于 FRCZ 来说必须同步化。正常情况下，在膀胱内压信号和 FRCZ 实际流率之间没有可测量的时间延迟存在。然而，体外记录的典型尿流率会存在明显的延迟，这种延迟与解剖、病理、流率、测量的设定等有关。我们对实际流率变化的了解有限，大多数尿流计相对慢的反应可能不足以匹配更快的压力信号的动态变化。实际的时间差异估计为 0.5～2秒；尿道闭合与记录到尿流结束之间的时间延迟比尿道开放到尿流信号开始的时间更为明显，特别是在前列腺梗阻和终末滴沥的患者。所以我们建议使用更加描述性的术语，如用 $P_{det.Qbeg}$ 来表示尿流开始的压力，取代 $P_{det.open}$；用 $P_{det.Qend}$ 来表示尿流结束时的压力，取代 $P_{det.close}$。在分析压力-流率结果时应该校正时间的延迟。总体来说，在压力流率测定中记录的最大尿流率 $Q_{max.p}$ 要小于自由尿流率测定中的 Q_{max}，这不是简单地因为尿道内置管增加机械性流出道阻力。造成这种差异可能存在更复杂的原因，可能是心理性的，也可能是生理性的。

2.膀胱压和腹压的测定

严格执行 ICS 制定的零点压力标准和参考平面，才能使压力结果在不同患者之间和不同中心之间具有可比性。零点压力和参考平面在尿动力学中经常混淆，如被错误地写成"零点参考平面"。其实这是两个独立的概念，反映压力的不同特点，两者必须遵循推荐的 ICS 方法学标准。

零点压力是指周围大气的压力。零点压力是当传感器（不与任何导管连接）开放于环境，或者当连接充满液体的导管的开放端与换能器在同一垂直水平时记录的压力值。只有此时才能进行调零。

8.7　尿动力学的临床展望

尿动力学的发展进入了一个新的阶段，尤其是当今对外交流频繁、信息沟通快捷，促进了新技术、新知识的引用。根据面临的形势和任务，尿动力学者需要走出象牙塔，拓展工作范围，进军交叉学科。

8.7.1　尿动力学进展

国际排尿控制学会(ICS)及国际前列腺增生症咨询委员会重视尿动力学基础及应用的研究，致力于检测的标准化，检测的数据交换，远程会诊等工作。中华泌尿外科学会尿动力学组于 1995 年成立。国际国内尿动力学取得的进展主要有以下几个方面。

1.名词概念上趋于统一,更能反映实际

ICS 作出建议,将下尿路功能障碍症状(LUTS)代替前列腺病症状;前列腺增大(BPE)定为体检肛诊、B 超显示的体征和发现;前列腺增生症(BPH)定为病理组织学名词,膀胱出口梗阻(BOO)定为尿动力学确认的名词,以排尿期症状取代梗阻性症状,以储尿期症状取代刺激性症状。

2.尿动力学的检测手段不断涌现,呈不断进化趋势

由简而繁依次为尿流率、膀胱压力容积测定、尿道压力分布、肌电图、压力流率分析、漏尿点压力测定、排尿性尿道压力测定、动态尿动力学测定、影像尿动力学测定等,这些项目在国内均已陆续开展,检测经验逐渐丰富。

3.BOO 是国际热点

尿动力学在其定性、定位及定量上有重要地位,压力流率分析是 BOO 的金标准,而症状评分、肛诊发现、残余尿、最大尿流率的地位均低于压力流率分析。与 BOO 有牵连的问题有不稳定膀胱、逼尿肌无力、低顺应性。不稳定膀胱的发生率与 BOO 相关性不明显。西欧和北美学者的共识是根据临床症状及体检确定梗阻的 BPH 患者仅 60% 以上存在 BOO,而 20%～25% 的患者尿动力学上无 BOO。

4.女性压力性尿失禁(SI)亦是国际热点

已确定 SI 的主要原因是内源性尿道括约肌功能不全,此部位主要在女性尿道中段,其次是尿道过度活动(膀胱颈易成漏斗形),压力性漏尿点压力(SLPP)是诊断 SI 的最佳标准,而尿道压力分布(UPP)与 SI 相关性不明显。SLPP 小于 65 cmH$_2$O 示内源性尿道括约肌功能不全,SLPP 大于 100 cmH$_2$O 示尿道过度活动,65～100 cmH$_2$O 示属于混合型。采用经阴道前壁膀胱颈及尿道中段双重悬吊术对所有类型均有效,又免却分型之繁。

5.神经性膀胱是第三个热点

如前文所述我国神经移植已取得世人瞩目的成果,2003 年将在我国举行国际截瘫年会,国际截瘫基金会有意在我国投资建立三个截瘫治疗中心。尿动力学检查对神经性膀胱诊断分型及处理极为重要,脊髓损伤、脑卒中、脑外伤患者,出现排尿症状,症状均不能说明尿动力学改变性质。神经性膀胱的处理上保护肾功能极为重要,其次是恢复正常排尿及无尿失禁。对此,逼尿肌 LPP(DLPP)测定极为重要,DLPP 大于等于 40 cmH$_2$O 表示神经性 BOO 存在,易出现上尿路积水及肾功受损,DLPP 是 BOO 的诊断指标,尤其适用于神经性 BOO。神经性梗阻与逼尿肌低顺应性相关密切,前者为因,后者为果,有报道尿道扩张术后 DLPP 降低,肾积水改善。

8.7.2 尿动力学的争论

1.BPH 患者术前全面尿动力学检查的地位

西欧学者强调全面检查,认为对 BOO 定性、定位及定量是有道理和经济的。而北美学者似更注意临床经验、症状、影像学检查等;仅 11% 的美国泌尿科医师行全面尿动力学

检查。北美医生认为全面尿动力学检查对预测手术效果作用有限,压力流率测定及影像尿动力学等复杂检查需有选择地进行,对无合并症的 BPH 不必列为常规。对复杂病例,如较年轻患者症状重者,疑有神经性膀胱炎者,尿流率正常而症状重者,可疑逼尿肌功能异常者,术后仍有症状者,则需全面检查。

2.UPP 测定在 BPH 术前检查的地位

国际前列腺增生症咨询委员会建议 UPP 为非必要检查项目。笔者与南京鼓楼医院的学者认为改良苄胺唑啉 UPP 试验是显示 LUTS 患者(含 BPH)内括约肌水平功能性梗阻的指标,可预测 α-阻滞剂的效果,指导其治疗。影像尿动力学检查可显示膀胱颈部的 BOO,但不能肯定是机械性梗阻还是功能性梗阻,如注射苄胺唑啉后复查影像学显示膀胱颈有效开放方可确定功能性梗阻,而改良苄胺唑啉 UPP 已能明确显示功能性梗阻患者用药后尿流率改善,残余尿减少,间接说明膀胱颈有效开放。纳亚尔(Nayaren)等致力于用 UPP 资料寻求预测 BPH 患者 α-阻滞剂治疗效果的方法,而改良苄胺唑啉试验就是最好的方法。

3.动态尿动力学检查对探索 LUTS 患者病因的作用

动态尿动力学检查的初衷是在较为符合生理条件的情况下记录膀胱尿道的压力,尿道括约肌电流图及尿道口漏尿的情况,此项技术推出后结果不甚理想,未获广泛应用及推广。对此技术的意义下结论尚为时过早,但更多的人认为此检查亦不符合生理情况,偏向于持否定态度。

4.尿动力学研究的重点

北美注重压力性尿失禁和神经性膀胱炎,欧洲则更注意膀胱出口梗阻,两者均注重不稳定膀胱。

8.7.3 尿动力学的挑战

1)BPH 尿动力学的检测仍是一个重点。我们要开展前瞻性研究,在预测手术效果及选择处理方案上拿出更好的结论。

2)逼尿肌无力(DA)值得倾注精力。等容性逼尿肌最大收缩力(PISO)和压力流率分析是 DA 定性的手段,对检测时排尿失败者还有何定性手段,DA 的原因,原发性 DA 和继发性 DA 如何鉴别,DA 和 BOO 的关系等均值得分析。上海仁济医院提出特发性 DA,对此症尝试应用经尿道膀胱颈部切开术(TURN),符合动力阻力对抗平衡的观点,即动力不足,阻力正常者总的效果是相对性梗阻,而削弱阻力造成动力及阻力均不足,效果是无梗阻。

3)功能性尿道内括约肌痉挛症的概念要推广,普及。已经发表的资料显示此种异常在男性 BPH(约 14%)、前列腺炎、前列腺痛、女性尿道综合征、膀胱颈梗阻均可能出现,如不行苄胺唑啉试验,可试用 α-阻滞剂。此症的压力流率分析,影像尿动力学检测将会进一步丰富和深化对此症的认识。

4)神经性膀胱的诊断和治疗也是一个重点。相关问题如神经性梗阻的诊断,低顺应性膀胱的组织病理学本质及纠正方法,神经移植后新的反射弧特点及疗效监测,导尿管依赖状态的解除方法,简易的可移动性尿动力学仪使用都值得关注。

5)尿动力学的工作要与相关学科相互延伸,如骨科、小儿科、神经科、老年病科、康复科、内分泌科、妇科等,要与社区、基层医院、全科医生合作,普及尿动力学理论及技术操作。

6)尿动力学检查方法有简有繁,可以繁简结合,求同存异。现代的检查使患者处于高科技的包围之中,又有数根导管插入机体,因此是非生理性的,应探索更符合生理的,非侵入性的,较为简化的手段,这是我们努力的方向。

7)尿动力学检测系统网络化。选择性地行全面尿动力学检查,既不让患者挨个过筛,又不让该受检查者遗漏或误诊,以利于提高诊疗效果。要建立必要的转诊、会诊和协作制度。

8.8　复习思考题

1.何谓肾小管重吸收？影响因素有哪些？

2.简述尿液生成的基本过程。

3.何谓肾小球滤过率？正常值是多少？

4.肾素由哪里分泌？它对机体水盐平衡如何调节？

5.简述血管升压素的来源、作用和分泌调节因素。

6.何谓球管平衡？有何生理意义？

7.何谓渗透性利尿及水利尿？

8.简述大量出汗引起尿量减少的机制。

9.简述影响肾小球滤过的因素及肾脏疾患时出现蛋白尿的可能原因。

第9章　感觉器官

内容提要

　　感觉是客观世界物质运动在人脑形成的主观印象。人体内、外环境中的千变万化,作用于机体相关的感受器或感觉器官,转化成传入神经纤维上的动作电位,经过一定的神经传导通路到达大脑皮层有关中枢,产生不同的主观感觉,同时引起反射活动以及对机体各种功能活动的复杂的调节过程。感觉要靠感受器或感觉器官、传导通路和大脑皮层中枢三部分的整体活动来完成。感受器或感觉器官的功能就是接受内、外环境中的刺激,将不同形式的刺激能量转化为电能。

9.1　概述

　　感受器是指分布在体表或各种组织内部的一些专门感受机体内、外环境变化的结构或装置。它们能把环境中各种形式的刺激能量(光能、热能、化学能和机械能等)转变为感觉神经的动作电位,在功能上起着换能器的作用。感受器的结构形式是多种多样的,有的是感觉神经末梢,如痛觉感受器;有的是裸露的神经末梢周围再包绕一些其他结构,如环层小体;还有的是一些特殊分化的细胞,如视网膜的视锥和视杆细胞、耳蜗的毛细胞等。

　　某些特殊分化的感受细胞与它们的非神经性附属结构所组成的感受装置称为感觉器官,如眼、耳、前庭等。它们分布在头面部,故也可称为特殊感官。

9.1.1　感受器的分类

　　感受器的分类方法很多,若根据感受器所在的部位可将其分为两大类,分别是外感受器和内感受器。

　　1.外感受器

　　外感受器位于体表和头部,能感受外环境的变化,如光、声、位置、嗅、味等感受器以及皮肤的触、压、温、冷和痛等感受器。这类感受器的活动常可引起清晰的感觉,并能精确定位。

　　2.内感受器

　　内感受器分布在血管、脏器、肌肉、肌腱、关节、脑等处,接受体内的各种刺激。这类感受器的活动往往不产生意识感觉,或仅产生不能精确定位的模糊感觉。

另外,也可根据感受器所受刺激的性质进行分类,通常可分为电磁(包括光和热)感受器、化学感受器、机械感受器和温度感受器等。

9.1.2 感受器的一般生理特性

1.感受器的适宜刺激

每种感受器都有它容易感受的刺激形式,这种形式的刺激称为该感受器的适宜刺激。例如,视锥细胞和视杆细胞的适宜刺激是一定波长的光波,耳蜗毛细胞的适宜刺激是一定频率的声波。感受器对适宜刺激非常敏感,只需很小的刺激强度就能引起兴奋,对于非适宜刺激则一般不引起反应。由于感受器只对适宜刺激敏感,所以当机体的内外环境发生某些变化时,这些变化所形成的刺激往往只引起与它相对应的感受器发生反应,这种现象是动物在长期进化过程中逐步形成的。这样,可以使机体能够准确地对内外环境中那些有意义的变化进行灵敏的感受和精确的分析。

2.感受器的换能作用

各种感受器都能把作用于它们的适宜刺激能转换为相应的感觉神经纤维上的动作电位,这种作用称为感受器的换能作用。感受器受到物理、化学等能量形式的刺激后,通常是先引起跨膜电位变化,这种跨膜电位变化多为去极化(只有感光细胞产生超极化),类似于局部兴奋或终板电位,称之为感受器电位。在一定范围内感受器电位的大小与刺激强度成比例,以电紧张形式向邻近部位扩布,并在局部产生时间总和及空间总和。当感受器电位达到一定强度时,就能引起感觉神经纤维产生可扩布的动作电位。

3.感受器的编码作用

当感受器把不同形式的刺激转换成神经动作电位时,不仅发生了能量形式的转换,而且还把刺激所包含的环境变化的信息转移到动作电位的序列和组合之中,这就是感受器的编码作用。实际上感受器的编码是一个非常复杂的活动,对外界刺激的质和量是如何在神经的电信号序列中编码的,目前尚有许多问题不完全清楚。但现在已知,对刺激性质的编码主要与刺激所作用的感受器和冲动到达大脑皮层终端部位有关。不同性质的刺激作用于不同的感受器,通过相连的传入神经将兴奋传至相应的大脑皮层终端部位,主观上就产生不同性质的感觉。对刺激的量或强度的编码是通过每一条传入神经纤维上冲动频率的高低和参与电信号传输的神经纤维的数目的多少来反映的。在一定范围内,刺激强度愈强,每一条神经纤维上冲动频率愈大;另一方面,刺激愈强,被兴奋的感受器数目也愈多,产生动作电位的神经纤维数目也愈多。

4.适应现象

以一定强度的刺激持续作用于感受器时,感受器的阈值随着时间的延长而增高,其感受功能发生降低的现象称为感受器的适应现象。从总体上来看,适应是感受器的一个共同特性,但各类感受器发生适应有快有慢,差别很大。因此,根据适应的快慢可分为快适应感受器和慢适应感受器两类。

快适应感受器(如皮肤触觉感受器和嗅觉感受器等)在受到刺激时,只在刺激作用后的短时间内有传入冲动发放,以后虽然刺激继续存在,但神经冲动的频率迅速降低,甚至到零。快适应现象有利于感受器接受新刺激,增强机体适应环境的能力。慢适应感受器(如肌梭、颈动脉窦压力感受器和痛觉感受器等)发生适应很慢,一般在刺激开始后不久传入冲动频率即稍有下降,以后一直维持在这一水平,直到刺激被撤除为止。慢适应现象有利于机体对姿势、血压等功能进行持久而恒定的调节或者向中枢持续不断地发放有害刺激的信息,达到躲避损害和保护机体的目的。这里需要指出的是适应并非疲劳。因为对某一强度的刺激产生适应以后,如增加刺激的强度,又可以引起传入冲动的增加。另外,在整体情况下,感觉的适应现象不仅与感受器的适应特性有关,而且还与中枢神经系统,特别是大脑皮层功能的特性有关。

9.2　视觉器官

人的视觉器官是眼,视觉感受器是存在于视网膜上的视锥细胞和视杆细胞。它们的适宜刺激是波长为 380~760 nm 的电磁波(可见光)。视觉功能是通过视觉器官、视神经和视觉中枢的共同活动来完成的,它可以使人对外界的事物产生形态与色彩等方面的感觉。在人脑从外界获得的所有信息中,绝大部分是通过视觉功能获得的,所以视觉是极其重要的一种感觉。

眼的结构(见图 9-1)很复杂,与视觉功能有直接关系的结构可分为两部分,分别是折光系统和感光系统。折光系统的功能是将外界射入眼内的光线经过折射后,在视网膜上形成清晰的物像;感光系统的功能是将物像的光刺激转变成生物电变化,继而产生神经冲动,由视神经传入视觉中枢。

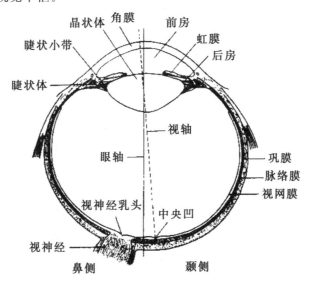

图 9-1　右眼水平切面

9.2.1 眼的折光系统及其调节

1.与眼折光成像有关的光学原理

当光线由空气进入由另一媒质构成的单球面折光体时,它进入该物质时的折射情况决定于该物质与空气界面的曲率半径 R 和该物质的折光指数 n_2;若空气的指光指数为 1,则关系式为公式(9-1):

$$n_2 R / (n_2 - n_1) = F_2 \qquad (9-1)$$

F_2 称为后主焦距或第二焦距(空气侧的焦距为前主焦距或第一焦距),指由折射面到后主焦点的距离,可以表示这一折光体的折光能力。表示折光体的折光能力还可用另一种方法,即把主焦距以米作单位来表示,再取该数值的倒数,后者就称为该折光体的焦度。例如某一透镜的主焦距为 10 cm,这相当于 0.1 m,则该透镜的折光能力为 10 焦度(10D)。通常规定凸透镜的焦度为正值,凹透镜的焦度为负值。

主焦距是一个折光体最重要的光学参数,由此可算出位于任何位置的物体所形成的折射像的位置。以薄透镜为例,如果物距 a 是已知的,像距 b 可由公式(9-2)算出:

$$1/a + 1/b = 1/F_2 \qquad (9-2)$$

由公式(9-2)可以看出,当物距 a 趋于无限大时,$1/a$ 趋近于零,于是 $1/b$ 接近于 $1/F_2$,亦即像距 b 差不多和 F_2 相等。这就是说,当物体距一个凸透镜无限远时,它成像的位置将在后主焦点的位置。同样不难看出,凡物距小于无限大的物体它的像距 b 恒大于 F_2,即它们将成像在比主焦点更远的地方。以上两点结论对于理解眼的折光成像能力十分重要。

另外,根据光学原理,主焦点的位置是平行光线经过折射后聚焦成一点的位置,这一结论与上面提出的第一点结论相一致。每一个物体的表面,都可认为是由无数的发光点或反光点组成,而由每一个点发出的光线都是辐散形的。只有这些点和相应的折射面的距离趋于无限大时,由这些点到达折射面的光线才能接近于平行,于是它们经折射后在主焦点所在的面上聚成一点,而整个物体就在这个面上形成物像。当然,无限远的概念本身决定了它是一个不可能到达的位置,实际上对于人眼和一般光学系统来说,来自 6 m 以外物体的各光点的光线,都可以认为是近于平行的,因而可以在主焦点所在的面上形成物像。

眼的折光系统是由多个折光体构成的复杂的光学系统,与一般透镜成像大不相同,因此在研究眼的成像时显得十分复杂。为研究眼的成像原理,有人根据眼的实际光学特性,设计出与正常眼在折光效果上相同的简单的等效光学系统或模型,称为简化眼。因简化眼的光学参数和其他特征与正常静息眼等值,故可用于分析眼的成像过程。

简化眼(见图 9-2)的设计:眼球的前后径为 20 mm,把根据真正眼所计算出的总折射率为 1.333 的折光系统设计成一个单球面镜,外界光线进入眼球时,只经过单球面镜折射一次。单球面镜的曲率半径为 5 mm,即节点在球形界面后方 5 mm 的位置,后主焦点正好相当于该折光体的后极,即正常安静时眼的视网膜上。

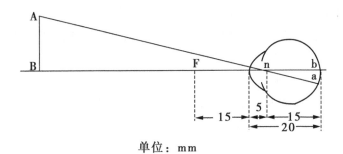

单位：mm

图 9-2　简化眼及其成像示意图

利用简化眼可以很方便地计算出远近不同的物体在视网膜上成像的大小，根据相似三角形原理，其计算为公式（9-3）：

$$\frac{AB（物体的大小）}{ab（物像的大小）}=\frac{Bn（物体至节点的距离）}{bn（物像至节点的距离）} \tag{9-3}$$

2.眼折光系统的光学特性

正常人眼处于安静而不进行调节的状态时，它的折光系统的后主焦点位置正好是其视网膜所在的位置，这说明凡是位于眼前方 6 m 以外直至无限远处的物体，都可以在视网膜上形成基本清晰的像。但人眼不是无条件地看清任何远处的物体，正如人眼可以看清月亮却看不清月球表面更小的物体或特征。造成这一限制的原因是，如果来自物体的光线过弱，那它们在到达视网膜时已弱到不足以兴奋感光细胞的程度，这样就不可能被感知。另外，如果物体过小或它们离眼的距离过大，则它们在视网膜上形成的像的大小，将会小到视网膜分辨能力限度以下，因而也不能感知。

9.2.2　眼 的 调 节

眼前方 6 m 以外的物体发出的光线射入眼内时已近似于平行光线，如果眼的折光系统正常，人眼无需调节，即可在视网膜上成清晰的像。当物体在眼前方 6 m 以内时，由物体上各点发出至眼的光线是辐射状的，经折射后聚焦在视网膜的后方，理应视物模糊。但实际上，正常眼在看近物时也十分清楚，这是因为眼的折光系统进行了一系列的调节活动，使近处辐散的光线仍可在视网膜上成清晰的像。通常把这种通过折光系统调节力的加强仍能看清近物的过程称为调节。眼的调节包括三个方面的作用，分别是晶状体的调节、瞳孔调节和两眼汇聚。

1.晶状体的调节

人眼的调节即折光能力的改变，主要是靠晶状体形状的改变。这是一个神经反射过程。晶状体形似双凸透镜，是一个富有弹性的透明的纤维组织，它的周边被睫状小带（悬韧带）所悬系，睫状小带附着在睫状体上。睫状体内有辐射状和环行两种平滑肌纤维。当看远物时，睫状肌松弛，睫状小带则被拉紧，晶状体受牵拉而变扁平；当看近物时，由于呈现在视网膜上的物像模糊，信息传到视区皮层，通过动眼神经反射性引起睫状肌中的环行肌收缩,使睫状体向前、内方向移动,睫状小带松弛,晶状体因其自身的弹性而变凸,曲率增大,使折光系统的折光力增大,物像前移落在视网膜上,形成清晰的视觉。晶状体对视近物的调节有一定限度,这决定于晶状体变凸的最大限度。

近点是指眼睛的最大能力调节即它所能看清物体的最近距离。近点越小说明晶状体弹性越好,晶状体的弹性随人的年龄增加而逐渐减弱,年龄越大弹性越差,近点越远。例如,8 岁儿童的近点平均为 8.6 cm,而 60 岁时可增大到 83.3 cm。

2.瞳孔调节

视近物时瞳孔发生缩小的反射活动称为瞳孔调节反射(或瞳孔近反射)。由睫状神经节发出的睫状神经的传出活动,在使睫状肌收缩的同时,也使瞳孔括约肌收缩,引起瞳孔缩小。看近物时可反射性地引起瞳孔缩小称为瞳孔的近反射,其生理意义是减少由折光系统造成的球面相差和色相差,使视网膜上形成的物像更清晰。不同强弱的光照射瞳孔时,瞳孔的大小可随光线的强弱而改变称为瞳孔的对光反射。其生理意义是随着所视物体的明亮程度调节进入眼内的光线,以便可在光线弱时增加进入眼内的光线量,看清物体;光线强时避免过量的强光损伤视网膜。瞳孔对光反射具有双侧性,当光照射一侧瞳孔时,两侧瞳孔将同时收缩,此称为互感性对光反射。

3.两眼汇聚

看近物时,除晶状体和瞳孔进行调节外,还可见到两眼视轴同时向鼻侧聚合,这种现象称为两眼汇聚。它主要是由眼球的内直肌收缩来完成的,受动眼神经中的躯体运动纤维支配。两眼汇聚的意义在于,当看近物时,物像仍可落在两眼视网膜相对应的位置上,从而产生清晰的视觉。

9.2.3 眼的折光异常

1.近视眼(myopia)

正常眼的折光系统可使平行光线聚集在视网膜上而无需进行任何调节,故而可以看清远处物体,如物距不小于近点的距离,经过调节也可看清楚物体。形成近视眼的原因多由于眼球的前后径过长,故远处物体发出的平行光线至眼时,聚焦在视网膜的前方,因此在其上成像是模糊的。如用凹透镜矫正,使入眼的平行光线适当分散,则光线能聚集在视网膜上。近视眼看近物时,由于物体发出至眼的光线是辐射状,因此眼不需调节或较小程度调节,就能使光线聚集在视网膜上。因此近视眼的近点和远点都比正常眼的近。

2.远视眼(hyperopia)

远视眼多数由于眼球的前后径过短,故远处物体发出的平行光线聚焦在视网膜的后方,必须经过眼的调节才能聚焦在视网膜上。远视眼在看近处物体时,需进行更大程度调节才能看清物体。矫正远视的方法是戴适当折光度的凸透镜以增加折光力,使看远物时不需调节,看近物时才需调节。

3.散光(astigmatism)

散光是由于眼球在不同方向上的折光力不一致引起的。在正常情况下,折光系统的各个屈光面都是正球面,即折光面每个方位的曲率都是相等的。由于某种原因,某个屈光面有可能失去正球面形。这种情况常发生在角膜,如角膜在某一方位上的曲率相对变大或变小,这样通过角膜射入眼内的光线就不能在视网膜上形成焦点,导致视物不清。散光的矫正办法是佩戴合适的圆柱形透镜,使角膜某一方位的曲率异常情况得到纠正。

4.老视(presbyopia)

老视是由于年龄的原因造成晶状体的弹性明显下降,看远物时正常,看近物时不清楚。

9.2.4　视网膜的结构和两种感光换能系统

1.视网膜的结构特点

视网膜(retina)的主要部分在个体发生上来自前脑泡,属于神经性结构,其中细胞通过突触相互联系。经典组织学将视网膜分为 10 层,但按主要的细胞层次可简化为 4 层,即色素细胞层、感光细胞层、双极细胞层和节细胞层。

2.视网膜的两种感光换能系统

(1)视锥系统

由视锥细胞和与其相连的双极细胞和神经节细胞等构成。视锥细胞分布于视网膜中心部,越靠近中心越多中央凹处高度密集,没有视杆细胞。其对光的敏感性差,只有在类似白昼的条件下才能被刺激,但视物时可以辨别颜色,精确度高。

(2)视杆系统

由视杆细胞和与其相连的细胞构成。视杆细胞主要分布于视网膜周边,对光的敏感度较高,能在昏暗的环境中感受光刺激,但视物无色觉,只能区别明暗,精确度差。

3.视杆细胞的感光换能系统

(1)视杆细胞内的感光物质

视杆细胞内的感光物质是视紫红质(rhodopsin),它是一种结合蛋白,由一分子视蛋白一分子视黄醛的生色基团组成。视黄醛由维生素 A 在酶的作用下氧化而成。视紫红质在光照时迅速分解为视蛋白和视黄醛,这是一个多阶段反应。视紫红质在合成和分解的过程中,有一部分视黄醛被消耗,必须靠血液中的维生素 A 来补充,如果维生素 A 缺乏会影响人在暗处的视力,从而引起夜盲症。

(2)视杆细胞外段的超微结构和感受器电位的产生

感光细胞的外段是进行光-电转换的关键部位。视杆细胞外段具有特殊的超微结构。在外段部分,膜内的细胞浆甚少,绝大部分为一些整齐的重叠成层的圆盘状结构所占据,这圆盘称为视盘。每一个视盘是一个扁平的囊状物,囊膜的结构和细胞膜类似,具有一般的脂质双分子层结构,但其中镶嵌着的蛋白质绝大部分是视紫红质,亦即视杆细胞所含的视紫红质实际上几乎全部集中在视盘膜中。视盘的数目在不同动物的视杆细胞中相差很大,人的每个视杆细胞外段中它们的数目近千;每一个视盘所含的视紫红质分子约有 100 万个。这样的结构显然使进入视网膜的光量子有更大的机会在外段中碰到视紫红质分子。

有人用细胞内微电极技术,研究了视杆细胞外段膜内外的电位差在光照前后的变化,结果发现在视网膜未经照射时,视杆细胞的静息电位只有$-40\sim-30$ mV,比一般细胞小得多。经分析表明,这是由于外段膜在无光照时,就有相当数量的 Na^+ 通道处于开放状态并持续有 Na^+ 内流所造成,而内段膜有 Na^+ 泵的连续活动将 Na^+ 移出膜外,这样就维持了膜内外的 Na^+ 平衡。当视网膜受到光照时,可看到外段膜两侧电位短暂地向超极化的方向变化,由此可见外段膜同一般的细胞膜不同,它是在暗处或无光照时处于去极化状态,而在受到光刺激时,跨膜电位反而向超极化方向变化,因此视杆细胞的感受器电位,表现为一种超极化型的慢电位,这在所有被研究过的发生器或感受器电位中是特殊的,它们一般都表现为膜的暂时去极化。

光子的吸收引起外段膜出现超极化电反应的机制已基本搞清,这就是光量子被作为受体的视紫红质吸收后引起视蛋白分子的变构,又激活了视盘膜中一种称为传递蛋白(transducin)Gt 的中介物。后者在结构上属于 G 蛋白家族的一员,它被激活的结果是进而激活附近的磷酸二酯酶。于是使外段部分胞浆中的环磷酸鸟苷(cGMP)大量分解,这就使未受光刺激时结合于外段膜的 cGMP 也由膜解离而被分解。cGMP 在膜上的存在,正是膜中化学门控式 Na^+ 通道的开放条件。膜上 cGMP 的减少,Na^+ 通道开放也减少,于是光照的结果出现了我们记录到的超极化型感受器电位。据估计,一个视紫红质被激活时,可使约 500 个传递蛋白被激活。虽然传递蛋白激活磷酸二酯酶是一对一的,但一个激活了的磷酸二酯酶在 1 秒内可使 4 000 多个 cGMP 分子降解。由于酶系统的这种生物放大作用,就可以说明 1 个光量子的作用为何在外段膜上引起大量化学门控式 Na^+ 通道的关闭,从而引起一个足以为人的视觉系统所感知的超极化型电变化。

视杆细胞外段和整个视杆细胞都没有产生动作电位的能力,由光刺激在外段膜上引起的感受器电位只能以电紧张性的扩布到达它的终足部分,影响终足(相当于轴突末梢)处的递质释放。

9.2.5 视觉电生理检查

视网膜和视神经在视觉信息传递中居重要地位。视觉信息的传递基本上是通过生物电活动,当光刺激投射到视网膜后,光感受器吸收光量子,从光能转化为化学能,再转化为电能,最终以神经冲动经视网膜神经网络将视信息传递到大脑视皮层。眼底范围内的视网膜和视神经病变表现出视觉电生理的变化。这不仅由于视网膜是视觉生物电活动的重要源地,而且视网膜内的特殊结构、细胞组成都具有一定的生物电活动的特征,因而视觉电生理在视网膜和视神经病变中有特殊意义。

在静止状态下,视网膜存在着静电位,这主要与视网膜色素上皮有关。而当光量子激化视网膜光感受器后,则发生动作电位。最早为来自光感受器内段的早期感受器电位,继之有视网膜综合表现的一簇电位群,即晚期视网膜电位。在这些动作电位继续向视网膜节细胞、视神经纤维传递中,又可以记录到新的视觉诱发电位。通过特定的方法可以记录、测定和分析视觉生物电活动。

1.视觉电生理在临床应用的主要特点

(1)它是一种客观检查方法,对不适合做心理物理检查者,如婴儿、老人、智力低下者或伪盲者,此方法提供了有效的检测手段。

(2)它可克服屈光间质混浊的障碍以测定视功能。例如白内障术前、玻璃体混浊作切割术前,视觉电生理检查可帮助预测患者术后视力恢复情况。

2.目前临床视觉电生理的发展状态

(1)应用计算机技术,简便、快速和有效地提供测试结果。

(2)用多种指标对波形进行分析,除常规测定振幅和绝对期外,还应用 Fourier 分析测定多次谐波、视网膜电图的强度-反应函数分析等,为病变的早期诊断提供更多的指标。

(3)联合多种电生理的测试,进行综合分析,主张对眼部病变作 EOG、ERG 和 VEP 的多种检查,以了解病变的层次及严重程度。最近发展的同时联合进行图形 ERG 和图形 VFP 的测定,可得到视网膜至视皮层的反应时间,以了解视觉信息在视通路上的传递情况。

(4)刺激条件多样化,除了常用的白色闪光和黑白方格刺激外,还用色光刺激,如用蓝光、红光的单次闪光刺激,来区分视杆细胞反应和视锥细胞反应;用红黑、蓝黑等方格刺激来判断视神经病变和青光眼;改变刺激的时间频率,达到瞬态反应(temporary-state response)和稳态反应(steady-state response)获取更多的反应信息。

(5)记录标准化,为了便于世界各地实验室间互相交流及对测定结果比较,国际临床视觉电生理学会组织了一个国际标准化委员会,起草视觉电生理的国际标准化方案,此工作已进行了多年,至 1989 年已公布了临床 ERG 的国际标准,1993 年公布了 EOG 的国际标准。

3.临床眼电图、视网膜电图、视觉诱发电位的主要原理及反映病变的部位

(1)眼电图(electrooculogram,EOG)

因眼球内外存在电位差,故在不加额外光刺激时,也有静息电位。眼电图就是使眼球依一定的角度转动,导致静息电位发生变化,在明适应和暗适应下记录静息电位的变化,测定变化中的峰值和谷值进行对比。产生 EOG 的重要前提是光感受器细胞与视网膜色素上皮的接触及离子交换。所以,EOG 异常可以反映视网膜色素上皮病、光感受器细胞疾病、中毒性视网膜疾病及脉络膜疾病。

(2)视网膜电图(electroretinogram,ERG)

利用光刺激引起视网膜的电活动,称为动作电位。ERG 就是在给予一定的光刺激时,利用角膜接触镜或金箔电极收集视网膜的电反应,分析电位的振幅与时程。ERG 又分为以闪光作为刺激的闪光视网膜电图(F-ERG)和以图形作为刺激的图形视网膜电图(P-ERG)。F-ERG 来源于视网膜光感受器细胞,以及继它以后的神经元细胞(但不包括神经节细胞),它能反映各种视网膜疾病。P-ERG 是以方格转换图形的形觉刺激代替单纯的光刺激,它的波形决定于视网膜内层的功能状态,所以主要用于探测青光眼等眼病所造成的

神经节细胞层损害。

（3）视觉诱发电位（visual evoked potential，VEP）

VEP 是由大脑皮层枕区对视觉刺激发生的一簇电信号，代表神经节细胞以上的视信息传递情况，临床上可用于黄斑病变、视神经疾患、青光眼的诊断及客观视力的测定。

9.3　听觉器官

听觉是由耳、听神经和听觉中枢共同活动完成的。听觉的适宜刺激是声波，通常人耳能感受的声波频率范围为 16～20 000 Hz。外界的声波振动经外耳道、鼓膜、听骨链，引起耳蜗中内淋巴和基底膜振动，使听觉感受器（毛细胞）发生兴奋，将信息转变为神经冲动，经听神经传向听中枢，产生听觉。所以，耳具有传音和感音两种功能。

9.3.1　外耳和中耳的传音功能

1.耳郭和外耳道的集音作用和共鸣腔作用

外耳由耳郭和外耳道组成。耳郭的形状有利于收集声波，在一定程度上还可以帮助判断声音发出的方向。外耳道是声波传导的通路，其首一端开口，一端终止于鼓膜。根据物理学原理，充气的管道可与波长 4 倍管长的声波产生最大的共振作用。外耳道长约 2.5 cm，据此计算，它作为一个共鸣腔的最佳共振频率约为 3 500 Hz，这样声音由外耳道传到鼓膜时，其强度可以增强 10 倍。

2.鼓膜和中耳听骨链增压效应

中耳主要包括鼓膜、鼓室、听小骨等结构，它们在传音过程中起着重要的作用。

鼓膜为椭圆形稍向内凹的薄膜，面积为 50～90 mm^2。鼓膜的形态和结构特点使它具有较好的频率响应和较小的失真度，它的振动可与声波振动同步，有利于把声波振动如实地传递给听小骨。

听小骨有三块，包括锤骨、砧骨和镫骨，它们依次连接成听骨链，锤骨柄附着于鼓膜，镫骨底与前庭窗相连，如图 9-3 所示。听骨链构成一个杠杆系统，两臂之间保持固定的夹角，其中锤骨柄为长臂，砧骨长突为短臂，支点的位置刚好在整个听骨链的重心上。因此，在能量传递过程中惰性最小，效率最高。声波在由鼓膜经过听小骨向前庭窗的传递过程中，可使振动的振幅减小从而使压强增大，这样既可提高传音效率，又可避免对内耳和前庭窗膜造成损伤。使压强增大的原因主要有两个，一个是由于鼓膜面积和前庭窗膜面积的差别造成的。鼓膜振动时，实际发生振动的面积为 55 mm^2，而前庭窗膜的面积只有 3.2 mm^2，二者之比为 55：3.2，即 17.2：1。若听骨链传递时总压力不变，则作用于前庭窗膜上的压强将增大 17.2 倍。另一个是由于听骨链的杠杆原理造成的。在听骨链的杠杆系统中，长臂与短臂之比为 1.3：1，这样，经杠杆作用后，短臂一侧的压力将增大到原来的 1.3 倍。通过以上两方面的作用，整个中耳传递过程中的增压效应为 22.4 倍，从而大大提高了声波传递的效率。

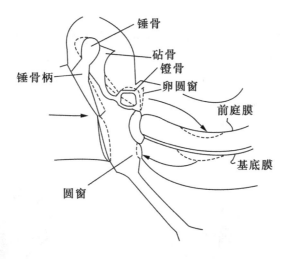

图 9-3　听觉器官示意图

3.咽鼓管

咽鼓管又称耳咽管,是连通鼓室和咽腔的管道。通常其鼻咽部的开口处于闭合状态,当进行吞咽、打呵欠或喷嚏时则开放。咽鼓管开放时,可使鼓室内气体与咽腔内气体相通,使鼓室气体与大气压平衡。咽鼓管的主要功能是使鼓室内压与大气压保持平衡,以维持鼓膜的正常位置、形状和振动性能进而保持听骨链的正常增压作用。咽鼓管阻塞时,鼓室内气体可被吸收,而使鼓膜内压降低,鼓膜两侧出现压力差,导致鼓膜内陷。若这个压力差达 9.33～10.6 kPa(70 mmHg～80 mmHg)时,将引起鼓膜剧烈疼痛;压力差超过 24 kPa(180 mmHg)时,可使鼓膜破裂。当鼓膜两侧压力不平衡时,如飞机迅速升空,外耳道气压下降,可以做吞咽动作,打开咽鼓管,使鼓室内压与外耳道气压取得平衡。

4.声波传入内耳的途径

声波可通过气传导和骨传导两条途径传到内耳。

(1)气传导途径

声波通过外耳道振动鼓膜,再经听骨链使卵圆窗膜振动,将声音传到内耳,这种传导称为气传导途径,是正常听音的主要通路。当鼓膜穿孔或听骨链损坏时,声波可由鼓室内的空气推动圆窗,再由圆窗传到内耳。然而这条途径的传音效果很差。

(2)骨传导途径

声波直接引起颅骨的振动,再引起位于颞骨骨质内的内耳淋巴液振动,这种传导称为骨传导途径。正常情况下,气传导的敏感性明显大于骨传导,骨传导在正常听觉的引起中作用非常微小。临床上通过对气传导和骨传导的检查,可以判断听觉异常的产生部位和原因。例如,当鼓膜和鼓室发生病变引起传音性耳聋时,其气传导明显受损,骨传导不受影响或其至比健侧更加敏感;当耳蜗发生病变引起感音性耳聋时,气传导和骨传导同样受损。

9.3.2 耳蜗的感音换能作用

内耳包括耳蜗(见图9-4)和前庭器官两部分,其中感受声音的装置位于耳蜗内。这里所说的内耳的感音功能是指耳蜗的功能,前庭器官的功能将在下一节中叙述。耳蜗内有一条长约30 mm的基底膜,沿耳蜗的管道盘曲成螺旋状,声音感受器就附着在基底膜上,称为螺旋器或柯蒂器。其横断面上可见数行纵向排列的毛细胞,每个毛细胞的顶部都有数百条排列整齐的听毛,有些较长的听毛其顶端埋植在盖膜的胶冻状物质中,这些装置共同构成感受声波的结构基础。

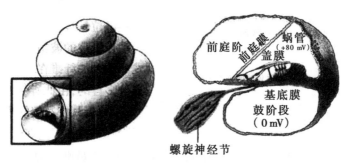

图9-4 耳蜗模式图

1.底膜的振动与行波学说

内耳的感音作用是把传到耳蜗的机械振动转变为蜗神经的神经冲动,即将机械能转换为生物电能。在这一转变过程中,耳蜗基底膜的振动起着关键作用。

当声波振动通过听骨链到达前庭窗时,假如镫骨的运动方向是压向前庭窗膜的,就会引起前庭窗膜内陷,并立刻将压力变化传给前庭阶的外淋巴,再依次传到前庭膜和蜗管的内淋巴,进而使基底膜下移,最后是鼓阶的外淋巴压迫蜗窗膜向外凸起。相反,当前庭窗膜外移时,则整个耳蜗内的淋巴和膜性结构均作反方向的移动,如此反复,形成基底膜的振动。在基底膜振动时,基底膜与盖膜之间的相对位置也会随之发生相应的变化,于是使毛细胞受到刺激而引起生物电变化,这是耳蜗将机械振动转变为电位变化的第一步。

基底膜的振动是以所谓行波的方式进行,以波浪的方式沿基底膜向耳蜗顶部传播。声波振动频率愈高,则行波传播愈近,最大波幅也愈靠近前庭窗处;声波频率愈低,则行波传播愈远,最大振幅出现的部位也愈靠近基底膜的顶部。因此,耳蜗底部感受高音,耳蜗顶部则感受低音。这种行波学说的主要论点被认为是耳蜗能区分不同声音频率的基础。

每一种振动频率在基底膜上都有一个特定区域毛细胞和听神经纤维会受到最大的刺激,来自基底膜不同区域的听神经纤维的神经冲动及其组合形式,传到听觉中枢的不同部位时,就引起不同音调的感觉。

2.耳蜗及听神经的生物电现象

基底膜的振动引起螺旋器上毛细胞顶部听毛的变形,这种机械变化会引起耳蜗及与之相连的神经纤维产生一系列的电位变化。据实验研究,耳蜗及蜗神经的电变化主要有三种：一种是未受声波刺激时的耳蜗静息电位；第二种是受到声波刺激时耳蜗产生的微音器电位；第三种是由耳蜗微音器电位引发的蜗神经的动作电位。

（1）耳蜗静息电位

在耳蜗未受到声波刺激时，如果以鼓阶外淋巴的电位为零电位，可测出蜗管内淋巴的电位为 80 mV，毛细胞内的静息电位为 $-80\sim-70$ mV。毛细胞顶端膜外的浸浴液为内淋巴，则该处毛细胞内（相当于 -80 mV）和膜外（相当于 80 mV）的电位差为160 mV。耳蜗静息电位是产生其他电位变化的基础。

（2）微音器电位（CM）

接受声音刺激时，在耳蜗及其附近结构记录到的电位变化，称为耳蜗微音器电位。这种特殊的电位波动，在一定声音强度范围内，其频率、波形、幅度与声波振动完全相同，正如我们向一个电话机的受话器或微音器（即麦克风）发声时，这些器件可将声波振动变成波形类似的音频电信号一样。

耳蜗微音器电位并不是听神经的动作电位，其反应不是"全或无"式的，但它是引发产生不同数量的听神经动作电位的关键。微音器电位的其他一些特点是潜伏期极短，小于 0.1 ms；没有不应期；对缺 O_2 和深麻醉相对不敏感；以及它在听神经纤维变性时仍能出现等。

（3）蜗神经动作电位

这是耳蜗对声音刺激的一系列反应中最后出现的电位变化。它是由耳蜗微音器电位触发产生的。

蜗神经动作电位是耳蜗对声波刺激进行换能和编码作用的总结果，它的作用是传递声音信息。蜗神经动作电位的波幅和形状并不能反映声音的特性，但它可以通过神经冲动的节律、间隔时间以及发放冲动的纤维在基底膜上起源的部位等，来传递不同形式的声音信息。作用于人耳的声波是十分复杂的，由此所引起的蜗神经纤维的冲动及其序列的组合也是千差万别的。传入中枢后，人脑便可依据其中特定的规律而区分不同的音量、音调、音色等信息，不过目前有关这方面的知识还很少。

我们可以把耳蜗与蜗神经的生物电现象归纳为耳蜗在没有声音刺激时存在静息电位。当有声音刺激时，在静息电位的基础上，使耳蜗毛细胞产生微音器电位，进而触发蜗神经产生动作电位，该神经冲动沿着蜗神经传入听觉中枢，经分析处理后引起主观上的听觉。

9.3.3　听阈和听力

人类能听到的频率范围为 $20\sim20\,000$ Hz，每种频率都有一个产生听觉所必需的最低振动强度，称为听阈。当振动频率不变，振动强度在听阈以上增加时，听觉的感受也会增强。但振动超过一定限度时，会产生鼓膜疼痛感，这个限度称为最大可听阈。正常人在声音频率为 $1\,000\sim3\,000$ Hz 时听阈最低，也说明听觉最敏感。随着音频的升高或降低，听阈都会升高。

如图 9-5 所示,其中下方曲线表示不同频率振动的听阈,上方曲线表示它们的最大可听阈,二者所包含的面积称为听域。日常语言的频率较 3 000 Hz 低,语音的强度则在听阈和最大可听阈之间的中等强度处。不同长度的纤维可选择性地对不同频率的声波起共振。蜗底短纤维能对高频声波起共振,蜗顶长纤维能对低频声波起共振。耳蜗底部受损时主要影响高频听力,耳蜗顶部受损时主要影响低频听力。

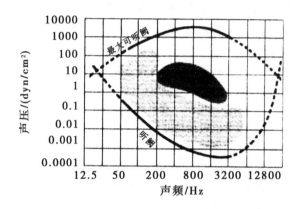

图 9-5　人的正常听阈图

中心斜线区:通常的语言区;下方斜线区:次要的语言区

人们常用听力来表达听觉的灵敏度。在听觉生理中,通常以分贝(dB)作为声音强度的相对单位。一般讲话的声音,其强度为 30～70 dB,大声喊叫时可达 100 dB。在日常生活中人们常说的噪音是指那些杂乱无章的非周期性振动所产生的声音,其强度一般在 60 dB 以上,对人的工作、学习和休息都有不良影响。长期受噪音的刺激,对听觉是一种缓慢的损害,可使听力下降,形成噪音性耳聋,并可引起神经、内分泌等系统的功能失调。因此,在工作和生活中应注意环境保护,消除和减少噪音污染,防止噪音对听觉等功能的损害。

9.4　前庭器官

前庭器官包括椭圆囊、球囊和三个半规管,是人体对自身运动状态和头在空间位置的感受器。

9.4.1　前庭器官的感受装置与适宜刺激

前庭器官的感受细胞为毛细胞,顶部有 60～100 条纤细的毛,其中一条最长的为动毛,其余的毛较短为静毛。当动毛和静毛都处于自然状态时,细胞膜内外存在着约 −80 mV 的静息电位,同时在与此毛细胞相接触的神经纤维上有中等频率的持续放电。此时如果用外力使毛细胞顶部的纤毛由静毛所在一侧倒向动毛一侧,可看到细胞的静息电位去极化到约 −60 mV 的水平,同时有神经纤维冲动发放频率的增加。与此相反,当外力使纤毛弯曲的方向由动毛一侧倒向静毛一侧时,可看到细胞静息电位向超极化的方向转变,而神经纤维上的冲动发放频率也变得比纤毛处于自然不受力状态时小。这是迷路器官中所有毛细胞感受外界刺激时的一般规律,其换能机制与前面讲到的耳蜗毛细胞类似。在正常条件下,由于各前庭器官中毛细胞的所在位置和附属结构的不同,使得不同形式的运动都能以特定的方式改变毛细胞纤毛的倒向,使相应的神经纤维的冲动发放频率改变,把机体运动状态和头在空间位置的信息传送到中枢,引起特殊的运动觉和位置觉,出现各种躯体和内脏功能的反射性改变。

三个半规管的形状大致相同,但各处于一个平面上,这三个平面又互相垂直。每个半规管约占 2/3 个圆周,一端有一个相对膨大的壶腹。两侧的水平半规管同在一个平面上,如果人在直立时头前倾 30°,则此平面正好与地面平行;当两臂平举而肘关节呈半屈状态时,此时手臂的方位即相当于水平半规管的方位,两个拳头的位置就相当于两侧壶腹的位置。壶腹内有壶嵴,它的位置和半规管的轴垂直;在壶嵴中有一排毛细胞,面对管腔,而毛细胞顶部的纤毛又都埋植在一种胶质性的圆顶形终帽之中。毛细胞上动毛和静毛的相对位置是固定的。例如在水平半规管内,当充满管腔的内淋巴由管腔向壶腹的方向移动时,正好能使壶腹中毛细胞顶部的静毛向动毛一侧弯曲,于是引起该侧壶腹的传入神经向中枢发放大量的神经冲动。

水平半规管的结构特点是它能感受人体以身体长轴为轴所做的旋转变速运动。旋转开始时可由于管腔中内淋巴的惯性作用,它的起动将晚于人体和管本身的运动。因此,当人体向左旋转时,左侧水平半规管中的内淋巴将压向壶腹的方向,使该侧毛细胞兴奋而产生较多的神经冲动;与此同时,右侧水平半规管中的内淋巴压力作用方向正好是离开壶腹,于是由该侧壶腹传向中枢的冲动减少。人脑正是根据来自两侧水平半规管传入信号的不同,判定人体是否开始旋转和向何方旋转的。当旋转变为匀速旋转时,管腔中内淋巴与整个管同步运动,于是两侧壶腹中的毛细胞都处于不受力状态,中枢获得的信息与不进行旋转时无异。但当人体停止旋转时,内淋巴运动的停止又由于惯性作用晚于管本身,于是两侧壶腹中的毛细胞又有受力情况的改变,其受力方向和冲动发放情况正好与旋转开始时相反。内耳迷路中尚有其他两对半规管,可以接受和它们所处平面方向相一致的旋转变速运动的刺激。

在椭圆囊和球囊,毛细胞存在于囊斑结构中,其纤毛则埋植在一种称为耳石膜的结构内。耳石膜是一块胶质板,内含耳石,主要由蛋白质和碳酸钙所组成,比重大于内淋巴,因而也有较大的惯性。椭圆囊和球囊的不同,在于其中囊斑所在的平面和人体的相对关系不一样。人体在直立位时,椭圆囊中囊斑所处平面呈水平,囊斑表面分布的毛细胞顶部朝上,耳石膜在纤毛上方但球囊与此不同。其中囊斑所处平面在人体直立时位置和地面呈垂直,毛细胞和纤毛由囊斑表面向水平方向伸出,耳石膜悬在纤毛外侧,与囊斑相平行。仔细检查两个囊斑平面上分布着的各毛细胞顶部静毛和动毛的相对位置关系时,可发现每一个毛细胞几乎都不相同。毛细胞纤毛的这种配置,使得它们有可能分辨人体在囊斑平面上所做的各种方向的直线变速运动。例如,当人体在水平方向以任何角度做直线变速运动时,由于耳石膜的惯性,在椭圆囊囊斑上总会有一些毛细胞由于它们的静毛和动毛的独特方位,正好能发生静毛向动毛侧的最大弯曲,于是由此引起的某些特定的传入神经纤维的冲动发放增加,引起机体产生进行着某种方向的直线变速的感觉。球囊囊斑上的毛细胞,则由于类似的机制,可以感受头在空间位置和重力作用方向之间的差异,因而可以判断头以重力作用方向为参考点的相对位置变化。

9.4.2　前庭反应

当前庭器官受刺激而兴奋时,其传入冲动除引起一定的位置觉和运动觉以外,还引起各种姿势调节反射、自主功能的改变和眼震颤。

1.前庭器官的姿势反射

由前庭器官参与实现的姿势反射包括状态反射、翻正反射以及身体进行各种运动时的运动姿势反射。

当身体进行直线变速运动时,可刺激椭圆囊和球囊,从而反射性地改变颈部和四肢肌紧张的强度,以维持身体平衡。例如人乘车时,突然车加速,则背侧肌紧张性增强出现后仰姿势;而车突然减速,则出现相反的情况。另外,人在乘电梯时,电梯突然上升,出现肢体伸肌抑制而下肢屈曲;下降时,伸肌紧张而肢体伸直。这些都是直线变速运动引起的运动姿势反射。

同样,机体做旋转变速运动时,刺激半规管,也可反射性引起颈部和四肢肌紧张改变,以维持身体平衡。例如当人体向右侧旋转时,可反射性引起右侧上、下肢伸肌和左侧屈肌的肌紧张加强,使躯干向左侧偏移,以防歪倒;而旋转停止时,可使肌紧张发生反方向的变化,造成躯干向右侧偏移。

机体在进行直线变速运动与旋转变速运动时,产生的运动姿势反射,常同发动这些反射的运动相对抗。这样做显然都有利于使身体尽可能保持在原先位置。

2.前庭器官的内脏反应

人类前庭器官受到过强或过久的刺激,常可引起自主神经系统的功能反应,从而表现出一系列相应的内脏反应,如恶心、呕吐、眩晕、皮肤苍白、心率加快、血压下降等现象。在有些人中,这种现象特别明显,出现晕车、晕船等现象,这可能是因为其前庭器官的功能过于敏感的缘故。

3.眼震颤

躯体进行旋转变速运动时,由于半规管受刺激,可反射性引起眼球发生不随意的颤动,这种现象称为眼震颤。眼震颤很复杂,有多种方式,震颤方向随受刺激半规管的不同而异。例如,当人头前倾 $30°$ 围绕人体垂直轴旋转时,由于处于水平位置的外侧半规管受刺激,眼震颤的方向为水平方向。如果是向左侧开始旋转,则左侧壶腹的毛细胞受刺激发生兴奋而右侧正好相反,这时出现双侧眼球缓慢向右移动,称为眼震颤的慢动相。当慢动相使眼球移动到眼裂右侧端而不能再移时,眼球又突然返回到正中位置,这称为眼球震颤的快动相,接着再出现新的慢动相和快动相,如此反复进行即是眼震颤。当旋转减速或停止时,内淋巴由于惯性作用而不能立刻停止运动,两侧壶嵴产生与开始相反的压力变化,于是又引起一阵与开始方向相反的慢动相和快动相。

检查眼震颤情况可以帮助判断前庭器官的功能状态。临床上通常是让受试者坐在转椅上,头前倾 30°,以每 2 秒 1 周的速度旋转 10 周,然后突然停止旋转,检测旋转后的眼震颤,正常人眼震颤持续 15～40 s。若震颤时间过长,则提示前庭功能过敏;若震颤时间过短,则说明前庭功能减退。

第 10 章　神经系统

内容提要

神经元的功能,包括神经纤维传导的特征和传导速度,神经纤维的分类。

神经元间的功能联系及反射,神经元间相互作用的方式,经典的突触概念及其传递作用,兴奋性突触后电位,兴奋传布的特征;中枢抑制,抑制性突触后电位,突触后抑制及其类型,突触前抑制;缝隙连接,非突触性化学传递;神经递质、递质分类、共存、释放和失活;外周神经递质和中枢神经递质,受体学说,受体分类;反射与反射弧,反射中枢的概念,中枢神经元联系方式,单突触反射弧和多突触反射弧,神经系统的感觉分析功能;脊髓的感觉传导与分析功能;丘脑的感觉传导和分析功能,特异投射系统和非特异投射系统;大脑皮层的感觉分析功能;脑的电活动与觉醒、睡眠机制;皮层诱发电位、脑电图的概念及波形。觉醒状态的维持、睡眠时相和睡眠机制。

神经系统对躯体运动的调节,包括脊髓对躯体运动的调节,脊髓休克、屈肌反射、牵张反射和肌紧张,肌梭的功能;低位及脑干对肌紧张的调节,去大脑僵直,易化区和抑制区,状态反射;大脑对躯体运动的调节,基底神经节对躯体运动的调节、震颤麻痹和舞蹈症的递质机制,大脑皮层对躯体运动的调节,运动区,锥体系和锥外系的功能。

神经系统对内脏活动的调节。

脑的高级功能,包括条件反射的形成及机制,条件反射的消退与分化,操作式条件反射,人类条件反射的特征;学习和记忆及其可能机制;语言中枢,皮层功能的一侧优势。

彩色经颅多普勒检测。

神经系统是人体各种生理功能最为重要的调控系统。人体各器官、系统功能虽然不同,但都直接或间接处于神经系统的调节控制之下,神经系统是体内起主导作用的调节系统。同时,人体生活在经常变化的环境中,这就需要神经系统对机体功能进行迅速而完善的调节,维持内环境的相对稳定。此外,人类神经系统有语言、思维、记忆等高级功能,可以能动地改造环境。

10.1 神经元

10.1.1 神经元和神经纤维

1.神经元

神经系统主要由神经细胞和神经胶质细胞构成。神经细胞又叫神经元,是神经系统的结构与功能单位,其主要功能是接受和传递刺激。虽然神经元形态与功能多种多样,但结构上大致都可分成细胞体和突起两部分。突起由胞体发出,分树突和轴突两种。树突较短,可以有很多,功能是接受其他神经元传来的冲动。轴突很长,一般只有一条,由细胞的轴丘分出,开始一段称为始段,轴突末端分成许多分支,每个分支的末梢部分膨大成球形,称突触小体。轴突离开细胞体若干距离后才获得髓鞘,成为神经纤维。习惯上把神经纤维分为有髓纤维与无髓纤维两种,神经纤维末端称为神经末梢。

2.神经纤维

神经纤维的主要功能是传导神经冲动,神经冲动就是沿神经纤维传导的兴奋或动作电位。

(1)神经纤维传导的特征

1)完整性:神经传导是依靠局部电流来完成的。因此它要求神经纤维在结构和功能上都是完整的,如果神经纤维被切断或局部受麻醉药作用而丧失了完整性,兴奋传导将受阻滞。

2)绝缘性:一条神经干中包含着许多条神经纤维,各纤维之间存在结缔组织,因此每条纤维传导冲动时基本上互不干扰,表现为传导的绝缘性。

3)双向性:刺激神经纤维上任何一点,产生的冲动可向两端同时传导。

4)相对不疲劳性:连续电刺激数小时,神经纤维始终保持传导兴奋,这是由于冲动传导耗能极少,比突触传递的耗能小得多。

(2)神经纤维传导兴奋的速度

不同种类的神经纤维具有不同的传导速度,用电生理方法记录神经纤维的动作电位,可以精确地测定各种神经纤维的传导速度。一般来说,神经纤维的直径越大,其传导速度也越大,这是因为直径大时神经纤维的内阻就小,有髓纤维比无髓纤维传导速度快,如图10-1所示。神经纤维的传导速度还与温度有关,温度降低则传导速度减慢。测定传导速度有助于诊断神经纤维疾病。

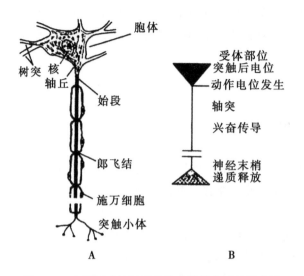

图 10-1　有髓运动神经元及其功能部位区分示意图

注:A:有髓运动神经元;B:神经元的功能部位。

(3)神经纤维的分类

根据神经纤维电生理学的特性分类:主要是根据兴奋传导速度和后电位的差异,将哺乳类动物的周围神经纤维分为 A、B、C 三类。其中 A 类包括有髓鞘的躯体传入和传出纤维,根据其平均传导速度又进一步分为 α、β、γ、δ 四类;B 类包括有髓鞘的自主神经的节前纤维;C 类包括无髓鞘的躯体传入纤维及自主神经节后纤维;D 类纤维的直径小于 3 μm,传导速度小于 15 m/s,与 $A_δ$ 纤维非常近似,但两者的锋电位及后电位很不相同。

根据纤维直径的大小及来源分类:将传入纤维分为 Ⅰ、Ⅱ、Ⅲ、Ⅳ 四类,Ⅰ 类纤维分为 $Ⅰ_a$ 和 $Ⅰ_b$ 两类。

目前对传出纤维采用第一种分类法,对传入纤维则采用第二种分类法。

3.神经胶质细胞

神经胶质细胞是神经系统内除神经元外的另一重要组成部分,其数量可为神经元的 10～50 倍,形态多样。其胞体通常很大,突起无轴突树突之分,和神经元之间不构成突触连接。

在中枢神经系统内,神经胶质细胞构成神经元之间的"间质"及衬覆于脑室系统壁的室管膜。中枢神经胶质细胞包括星形胶质细胞、少突胶质细胞和小胶质细胞三类;在周围神经系统中则成为神经纤维上的施万细胞、神经节内的被囊细胞等。

有关神经胶质细胞的功能,大致有以下几个方面:①支持作用;②修复和再生作用;③物质代谢和营养性作用;④绝缘和屏障作用;⑤参与离子和递质的调节;⑥免疫应答作用。

10.1.2　突触

在整个神经系统中,冲动的传递往往要通过两个以上的神经元。两个神经元之间的信息传递过程比冲动在一个神经纤维上的传导复杂得多。就传递方式而言,大体可分为化学性突触、缝隙连接和非突触性化学传递等三种,其中以化学性突触方式最普遍、最重要。

1.缝隙连接(gap junction)

哺乳动物神经系统中两个神经元之间的信息传递,有少部分是不需要神经递质的。它的特点是两层膜的距离很近,只有 2 nm,并且在两层膜之间有一些桥状结构。冲动可以直接由一个神经元以电传递性质传给下一个神经元,因此也将这种传递方式称为电突触(electrical synapse)。此外,这种传递往往是双向的,即可由上一个神经元传给下一个神经元,也可由下一个神经元传给上一个神经元。它的传递速度比化学性突触快得多。由于传递速度快,有人认为这种传递的意义在于使很多神经元产生同步化的活动。

2.非突触性化学传递(non-chemical synaptic transmission)

非突触性化学传递是与化学性突触传递相比较而得名。化学性突触中两个神经元的膜相隔很近,上一个神经元释放的神经递质作用于下一个神经元的部位较为明确。而非突触性化学传递中,虽然也是通过神经末梢释放神经递质作用于下一个神经元,但上一个神经元的末梢与下一个神经元不形成典型的突触,而是在它的附近,有时距离可达几个微米。由于距离长,传递花费的时间也长,有时可达几百毫秒甚至 1 秒。这种传递不存在一对一的关系,作用较为弥散,可以同时作用于一个以上的神经元。在大脑皮层中的某些肾上腺素能神经元、黑质中的某些多巴胺(DA)能神经元以及中枢内的某些 5-HT 及胆碱能(ACh)神经元的信息传递方式可能属于这类传递。

3.化学性突触(chemical transmission)

化学性突触在结构上包括三部分,分别是突触前膜、突触间隙和突触后膜,全部突触的面积仅 $1 \mu m^2$ 或更小。前文已述及,神经轴索在末端形成细小分支,每个细枝的末端膨大呈球形,称为突触小体。突触前膜即突触小体的膜。突触小体膜在突触部位增厚(5~7 nm)。突触小体内有大量的囊泡,囊泡中储存有浓度很高的神经递质。不同递质的囊泡的大小、形态可以不完全相同。例如 ACh 的囊泡直径为 30~50 nm,均匀一致;去甲肾上腺素(NE)的囊泡直径为 30~60 nm,在电镜下有一个密度较高的致密中心。突触小体的另一特点是胞浆内含有较多的线粒体。线粒体内含有丰富的生物氧化酶,说明这一部位的代谢比较旺盛。因此,在电镜下如果看到一个部位的细胞膜加厚,内有很多囊泡及较多的线粒体,很可能是一个化学性突触。突触间隙约20 nm,由于这一距离很短,由神经末梢释放的神经递质能很快通过弥散作用到达突触后膜。突触后膜在形态上也有增厚,从性质上看最主要的特点是突触后膜上有丰富的特异性受体。受体能与突触前膜释放的神经递质相结合产生相应的生理效应。突触后膜对电刺激是不敏感的,直接电刺激后膜不易使其去极化产生兴奋。

图 10-2 所示为突触结构示意图。

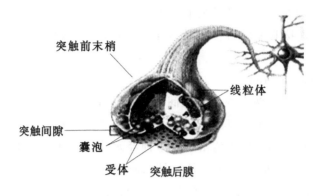

图 10-2　突触结构

（1）信息在化学性突触的传递

当冲动从上一神经元传至末梢（突触小体）时，末梢细胞膜产生去极化，膜对 Ca^{2+} 的通透性增加，膜外的 Ca^{2+} 内流进入胞浆。胞浆中 Ca^{2+} 浓度的增加，促进突触小体内囊泡向突触前膜移动，然后囊泡膜与突触前膜融合，破裂，以胞吐形式将囊泡中的神经递质释放在突触间隙。被释出的神经递质通过弥散向突触后膜移动并与相应的受体结合，一旦神经递质与相应的受体结合之后，就会产生不同的受体后效应。例如，通过不同的机制引起突触后膜对离子的通透性发生变化，产生不同离子的跨膜流动，从而使突触后膜的膜电位升高，产生所谓兴奋性突触后电位（EPSP）或使膜电位降低，产生所谓抑制性突触后电位（IPSP）。这样，一个信息就通过突触传到了后面的神经元上。

神经递质与受体结合后，会迅速与之分离并失去作用，这些神经递质的去路主要有三条：①由突触前膜重新摄取进入胞浆再利用；②由相应的酶降解；③在突触间隙中弥散，由血循环运走。

神经递质及时失去活性是十分重要的，它使受体能及时接受随后到来的新的神经递质，假如有神经递质不断到来，则可以使其不断兴奋。而如果突触前膜不再释放神经递质，突触后膜则停止兴奋。这样可以保持信息传递的灵活性和连续性，这是十分重要的。

一般说来，神经递质释放量是以囊泡为单位的，即所谓量子化释放。由突触前神经末梢传来的冲动是有一定编码的，称为电编码。到达突触后引起一定量的神经递质的释放。如果此纤维有多种神经递质的共存，此时神经递质的释放也可以有不同的排列组合，称为化学编码。不同编码的神经递质再在突触后膜转变为下一个神经元的冲动。此时冲动的电编码可以与突触前末梢上的编码有很大的差别：可能不变，可能增高，可能降低，甚至可能为 0。也就是说，信息在两个神经元之间传递时，不是"全或无"的，是会发生变化的，而这种变化取决于神经递质的性质、受体的性质、突触的结构类型和突触的状态。

（2）信息在突触传递的特点

与动作电位在一个细胞上的传递相比，信息在突触上的传递具有一些不同的特点：

1）单向传递：信息只能从突触前膜传向突触后膜，这是由突触的结构决定的。

2)时间延搁:由于突触的传递需经过一系列复杂的化学过程,耗时相对较多。一次冲动通过突触的时间为 0.5~1.0 ms,这常被称为突触延搁或中枢延搁。

3)突触疲劳现象:高频率的冲动持续通过突触,可以使突触前末梢内的神经递质释放速度超过合成速度,导致神经递质耗竭,使信息通过突触的效率下降,称为突触疲劳。

4)受环境影响:任何影响到上述信息传递某个环节的因素都会使信息通过突触过程受到影响,如代谢的变化、离子浓度变化、递质失活障碍及受体与递质结合障碍等。基于这一点,人们可以设计一些药物影响突触的传递,达到治疗目的。

(3)突触后膜上的电位变化

神经递质与突触后膜上的特异性受体结合后,引起突触后膜的电位发生变化,称为突触后电位,大体上有两种情况,分别是 EPSP 和 IPSP,如图 10-3 所示。

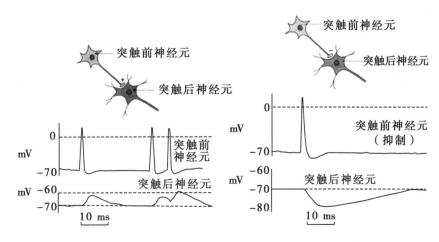

图 10-3 EPSP 和 IPSP

EPSP:某些神经递质与其受体结合后,使突触后膜内侧面的电位升高,即出现去极化,这种去极化电位就是 EPSP,当这种 EPSP 达到一定的阈值时,就会在突触后神经元上引起动作电位。EPSP 的产生与某些阳离子(Na^+ 或 K^+ 等)进入突触后膜内有关。

IPSP:另一些神经递质与其受体结合后,由于突触后膜产生超极化,使膜的兴奋性降低,产生抑制。引起 IPSP 的主要原因可能与 Cl^- 进入突触后膜内有关。

EPSP 和 IPSP 均属于局部电位,它们的特点包括:①等级性。它们的大小与神经递质释放量有关,释放的神经递质越多,产生的电位越大。②电紧张性传布。由于突触后膜上产生的 EPSP 或 IPSP 与邻近细胞膜静息电位存在电位差,这种电位差影响邻近膜兴奋性,称为电紧张。这种作用决定于电位差的大小和距离的长短,电位差越大,距离越短,影响越大。③可叠加性。突触后膜上不同时间或不同部位产生的 EPSP 或 IPSP 可产生叠加,产生更大的 IPSP 或 EPSP。如果小的 EPSP 经叠加后形成较大的 EPSP,与邻近细胞膜产生的局部电流达到阈电位,则可使邻近细胞膜产生动作电位。

10.1.3 神经递质

中枢突触部位的信息传递由突触前膜释放递质来完成,在外周神经节内以及神经末梢与效应器之间的传递也是由释放递质来完成的。神经系统内有许多化学物质,但只有符合一定条件的化学物质才能确认为递质。这些条件包括:①在突触前神经元内含有合成递质的前体物质和合成酶系,能够合成这一递质。②在神经末梢内有突触小泡结构,可储存递质以免被胞浆内其他酶系所破坏。当冲动抵达末梢时,小泡内的递质被释放入突触间隙。③递质在突触间隙内弥散,作用于突触后膜的受体而发挥其生理效应。④突触部位有使该递质失活的酶或摄取回收的环节。⑤用递质拟似剂或受体阻断剂能加强或阻断该递质的作用。

神经递质可分为外周神经递质与中枢神经递质两类。

1.外周神经递质

神经肌肉接头传递的递质是乙酰胆碱。植物性神经的递质主要有两种,分别是乙酰胆碱和去甲肾上腺素。

神经递质最初是在蛙心灌注的实验中发现的。刺激蛙的迷走神经时,蛙心的活动受到抑制;如果将其灌注液转移到另一个蛙心灌注液中去,也可引起后一个蛙心的抑制。显然在迷走神经被刺激时,有一种化学物质释放到灌注液中,这种物质能对心脏活动起抑制作用,后来证明这种物质是乙酰胆碱。所以,迷走神经末梢释放的递质是乙酰胆碱。现在知道,多数交感神经节后纤维释放的递质是去甲肾上腺素,但也有一小部分交感神经节后纤维释放乙酰胆碱,如支配汗腺和骨骼肌舒血管的交感节后纤维。在植物性神经节内,交感和副交感节前纤维也是释放乙酰胆碱作为递质的。

凡是释放乙酰胆碱的纤维称为胆碱能纤维,而释放去甲肾上腺素的纤维称为肾上腺素能纤维。

2.中枢神经递质

中枢神经系统内的递质可分为四类:乙酰胆碱、单胺类、氨基酸类和肽类。

(1)乙酰胆碱

脑内许多部位存在乙酰胆碱递质系统。由于脊髓前角运动神经元支配骨骼肌接头处的递质是乙酰胆碱,因此其分支与闰绍细胞形成的突触联系的递质也是乙酰胆碱。当前角运动神经元兴奋时,一方面直接传出,引起骨骼肌收缩,另一方面经过侧支兴奋闰绍细胞;由于闰绍细胞是抑制性中间神经元,它的活动可返回抑制前角运动神经元,从而使骨骼肌的收缩能及时终止。

在特异感觉传入途径中,丘脑后外侧核的神经元与大脑皮层感觉区之间的突触传递,脑干网状结构中的某些神经元之间,边缘系统的海马以及大脑皮层内部均有乙酰胆碱突触传递。乙酰胆碱在这些部位的作用主要是兴奋神经元的活动,传递特异感觉,提高大脑皮层的觉醒状态,以及促进学习与记忆等活动。

纹状体内也有乙酰胆碱系统。尾核内有丰富的乙酰胆碱,同时在尾核、壳核和苍白球内有许多对乙酰胆碱敏感的神经元。纹状体内的乙酰胆碱递质系统主要参与锥体外系运动功能的调节。

（2）单胺类

单胺类包括多巴胺、去甲肾上腺素和 5-羟色胺。多巴胺主要由中脑黑质的神经元合成，沿黑质-纹状体纤维上行到纹状体，调节躯体运动功能。去甲肾上腺素能神经元主要位于脑桥的蓝斑以及延髓网状结构的腹外侧部分。它的上行纤维投射到大脑皮层等部位，对大脑皮层的神经元起兴奋作用，维持皮层的觉醒状态。5-羟色胺的神经元位于中缝核内，其上行纤维投射到边缘前脑、大脑皮层等部位，它的功能与情绪生理反应、睡眠的发生有关。

（3）氨基酸类

氨基酸类主要有谷氨酸、甘氨酸与 γ-氨基丁酸（GABA）。谷氨酸在大脑皮层和脊髓背侧部分含量较高。它可使突触后膜产生兴奋性突触后电位，因此是兴奋性递质。谷氨酸可能是感觉传入粗纤维的神经递质，也是大脑皮层神经元的兴奋性递质。甘氨酸可使突触后膜产生抑制性突触后电位，因此是抑制性递质。脊髓前角内闰绍细胞的轴突末梢可能就是释放甘氨酸从而对前角运动神经元起抑制作用的。γ-氨基丁酸也是抑制性递质，在大脑皮层与小脑皮层中含量较高，而纹状体-黑质的投射纤维也是释放 γ-氨基丁酸的。

（4）肽类

早已知道神经元能分泌肽类物质，如升压素、催产素、调节腺垂体活动的多肽等。这些肽类物质分泌后，要通过血液循环才作用于效应细胞，因此称为神经激素。现在知道这些肽类物质，在神经系统内也能作为递质而发挥生理作用。脑内还有吗啡样活性的多肽，称为阿片样肽。阿片样肽包括 β-内啡肽、脑啡肽和强啡肽三类。脑内还有胃肠肽存在，如胆囊收缩素、促胰液素、胃泌素等，它们也可能具有递质的作用。此外，P 物质是十一肽，可能是背根传入细纤维释放的兴奋性递质。

3.受体学说

递质必须与相应的受体结合才能发挥作用。受体是指神经元和效应细胞膜上能与递质结合的特殊结构。位于突触后膜与效应细胞膜上的受体称为突触后受体；位于突触前轴突末梢上的受体称为突触前受体。某些药物能与受体结合并产生与递质类似的生理效应，称为受体激动剂（或递质拟似剂）。如果一些药物，其化学结构与递质相似，也能与受体结合但不能产生递质的效应，而是占据受体或改变受体的空间构型，从而使递质不能发挥作用，这些药物称为受体阻断剂（或递质拮抗剂）。

（1）胆碱能受体

胆碱能受体主要可分成两种类型。一种受体广泛存在于副交感神经节后纤维支配的效应细胞膜上，当乙酰胆碱与这类受体结合后就产生一系列副交感神经末梢兴奋的效应，包括心脏活动的抑制、支气管平滑肌的收缩、胃肠道平滑肌的收缩、膀胱逼尿肌的收缩、瞳孔括约肌的收缩、消化腺分泌的增加等。这类受体也能与毒蕈碱相结合，产生相似的效应。因此这类受体称为毒蕈碱受体（M 型受体），而乙酰胆碱与之结合所产生的效应称为毒蕈碱样作用（M 样作用）。阿托品是 M 型受体阻断剂，它仅能和 M 型受体结合，从而阻断乙酰胆碱的 M 样作用。

另一种胆碱能受体存在于交感和副交感神经节神经元的突触后膜和神经肌肉接头的终板膜上，当乙酰胆碱与这类受体结合后就产生兴奋性突触后电位和终板电位，导致节后神经元和骨骼肌的兴奋。这类受体也能与菸碱相结合，产生相似的效应。因此这类受体称为菸碱样受体（N 型受体），而乙酰胆碱与之结合所产生的效应称为菸碱样作用（N 样作用）。N 型受体还可分成两个亚型，神经节神经元突触后膜上的受体为 N_1 受体，骨骼肌终板膜上的受体为 N_2 受体。筒箭毒能阻断 N_1 和 N_2 受体的功能，六烃季铵主要阻断 N_1 受体的功能，十烃季铵主要阻断 N_2 受体的功能，从而阻断乙酰胆碱的 N 样作用。

支配汗腺的交感神经和骨骼肌的交感舒血管纤维，其递质也是乙酰胆碱；由于阿托品可以阻断其作用，所以属于 M 样作用，受体属于 M 型受体。中枢神经系统内的胆碱能受体也有 N 型和 M 型两种，但主要是 M 型受体。乙酰胆碱作用于神经元的 M 型受体，主要表现为放电增多的兴奋效应。

（2）肾上腺素能受体

多数的交感神经节后纤维的递质是去甲肾上腺素，其对效应器的作用既有兴奋性的，也有抑制性的。效应不同的机制是由于效应细胞上的受体不同。目前认为，能与儿茶酚胺（去甲肾上腺素、肾上腺素等）结合的受体有两类，一类称为 α 型肾上腺素能受体（α 受体），另一类称为 β 型肾上腺素能受体（β 受体）。儿茶酚胺与 α 受体结合后产生的平滑肌效应主要是兴奋性的，包括血管收缩、子宫收缩、扩瞳肌收缩等；但也有抑制性的，如小肠舒张。儿茶酚胺与 β 受体结合后产生的平滑肌效应是抑制性的，包括血管舒张、子宫舒张、小肠舒张、支气管舒张等；但产生的心肌效应却是兴奋性的。有的效应器仅有 α 受体，有的仅有 β 受体，有的 α 和 β 受体均有。

目前知道，不同的儿茶酚胺对 α 和 β 受体的作用强度并不一样。去甲肾上腺素对 α 受体的作用强，而对 β 受体的作用较弱；肾上腺素对 α 和 β 受体的作用都强；异丙肾上腺素主要对 β 受体有强烈作用。

中枢神经系统内的肾上腺素能受体也有 α 型和 β 型两类。

（3）其他递质的受体

中枢神经系统内的递质种类较多，相应的受体也较多。除有胆碱能和肾上腺素能受体外，还有多巴胺受体、5-羟色胺受体、γ-氨基丁酸受体、甘氨酸受体、阿片受体等。这些受体还可进一步分成多种亚型，分别有其受体阻断剂，例如荷包牡丹碱能阻断 γ-氨基丁酸 A 受体，纳洛酮能阻断阿片 μ 受体等。

（4）突触前受体

以上讨论的受体主要位于突触后膜与效应细胞膜上，属于突触后受体。现在知道位于突触前轴突末梢上的突触前受体也有重要的功能，其作用在于控制突触前膜的递质释放量。例如,肾上腺素能神经末梢上突触前受体有 α 和 β 两种,α 受体激活时使递质释放量减少,β 受体激活时则使递质释放量增加;当神经冲动抵达末梢引致去甲肾上腺素释放时,如果释放量较少,则低浓度的去甲肾上腺素可激活突触前的 β 受体,使递质释放量增加;如果释放量较多,去甲肾上腺素浓度增高,则能激活突触前的 α 受体,使递质释放量下降。

突触前 α 受体与突触后 α 受体是不同的,前者为 α2 型,后者为 α1 型。α 受体分为 α1 和 α2 两个亚型,是根据不同受体阻断剂的选择性作用来确定的。酚苄明可选择性阻断 α1 受体,育亨宾可选择性阻断 α2 受体,而酚妥拉明对 α1 和 α2 受体均有阻断作用。可乐定(氯压定)能激活突触前 α2 受体,使前膜释放去甲肾上腺素减少,达到降血压的效果。

突触前膜上也有胆碱能 M 受体,由于其受体阻断剂和突触后 M 受体的受体阻断剂不完全一样,因此将突触前 M 受体定为 M2 型,而突触后 M 受体定为 M1 型。

10.2　反射活动的一般规律

10.2.1　反射

反射是指在中枢神经系统参与下的机体对内外环境刺激的规律性应答。反射按形成过程分为非条件反射和条件反射两类。

非条件反射指的是生来就有、比较固定、形式低级的反射,这类反射能使机体初步适应环境,对生存有重要意义。条件反射是指在生后通过训练而形成的反射,它可以建立,也能消退,数量可以不断增加。条件反射的建立扩大了机体适应环境变化的范围。

10.2.2　反射弧

反射弧(见图 10-4)是反射活动的结构基础,包括感受器、传入神经、神经中枢、传出神经和效应器。

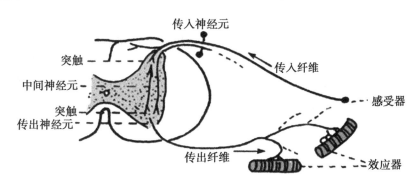

图 10-4　反射弧

反射过程:一定的刺激传到感受器,感受器发生了兴奋;兴奋以神经冲动的方式经过传入神经传向中枢;通过中枢的分析与综合活动,产生兴奋;中枢的兴奋过程又经一定的传出神经到达效应器,使效应器发生相应的活动。如果反射弧中任何一个环节中断,反射即不能发生。

中枢神经系统是由大量神经元组成的,这些神经元组合成许多不同的神经中枢。神经中枢是指调节某一特定生理功能的神经元群。一般来说,作为某一简单反射的中枢,其范围较窄,如膝跳反射的中枢在腰脊髓,角膜反射的中枢在脑桥。但作为调节某一复杂生命活动的中枢,其范围却很广,如调节呼吸运动的中枢分散在延髓、脑桥、下丘脑以至大脑皮层等部位内。延髓是发生呼吸活动的基本神经结构,而延髓以上部分的有关呼吸功能的神经元群,则调节呼吸活动使它更富有适应性。

10.2.3 反射弧中枢部分兴奋传布的特征

1.单向传布

在人为刺激神经时,兴奋可由刺激点爆发后沿神经纤维向两个方向传导(双向性);但突触兴奋传布只能由传入神经元向传出神经元方向传布,也即兴奋只能由一个神经元的轴突向另一个神经元的胞体或突起传递,而不能逆向传布。单向传布是由突触传递的性质决定的,这是因为只有突触前膜能释放神经递质。

2.中枢延搁

兴奋通过中枢部分比较缓慢,称为中枢延搁。这是因为突触前膜释放递质和递质扩散发挥作用等环节要耗费比较长的时间。根据测定,兴奋通过一个突触所需时间为 $0.3 \sim 0.5$ ms。因此,反射进行过程通过的突触数愈多,中枢延搁(突触延搁)所耗时间就愈长。

3.兴奋总和

由单根传入纤维的单一冲动,一般不能引起反射性传出效应。如果若干传入纤维同时传入冲动至同一神经中枢,则这些冲动的作用协同起来发生传入效应,这一过程称为兴奋的总和,如图10-5所示。任何一个单独传入的冲动往往只引起该神经元的局部阈下兴奋,而不发生扩布性兴奋。如果同时有较多的传入纤维兴奋,则各自产生的兴奋性突触后电位就能总和起来,在神经元的轴突始段形成较强的外向电流,从而爆发扩布性兴奋,发生反射的传出效应。局部阈下兴奋状态是神经元兴奋性提高的状态,此时神经元对原来不易发生传出效应的其他传入冲动就比较敏感,容易发生传出效应,这一现象称为易化。兴奋的总和包括空间性总和及时间性总和两类。

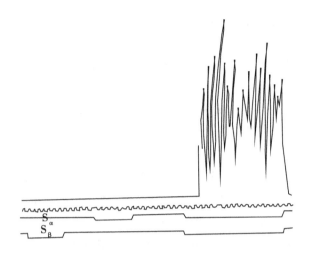

图 10-5　反射弧中枢内的兴奋部和

注:分别刺激不同皮肤部位(S_α、S_β 的下降段),不引起反射效应,如两刺激同时应用,则出现反射性肌肉收缩(上线记录)。

4.兴奋节律的改变

实验发现,在反射活动中传入与传出的冲动频率是不同的。因为传出神经的兴奋节律来自传出神经元,而传出神经元的兴奋节律除取决于传入冲动的节律外,还取决于中间神经元和自身的功能状态。

5.后放

在一反射活动中,刺激停止后,传出神经仍可在一定时间内继续发放冲动,这种现象称为后放(后发放、后放电)。后放的原因是多方面的,中间神经元的环状联系是产生后放的原因之一。此外,发生反射反应时效应器本身的感受装置(如肌梭)又受到刺激,兴奋冲动又由传入神经传到中枢,纠正和维持原先的反射活动,这也是产生后放的原因之一。

6.对内环境变化的敏感性和易疲劳性

突触部位最易受内环境变化的影响,缺氧、二氧化碳增加、麻醉剂等因素均可作用于中枢而改变其兴奋性,改变突触部位的传递活动。在反射活动中,突触部位是反射弧中最易疲劳的环节。易疲劳是因为突触小泡内的递质在长时间、高频率的突触传递中容易耗竭。

10.2.4　中枢抑制

在神经活动中,中枢既有兴奋性作用,也有抑制性作用。正常的神经活动是由兴奋和抑制协调统一而完成的,如肢体运动时屈肌兴奋,同时相应的伸肌就是抑制,动作才能完成。根据抑制性作用在突触中发生的部位,将中枢抑制分为突触后抑制和突触前抑制。

1.突触后抑制

这是由抑制性中间神经元来完成的。抑制性中间神经元的末梢释放抑制性神经递质,引起突触后膜产生 IPSP,使其兴奋性下降,产生抑制性作用。根据抑制性中间神经元

的联系方式,突触后抑制有两种方式:

(1)传入神经传入侧支性抑制

它是指一个感觉纤维进入脊髓后,一方面兴奋某一中间神经元,同时发出分支,兴奋抑制性中间神经元,使其抑制另外的在功能上有关联的神经元,如伸肌肌梭的传入纤维进入中枢后。另一方面兴奋伸肌 α 运动神经元引起牵张反射,同时发出侧支,兴奋一个抑制性中间神经元,后者再发出纤维抑制相应的屈肌。

(2)回返性抑制

它指一个神经元兴奋时,冲动由轴突传出,同时轴突发出侧支兴奋一个抑制性中间神经元,此神经元轴突反回来抑制最初兴奋它的神经元,使其兴奋终止(见图 10-6)。脊髓前角运动神经元和 Renshaw 细胞之间的联系,就是这种抑制方式,当支配 Renshaw 细胞的 α 运动神经元兴奋时,Renshaw 细胞被兴奋,它反过来抑制运动神经元的兴奋。这种负反馈性抑制方式可使某一活动适度发生而又及时终止。

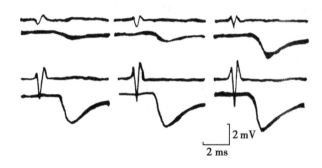

图 10-6　抑制性突触后电位

注:每组曲线的下线为某一屈肌运动神经元细胞内电位记录,上线为刺激拮抗伸肌传入神经时的背根电位记录。当刺激强度逐步加大时,背根电位逐步增大,超极化电位变化也逐步增大。

2.突触前抑制

突触前抑制的结构基础是轴突-轴突型突触,如图 10-7 所示,A 纤维末梢与神经元 C 形成突触,可兴奋该神经元,而 B 纤维与 A 纤维末梢形成轴突-轴突型突触。B 纤维可引起 A 纤维膜部分去极化产生抑制作用。部分去极化后引起抑制的原因是,当 A 纤维再有兴奋传至末梢时,动作电位的幅值会相对减少,因而释放的神经递质减少,对 C 神经元的作用减少。例如,正常 A 纤维末梢兴奋时,膜电位从 -90 mV 升至 30 mV,动作电位幅值达 120 mV;但如果 B 纤维兴奋先引起了 A 纤维部分去极化,膜电位变为 -70 mV,此时当 A 纤维产生动作电位时,幅值只有 100 mV;而动作电位的减弱将引起 A 纤维末梢释放神经递质减少,导致神经元 C 的 EPSP 减少,产生了抑制作用。这里最重要的是指 B 和 A 之间建立了轴突-轴突型的突触,通过对轴突的抑制,使另一突触(A-C)的作用减弱,产生抑制。由于在 A-C 突触中,A 是突触前结构,因此称为突触前抑制。

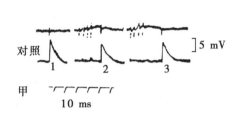 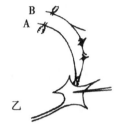

图 10-7　突触前抑制

注:甲:每组曲线的上线为传入冲动电位记录,下线为某肌运动神经元细胞内电位记录;乙:实验方法示意图,微电极插入基本肌运动神经元细胞体内;A:来自该肌的传入神经纤维;B:来自另一肌肉的传入神经纤维。

10.3　神经系统的感觉分析功能

各种刺激作用在不同的受体(感觉器),转变成动作电位,经传入纤维传至中枢神经系统,形成不同的感觉。

10.3.1　感觉器(受体)

1.机械感觉器

机械感受器感受皮肤的触压一类的感觉,有快适应和慢适应之分。快适应机械感受器如毛囊受体、Meissners 囊等对频率较快的刺激(30～40 Hz)有很好的反应。慢适应机械感受器如 Ruffini 末梢感受皮肤的牵拉刺激。

2.温度感觉器

皮肤上有冷受体和温热受体两种温度感觉器。它们在正常温度下均有自发放电现象,而且在一个很大的温度变化范围内可被激活。在适中的温度下(35 ℃左右)两种受体均处于激活状态。而皮肤温度更高时,冷受体停止发放冲动,皮肤温度更低时,则温热受体停止发放冲动。如果皮肤温度升高至 45 ℃以上时,这种温度则是一种伤害性刺激,此时温热受体也停止发放冲动。因此,温热受体不能感受烫伤痛。

3.伤害性感觉器

伤害感受器对可引起损伤的刺激产生反应,主要分为两类。一类的传入纤维为 A_δ,纤维中的 A_δ 机械性伤害感受器,它能感受强烈的机械性伤害刺激,如针刺等。另一类以 C 纤维为传入纤维的伤害感受器,可以感受多种伤害性刺激,如机械的、温度的和化学的刺激等。一些因素能使伤害感受器的阈值降低和冲动的发放增强,称为伤害感受器的致敏,即感受器的反应性增强,可引起痛觉过敏甚至自发痛。常见的引起致敏的化学物质有 K^+,5-HT、组织胺、前列腺素等。

4.肌肉、关节和内脏的受体

骨骼肌中有牵张感受器如肌梭,也有能感受肌肉压迫和缺血引起的代谢变化的感受器。关节中有感受移动、振动和伤害性刺激的受体。有些内脏中有可以产生胀感的机械受体;内脏的伤害感受器可感受内脏痛。当内脏损伤和炎症时可使内脏痛致敏。

10.3.2 脊髓在感觉功能中的作用

由脊髓上传到大脑皮层的感觉传导路径可分为两类:一为浅感觉传导路径,另一为深感觉传导路径。

浅感觉传导路径传导痛觉、温度觉和轻触觉。初级传入纤维由后根的外侧部(细纤维部分)进入脊髓,然后在同侧后角更换神经元,再发出纤维在中央管前交叉至对侧,分别经脊髓丘脑侧束(痛、温觉)和脊髓丘脑前束(轻触觉)上行抵达丘脑。

深感觉传导路径传导肌肉本体感觉和深部压觉,其传入纤维由后根的内侧部(粗纤维部分)进入脊髓后,其上行分支在同侧后索上行,抵达延髓下部薄束核和楔束核后更换神经元,再发出纤维交叉到对侧,经内侧丘系至丘脑。皮肤触觉中的辨别觉,其传导路径却和深感觉传导路径一致。浅感觉传导路径是先交叉再上行,而深感觉传导路径是先上行再交叉;在脊髓半离断(见图10-8)的情况下,浅感觉的障碍发生在离断的对侧,深感觉的障碍发生在离断的同侧。在脊髓空洞症患者,中央管部分有空腔形成,破坏了在中央管前进行交叉的浅感觉传导路径,造成浅感觉障碍。但由于痛、温觉传入纤维进入脊髓后,在进入水平的1~2个节段内更换神经元交叉到对侧,而轻触觉传入纤维进入脊髓后分成上行与下行纤维,分别在多个节段内更换神经元交叉至对侧。因此较局限地破坏中央管前交叉的浅感觉传导路径,仅使相应节段双侧皮节的痛、温觉发生障碍,而轻触觉基本不受影响(辨别觉完全不受影响),造成脊髓空洞症患者出现痛、温觉和触觉障碍的分离现象。

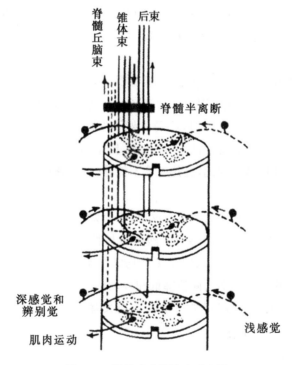

图 10-8 脊髓半离断效应示意图

10.3.3　丘脑

丘脑(见图 10-9)是重要的感觉中转站,能对感觉进行粗略的分析与综合。除嗅觉之外的各种感觉通路都要在此更换神经元,然后向大脑皮层投射。根据神经联系和功能特征不同,丘脑的核团大致可以分为三大类。

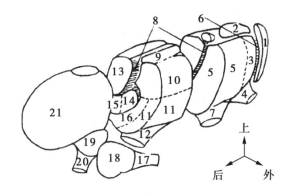

图 10-9　右侧丘脑主要核团示意图

注:1.网状核(大部分已除去,只显示前面一部分);2.前核;3.前腹核;4.苍白球传来纤维;5.外侧腹核;6.外髓板;7.小脑传来纤维;8.内髓板及髓板内核群;9.背个侧核;10.后外侧核;11.后外侧腹核;12.内侧丘系;13.背内核;14.中央中核;15.束旁核;16.后内侧核;17.视束;18.外侧膝状体;19.内侧膝状体;20.外侧丘系;21.丘脑枕.

1.感觉接替核

这类核团接受感觉的投射纤维,并经过换元进一步投射到大脑皮层有关感觉区,如图 10-10 所示。这类核团有:①内侧膝状体是外侧丘系(听觉路)的换元站,发出纤维向大脑皮层听区投射。②外侧膝状体是视束(视觉传导路)的换元站,发出纤维向大脑皮层视区投射。③后腹核包括后外侧腹核和内侧腹核。后外侧腹核为脊髓丘脑束与内侧丘系的换元站,同躯干、肢体感觉的传导有关;后内侧腹核为三叉丘系的换元站,与头面部感觉的传导有关。

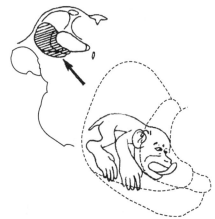

图 10-10　猴体表在左侧丘脑后腹核(后外侧腹核和后内侧腹核)的投射

2.联络核

它接受丘脑感觉接替核和其他皮层下中枢来的纤维,经过换元发出纤维投射到大脑皮层特定区域。丘脑前核接受下丘脑乳头体来的纤维,并发出纤维投射到大脑皮层的扣带回,参与内脏活动的调节。丘脑的外侧腹核主要接受小脑、苍白球和后腹核的纤维,并发出纤维投射到大脑皮层的运动区,参与皮层对肌肉运动的调节。丘脑枕核接受内侧与外侧膝状体的纤维,并发出纤维投射到大脑皮层的顶叶、枕叶和颞叶的中间联络区,参与各种感觉的联系功能。

3.髓板内核群

它是靠近中线的所谓内髓板以内的各种结构,主要是髓板内核群,包括中央中核、束旁核、中央外侧核等。这类细胞群可以间接地通过多突触接替换元后,弥散地投射到整个大脑皮层,起着维持大脑皮层兴奋状态的重要作用。

10.3.4 感觉投射系统

由丘脑各部投射大脑皮层的感觉投射系统可分成两大类:一是特异投射系统,另一是非特异投射系统(弥散性投射系统)(见图 10-11)。

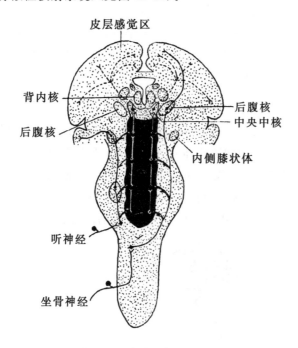

图 10-11 感觉投射系统示意图

注:黑色区代表脑干网状结构,实线代表丘脑特异投射系统;虚线代表丘脑非特异投射系统。

特异投射系统是指感觉接替核及联络核,它们投向大脑皮层的特定区域,具有点对点的投射关系。其功能是引起特定感觉,并激发大脑皮质发出传出冲动。

非特异投射系统是指髓板内核群,它们弥散地投射到大脑皮层的广泛区域,不具有点对点的投射关系。当各种特异性感觉传入纤维上行通过脑干时,发出侧支与脑干网状结构的神经元发生突触联系,并在其中反复换元上行抵达非特异性丘脑投射核。非特异性投射系统的功能是提高和维持大脑皮层的兴奋性,使机体处于觉醒状态。

刺激动物中脑网状结构能唤醒动物,脑电波呈去同步化快波;而在中脑头端切断网状结构则出现昏睡现象,脑电波呈同步化慢波。脑干网状结构内具有上行唤醒作用的功能系统,这一系统称为脑干网状结构上行激动系统。上行激动系统主要是通过丘脑非特异投射系统发挥作用,其作用就是维持与改变大脑皮层的兴奋状态。由于该系统是一个多突触接替的上行系统,因此易于受药物的影响发生传导阻滞。例如,巴比妥类催眠药和乙醚可作用于上行激动系统而抑制大脑皮层的活动,如图 10-12 所示。

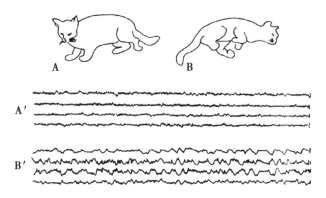

图 10-12　切断特异性传导道或非特异性传导道后猫的行为与脑电图变化

A 为切断特异性传导道而不损伤非特异性传导道的猫,处于觉醒状态,A′为其脑电图;B 为切断非特异性传导道的猫,处于昏睡状态,B′为其脑电图。

10.3.5　皮层感觉区

丘脑中的后外侧腹核(VPL)和后内侧腹核(VPM)的第三级感觉神经元的纤维投射到大脑皮层(见图 10-13)的皮层感觉区,形成特定的感觉,最主要的皮层感觉区为 S I 区和 S II 区。S I 区占据了中央区大部分区域,而 S II 区则位于外侧裂上缘。在 S I 区,体表感觉有特定的投射区域,其特点为:①交叉投射,但头面部感觉呈双侧投射。②倒置分布,即下肢代表区在皮层顶部,上肢代表区在中间,头面部代表区在底部,头面部代表区内部的安排是正立的。③代表区面积与感觉分辨精细程度有关。感觉分辨精细的部位,其代表区面积大,反之则小。S II 区也有一定的代表区分布,但是正立而非倒置。此外,在中央前回的运动皮层也有与感觉有关的区域。

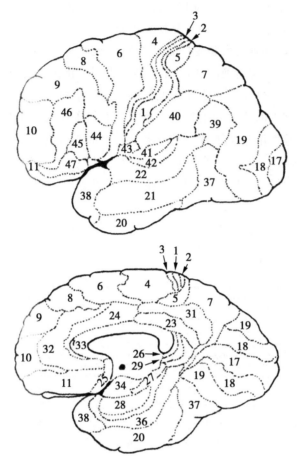

图 10-13　人类大脑皮层分区

上:大脑半球外侧面;下:内侧面

1.体表感觉区

中央后回是全身体表感觉的投射区域。通过对灵长类动物体表不同部位的刺激,引导相应的皮层诱发电位,观察到中央后回的感觉投射有以下规律:①一侧体表的感觉传入投射到对侧大脑皮层的相应区域,即为交叉性投射,但头面部感觉的投射是双侧性的。②躯体各部位感觉在皮层的投射区域具有一定的分布,其安排大致像一个倒置的躯体,但头面部代表区内部的安排是正立的。③投射区的大小与不同体表部位的感觉灵敏程度有关,如手指和嘴唇在大脑皮层的代表区很大,而躯干的代表区则很小。这说明感觉灵敏的部位具有较大量的感受装置,皮层上与其相联系的神经元数量也必然较多,这种结构特点有利于进行精细的感觉分析。人体脑外科手术中,在不损害患者和取得协作的前提下,用适宜强度的电刺激来刺激大脑皮层,观察到刺激中央后回的顶部时,患者可产生似乎来自下肢的主观感觉;而刺激中央后回的底部时,则可产生似乎来自面部的主观感觉。

2.肌肉本体感觉区

肌肉本体感觉的投射区主要在中央沟的前壁,与中央前回非常靠近。

3.内脏感觉区

内脏感觉在大脑皮层也有代表区。电生理研究观察到,刺激内脏大神经的粗传入纤维,可以在相应的躯干部位的体表感觉代表区引出诱发电位;刺激盆神经的传入纤维可以在下肢体表感觉代表区引出诱发电位。然而,内脏感觉传入主要向边缘系统皮层投射。

4.视觉区

枕叶皮层的距状裂上、下缘是视觉的投射区域。左侧枕叶皮层接受左眼的颞侧视网膜和右眼的鼻侧视网膜传入纤维的投射。右侧枕叶皮层接受右眼颞侧视网膜和左眼鼻侧视网膜传入纤维的投射。电刺激人脑距状裂上、下缘时,可使被试者产生主观的光感觉。

5.听觉区

颞叶皮层的一定区域是听觉的投射区域。电刺激人的颞叶皮层时,会引起被试者产生铃声样或吹风样的主观感觉。

6.嗅觉和味觉区

嗅觉在大脑皮层的投射区,随着动物的进化而愈益缩小。在高等动物只有边缘叶的前底部区域与嗅觉功能有关。在人脑的电刺激研究中观察到,刺激这些相应的结构,可引起特殊的主观感觉,如闻到臭橡皮气味等。此外,味觉投射区在大脑皮层中央后回头面部感觉投射区之下侧。

10.3.6　感觉信息的编码

特定的刺激作用在受体;受体将其转变为动作电位,由传入神经沿特定的感觉传导通路传至感觉皮层形成特定的感觉。但动作电位是如何将各种各样的感觉信息传到皮层而形成丰富多彩的感觉的,这其中有许多问题尚待阐明。目前,倾向于用编码的概念来理解感觉信息的传递。简言之,感觉编码即指动作电位传输各种感觉信息的规律,就如同无线电波传送各种信号一样。

感觉是由很多感觉元素组成的,包括性质和空间定位、阈值、强度及时程等。感觉编码也应包括上述元素。

1.性质和空间定位

不同的刺激,引起不同的感觉,这种差别主要是由不同的感觉受体对不同的刺激产生反应来区分的,或者说不同的感觉受体兴奋引起的动作电位,代表了不同的感觉性质。例如皮肤的机械感觉受体兴奋后产生动作电位就代表了触或压的感觉。这种有特定含意的动作电位沿特定的通路传到特定的感觉皮层区域,形成特定的感觉。这种"专线"传送的现象称为标记线,即一条纤维只传送特定的某种信息。用标记线的概念很容易理解感觉的性质和空间定位的形成。如果其他原因(如电刺激)引起某一感觉纤维上产生动作电位,则可以产生与该纤维的感觉受体受到刺激后产生的相同的感觉,如刺激听神经可以产生听觉,刺激视神经可以产生视觉。临床上的截肢患者出现幻肢感,也可以用标记线的概念加以解释。但有些感觉则不能用标记线来解释,如味觉。一般认为,味觉是来自多根神经的刺激,涉及多个神经放电,要根据所有神经放电的形式,才能形成味觉的性质,这种方式称为群体编码。

感觉的空间定位是由感觉受体的分布部位和标记线的特异传输,投射到皮层的特定代表区而形成的。

2.阈值和强度

感觉的有无由感觉受体的阈值来确定。阈下刺激不会产生感觉。而强度的编码则有两种方式,其一是单个感觉神经元发出冲动的频率,刺激越强,发放冲动的频率越快,感觉也越强,表示了刺激强度和神经纤维上放电频率之间的关系。其二是参加反应的感觉神经元的数量,刺激越强,被激活的感觉受体越多,感觉也越强。此外,不同强度的刺激可以激活不同的受体,如对皮肤较弱的机械刺激,只激活机械感受器,而过强的机械刺激则可以激活伤害性受体,从而使感觉的强度和性质均产生变化。

10.4　神经系统对躯体运动的调节

10.4.1　脊髓对躯体运动的调节

脊髓的前角存在大量运动神经元(α 和 γ 运动神经元),它们的轴突经前根离开脊髓后直达所支配的骨骼肌,影响其收缩和舒张。

α 运动神经元胞体较大,接受来自皮肤、肌肉和关节等外周传入的信息,也接受从脑干到大脑皮层等中枢传入的信息,产生一定的反射传出冲动。因此,α 运动神经元是躯干骨骼肌运动反射的最后通路。α 运动神经元的轴突在离开肌肉时,其末梢在肌肉中分成许多小支,每一小支支配一根骨骼肌纤维。因此,在正常情况下,当这一神经元发生兴奋时,兴奋可传导到它支配的肌纤维,引起其收缩。由一个 α 运动神经元及其支配的全部肌纤维所组成的功能单位,称为运动单位。运动单位的大小,决定于神经元轴突末梢分支数目的多少,一般是肌肉愈大,运动单位也愈大。例如,一个眼外肌运动神经元只支配 6～12 根肌纤维,而一个四肢肌(如三角肌)的运动神经元所支配的肌纤维数目可达 2 000 根。前者有利于肌肉进行精细的运动,后者有利于产生巨大的肌张力。

γ 运动神经元的胞体分散在 α 运动神经元之间,其胞体较 α 运动神经元为小。γ 运动神经元的兴奋性较高,常以较高频率持续放电,使梭内肌纤维处于一定的紧张状态。在一般情况下,当 α 运动神经元活动增加时,γ 运动神经元也相应增加,从而调节着肌梭对牵拉刺激的敏感性。

1.脊髓休克

如果将脊髓在高位(如颈髓处)切断,使其失去与高位中枢的联系,立即出现脊髓休克。在断面以下部位,组织器官的各种反射活动减弱甚至消失。以后这些反射功能可逐渐恢复,其中较简单的反射先恢复,如腱反射。较复杂的反射恢复较慢。低等动物脊休克恢复较快,越高等的动物恢复越慢。恢复后的反射常可出现增强和扩散。脊休克时出现上述现象表明：①脊髓是最基本的运动中枢，可以独立完成一些反射。②正常情况下，脊髓受高位中枢的调节，突然失去高位中枢控制将导致脊髓的反射功能暂时丧失。③动物进化越高级，反射活动越复杂，脊髓对高位中枢的依赖程度就越大。

2.屈肌反射与对侧伸肌反射

脊髓动物的皮肤接受伤害性刺激时，受刺激一侧的肢体出现屈曲的反应，关节的屈肌收缩而伸肌舒张，称为屈肌反射。屈肌反射使机体避开伤害性刺激，具有保持性意义。屈肌反射的强度与刺激强度有关，例如足部的较弱刺激只引起踝关节屈曲，刺激强度加大，则膝关节及髋关节也可发生屈曲。若刺激强度更大，则在同侧肢体发生屈肌反射的基础上出现对侧肢体伸直的反射活动，称为对侧伸肌反射。对侧伸肌反射是姿势反射之一，具有维持姿势的生理意义，动物一侧肢体屈曲，对侧肢体伸直以支持机体防止跌倒。

在人类由于锥体束或大脑皮层运动区的功能发生障碍，脊髓失去了运动区的调节，可出现一处特殊的反射。例如，以钝物划足跖外侧时，出现踇趾背屈，其他四趾向外展开如扇形的反射，称为巴宾斯基征阳性。从生理学角度来看，这一反射属于屈肌反射，因为当刺激加强时还可伴有踝、膝、髋关节的屈曲。在婴儿的锥体束未发育完全以前，以及成人深睡或麻醉状态下，也可以出现巴宾斯基征阳性。

3.牵张反射

(1)牵张反射

骨骼肌受到外力牵拉使其伸长时，能反射性引起受牵扯的同一肌肉收缩，此称为牵张反射（stretch reflex）。牵张反射有两种类型：一种为腱反射，也称位相性牵张反射；另一种为肌紧张，也称紧张性牵张反射。

腱反射是指快速牵拉肌腱时发生的牵张反射。例如，叩击膝关节下的股四头肌肌腱使之发生一次收缩，这称为膝反射；叩击跟腱使之受到牵扯，则小腿腓肠肌即发生一次收缩，这称为跟腱反射。这些腱反射的感受器为肌梭，传入神经纤维的直径较粗、传导速度较快，效应器为同一肌肉的肌纤维；反射的潜伏期很短，只够一次突触接替的中枢延搁时间。因此，腱反射为单突触反射。叩击肌腱时，肌肉所有肌梭同时受牵拉，整块肌肉的收缩几乎是一次同步性收缩。腱反射主要发生于肌肉内收缩较快的快肌纤维成分。

肌紧张是指缓慢持续牵拉肌腱时发生的牵张反射，受牵拉肌肉能发生紧张性收缩，阻止被拉长。肌紧张是维持躯体姿势最基本的反射活动。例如，由于重力影响，支持体重的关节趋向于被重力所弯曲，关节弯曲必使伸肌肌腱受到持续牵拉，从而产生牵张反射引起该肌的收缩，对抗关节的屈曲，维持站立姿势。由于重力经常作用于关节，因此这种牵张反射也就持续存在。肌紧张与腱反射的反射弧基本相似，感受器也是肌梭，但中枢的突触接替可能不止一个，即可能是多突触反射，其效应器主要是肌肉内收缩较慢的慢肌纤维成分。肌紧张的反射收缩力量并不大，只是抵抗肌肉被牵拉，因此不表现明显的动作。肌紧张能持久维持而不易疲劳。

机体很多骨骼肌在平时并不是完全松弛的，而是保持在一定的持续收缩状态，即具有一定的肌紧张,特别是一些维持躯体姿势的肌肉。这种紧张性的维持实际上是一种神经反射。在动物实验中,如果将脊髓后根剪断,而不损伤前根,使传入神经冲动不能进入脊髓。结果表明,相应的肌肉立即丧失紧张性,说明这些肌紧张是一种靠传入神经冲动维持的神经反射。实验证明肌梭的传入神经冲动是引起这些肌紧张反射的传入部分,肌紧张在维持姿势上有重要的作用。平时人体关节部分的伸肌群由于重力作用总是处于持续被拉长的状态,此时对肌梭是一种刺激,因此不断有冲动由肌梭的传入纤维传至脊髓。在中枢引起脊髓 α-神经元兴奋,使肌肉保持在一定的收缩状态,对抗重力的牵张作用,维持人体的一定姿势。

腱反射的减弱或消失,常提示反射弧的传入、传出通路的损害或中断;而腱反射的亢进,则常提示高位中枢的病变(如锥体束综合征)。因此,临床上常用测定腱反射的方法来了解神经系统的功能状态,如表 10-1 所示。

表 10-1   常用的腱反射

名称	检查方法	中枢部位	效应
肘反射	叩击肱二头肌肌腱	颈 5～7	肘部屈曲
膝反射	叩击髌韧带	腰 2～4	小腿伸直
跟腱反射	叩击跟腱	腰 5～骶 2	脚向足底方向屈曲

(2)肌梭和腱器官

肌梭是牵张反射的感受器,它位于肌肉纤维之间,与肌肉纤维平行排列。肌梭的结构(见图 10-14)比较特殊,它由一束特化的肌肉纤维、神经末梢及胞囊组成。肌梭内的特化肌肉纤维称为梭内肌,而肌梭外普通肌纤维称为梭外肌。梭内肌根据其形态又可分为核袋纤维和核链纤维。梭内肌的中央部不含肌原纤维,不能收缩,但有很好的弹性。传入纤维分布在梭内肌的中央,它的直径较粗(12～20 μm),传导速度也较快(90 m/s)。当肌肉被牵拉时,不仅拉长了梭外肌,也拉长了梭内肌,特别是梭内肌的中央部分。牵拉是对肌梭的有效刺激。这一刺激在肌梭内被转变为冲动,通过传入纤维将冲动传到中枢。因此肌梭实际上是一种牵张受体。肌梭内的梭内肌也受由脊髓 γ 运动神经元发出的传出神经支配,它的作用可引起梭内肌收缩。由于梭内肌的肌原纤维分布在两端,因此两端收缩则拉长了梭内肌的中央部,对感受器是一种刺激或提高肌梭对牵张刺激的感受性,从而增加其向中枢发放的冲动。由肌梭传入的冲动,在脊髓可使支配骨骼肌的 α 神经元兴奋。这就是梭内肌中传出和传入神经的作用,如图 10-15 所示。

支配梭外肌的神经纤维来自脊髓中 α 神经元,它使梭外肌收缩。如果梭外肌的收缩缩短了整块肌肉的长度,由于肌梭与梭外肌呈平行排列,因此梭内肌的长度也缩短,对肌梭的牵张作用减少或消失,向中枢发放的冲动减少,也就不再引起脊髓中 α 神经元兴奋,肌肉停止收缩。由此可见,α 神经元兴奋使梭外肌收缩,肌肉缩短,可降低对肌梭的刺激作用。而 γ 神经元兴奋,使梭内肌收缩,增加对肌梭的刺激。因此,对肌梭的传入神经冲动,α 和 γ 神经元有完全相反的作用。

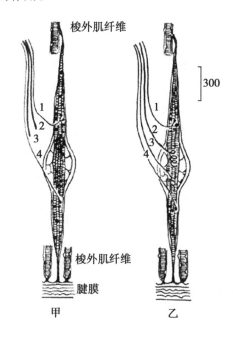

图 10-14　两类梭内肌纤维示意图

注:A:核袋纤维;B:核链纤维;1 和 4:γ 传入纤维;2:Ⅰ类传入纤维;3:Ⅱ类传入
纤维;甲:显示传出神经纤维支配;乙:显示传出和传入神经支配。

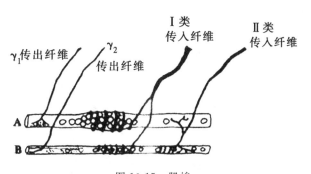

图 10-15　肌梭

当叩击肌腱时,肌肉内的肌梭同时受到拉长,并发动牵张反射,此时肌肉的收缩几乎是一次同步性收缩,前述膝反射就属于这一类。缓慢持续牵拉肌腱时也发生牵张反射,它与肌紧张的形成有密切的关系,其表现为受牵拉的肌肉能发生紧张性收缩,阻止被拉长。肌紧张是维持躯体姿势的基本反射活动。

牵张反射对完成随意运动有重要的作用。例如当人们想提起某一重物时,首先由皮层发出冲动传至脊髓引起 α 及 γ 神经元兴奋。α 神经元引起相应骨骼肌的收缩,γ 神经元使梭内肌也收缩。在真正提起重物之前,由于肌肉并未缩短,而梭内肌的收缩可拉长梭内肌本身,增加传入纤维向中枢发放的冲动,这种冲动又可以兴奋脊髓内的 α 神经元,使骨骼肌收缩力量进一步加强,直至骨骼肌缩短,重物被提起。因此,牵张反射在各种随意运动中有十分重要的作用。

呼吸运动也是由骨骼肌(包括膈肌和胸部肌肉)的收缩完成的。当由脑干呼吸中枢向相应脊髓运动神经元发放冲动时,使 α 及 γ 运动神经元都兴奋。此时吸气肌及相应的梭内肌都收缩。由于梭内肌收缩,它的传入神经冲动通过对 α 运动神经元的兴奋作用,使吸气肌的收缩力量不断加强,直至抬起胸廓或使膈肌下降,产生吸气。一旦产生吸气动作,骨骼肌的长度缩短,梭内肌的长度也随之缩短,向中枢发放的冲动减少而停止吸气肌的收缩,从而终止吸气。因此,每次吸气的终止都有牵张反射的参与。实验表明这种牵张反射是维持人体呼吸运动的频率和深度的重要调节机制。

腱器官是分布在肌腱胶原纤维之间的牵张感受装置。腱器官与梭外肌纤维呈串联关系,其功能与肌梭功能不同,腱器官是一种张力感受器,而肌梭是一种长度感受器。腱器官的传入冲动对同一肌肉的 α 运动神经元起牵拉抑制作用,而肌梭的传入冲动对同一肌肉的 α 运动神经元起兴奋作用。一般认为,当肌肉受到牵拉时,首先兴奋肌梭的感受装置发动牵张反射,引致受牵拉的肌肉收缩以对抗牵拉;当牵拉力量进一步加大时,则可兴奋腱器官使牵张反射受抑制,以避免被牵拉的肌肉受到损伤。

10.4.2 低位脑干肌紧张的调节

1.去大脑僵直

在中脑上、下叠体(上、下丘)之间切断脑干的动物,称为去大脑动物。由于脊髓与低位脑干相连接,因此不出现脊休克现象,很多躯体和内脏的反射活动可以完成,血压不下降。去大脑动物出现肌紧张性增加,四肢伸直,头尾昂起,脊柱挺硬,称为去大脑僵直(见图 10-16)。去大脑僵直主要表现为伸肌(抗重力肌)紧张性亢进,四肢坚硬如柱。

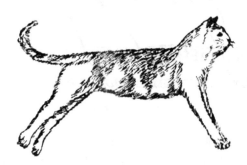

图 10-16 去大脑僵直

在去大脑动物,如以局部麻醉药注入肌肉中,或切断相应的脊髓背根,以消除肌梭传入冲动进入中枢,则该肌的僵直现象消失。可见,去大脑僵直是在脊髓牵张反射的基础上发展起来的,是一种增强的牵张反射。

电刺激动物脑干网状结构的不同区域,观察到在网状结构中具有抑制肌紧张及肌运动的区域,称为抑制区;还有加强肌紧张及肌运动的区域,称为易化区。抑制区位于延髓网状结构的腹内侧部分,电刺激抑制区可引致去大脑僵直减退。易化区广泛分布于脑干中央区域,包括延髓网状结构的背外侧部分、脑桥的中央灰质及被盖。从活动的强度来看,易化区的活动比较强,抑制区的活动比较弱。因此在肌紧张的平衡调节中,易化区略占优势,如图 10-17 所示。

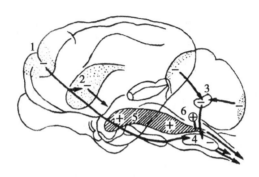

图 10-17　猫脑各部位,特别是脑干网状结构下行抑制(一)和易化(十)系统示意图

　　注:抑制作用(一)的路径:4 为网状结构抑制区,发放下行冲动抑制脊髓牵张反射,这一区接受大脑皮层(1)尾状核(2)和小脑(3)传来的兴奋。

　　易化作用(十)的路径:5 为网状结构易化区,发放下行冲动加强脊髓牵张反射;6 为延髓的前庭核,有加强脊髓牵张反射的作用。

目前知道,抑制肌紧张的中枢部位有大脑皮层运动区、纹状体、小脑前叶蚓部、延髓网状结构抑制区;易化肌紧张的中枢部位有前庭核、小脑前叶两侧部、网状结构易化区。在去大脑动物中,由于切断了大脑皮层运动区和纹状体等部位与网状结构的功能联系,造成抑制区活动减弱而易化区活动增强,使易化区的活动占有明显的优势,以致肌紧张过度增强而出现去大脑僵直。

去大脑僵直主要表现为抗重力肌的肌紧张明显加强。一般情况下伸肌是抗重力肌,因此伸肌肌紧张在去大脑僵直时明显加强。人类在某些疾病中,也可出现与动物去大脑僵直相类似的现象。例如,蝶鞍上囊肿导致皮层与皮层下失去联系时,可出现下肢明显的伸肌僵直及上肢的半屈状态,称为去皮层僵直(decorticate rigidity)。上肢的半屈状态是抗重力肌肉紧张增强的表现,因为人是直立的动物。人类的去大脑僵直(见图 10-18),有时可在中脑具有疾患时出现,表现为头后仰,上下肢僵硬伸直,上臂内旋,手指屈曲。临床上如见到患者出现去大脑僵直现象,往往表明病变已严重地侵犯了脑干,是预后不良的信号。

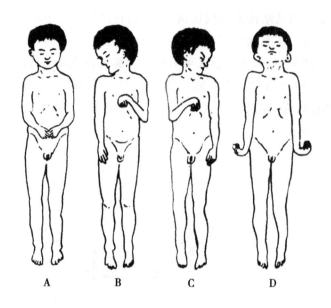

图 10-18　人类去皮质僵直及去大脑僵直

注:A、B、C为去皮层僵直;A:仰卧,头部姿势正常时,上肢半屈;B和C:转动头部时,上肢姿势;
D为去大脑僵直,上下肢均伸直。

2.α僵直和γ僵直

僵直包括两种,一种是高位中枢的下行性作用,直接或间接通过脊髓中间神经元提高α运动神经元的活动,从而导致肌紧张加强而出现僵直,称为α僵直。另一种是由于高位中枢的下行性作用,首先提高脊髓γ运动神经元的活动,使肌梭的敏感性提高而传入冲动增加,转而使脊髓α运动神经元的活动提高,从而导致肌紧张加强而出现僵直,这称为γ僵直。由前庭核下行的作用主要是直接或间接促使α运动神经元活动加强,导致α僵直;由网状结构易化区下行的作用主要使γ运动神经元活动提高,转而发生肌紧张加强,出现γ僵直。经典的去大脑僵直主要属于γ僵直,因为在消除肌梭传入冲动对中枢的作用后,僵直现象可以消失。

10.4.3　随意运动

由主观意识支配而产生的骨骼肌运动称为随意运动。与某些反射运动相比,随意运动要复杂得多,精细得多。随意运动的指令发自大脑皮层的皮层运动区,沿特定的下行传导系统传至最后一级运动神经元,如脊髓的α运动神经元和脑神经运动核神经元,引起随意运动。而冲动在产生和下传过程中,又要经过脑内多个中枢部位的修正,如图 10-19所示。

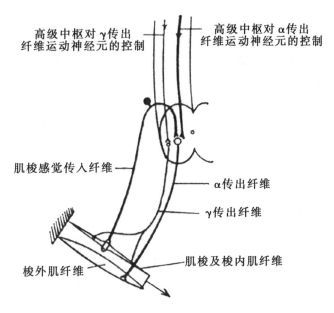

图 10-19 高级中枢对骨骼肌运动控制的模式图

1.皮层运动区

用电刺激皮层诱发运动的方法发现,灵长类动物存在主运动皮层、辅助运动区和前运动皮层等与运动有关的皮层区域。皮层运动区有精细的功能定位,即特定区域支配特定的肌肉。区域范围与运动功能的精细程度有关,并且是交叉支配的,即一侧皮层运动区支配对侧的躯体肌肉。头面部肌肉多为两侧性支配,躯体各部位在运动皮层的代表区呈倒置分布,如图 10-20 所示。

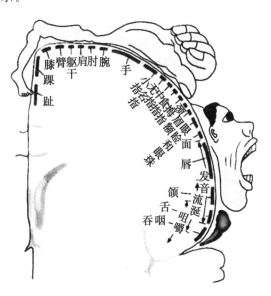

图 10-20 大脑右半球

2.锥体系

由皮层运动区发出的运动指令分别经不同的下行通道直接下达至运动神经元(脊髓前角α运动神经元和脑神经运动神经元),是皮层运动神经元(上运动神经元)至下运动神经元的最直接通路,称为锥体系统,包括皮层脊髓束和皮层脑干束。可见,锥体系统的功能是传导发动随意运动的指令。皮层脊髓束上有10%～20%的单突触联系,即皮层发出的轴突直接与α运动神经元形成突触联系,这些单突触联系往往是支配精细的肌肉运动。其余的皮层运动细胞发出的纤维往往要经过一个以上的中间神经元的接替才到达下运动神经元。

3.锥体外系

锥体外系一般是泛指锥体系之外的控制脊髓运动神经元的下行通路。这些神经纤维多发自皮层下的神经核团,下行传导束主要有红核脊髓束、顶盖脊髓束和前庭脊髓束等。其实这些皮层下核团也接收来自皮层的下行纤维,甚至还接受锥体系发出的侧支。锥体外系对脊髓的控制是双侧性的,这些下行传导束不引起随意运动,而是调节肌紧张,协调肌群运动,维持平衡,从而保证随意运动协调进行。

10.4.4 基底神经节

基底神经节包括尾核、壳核、苍白球、丘脑下核、黑质等,而尾核、壳核和苍白球又常统称为纹状体。基底神经节各核团之间有复杂的纤维联系,简言之,纹状体接受大脑皮层广泛区域传来的信息,再经过基底神经节之间的神经网络对信息进行整合,经丘脑再传回皮层。因此,基底神经节之间的神经回路是皮层下重要的整合区,对深感觉、肌紧张和随意运动等都有重要的处理和协调作用。基底神经节中存在多种神经递质,目前已知在纹状体内的神经元之间的神经递质为乙酰胆碱,而由黑质到纹状体的纤维释放的是多巴胺。从纹状体又有纤维返回到黑质,它们之间存在一回路。由纹状体至黑质的纤维是以 γ-氨基丁酸(GABA)为递质的,可以抑制黑质的活动。可以认为这一通路是一条负反馈通路,即由纹状体抑制黑质的通路。因此,在黑质与纹状体之间有着紧密的相互作用。基底神经节功能异常将引起随意运动出现异常。一类是运动过多而肌紧张不全的多动症,如亨廷顿(Huntington's)病,另一类是运动减少而肌紧张过度的少动症,如帕金森(Parkinson's)病。

从神经递质的角度看,一般认为亨廷顿病是由于纹状体内 GABA 神经元明显减退,致使对黑质内多巴胺能神经元的抑制减弱,使其功能相对亢进而引起的。而帕金森病则是因为黑质内多巴胺能神经元功能减退造成的。上述临床疾病的出现,从另一个侧面说明在纹状体和黑质之间有复杂的纤维联系。

10.4.5 小脑

小脑对于维持姿势、调节肌紧张、协调随意运动均有重要作用,如图 10-21 所示。根据小脑的神经纤维联系和功能不同,可将小脑分为三个部分:前庭小脑、脊髓小脑和新小脑。

前庭小脑与前庭系统的感受器有纤维联系,因此,这一部分小脑的功能与调节躯体平衡有密切关系。如果这部分发生病变,则患者站立不稳,但肌肉运动协调性仍良好。

　　脊髓小脑主要接受脊髓小脑束传入纤维的投射,也接收感觉纤维传入的深感觉和视、听信息。在这部分小脑中存在对肌紧张的抑制区和易化区,因此对调节肌紧张有十分重要的作用。其作用是保证随意运动协调进行。当这部分发生病变时,会出现运动协调障碍,称为共济失调。

　　新小脑接受大脑皮层感觉皮层和运动皮层等广泛区域传来的信息。这一部分与随意运动的编程有关。有时这部分小脑在随意运动过程中,接受反馈的信息,探测运动的误差并上传至运动皮层以便对运动偏差加以修正,使随意运动更精确。

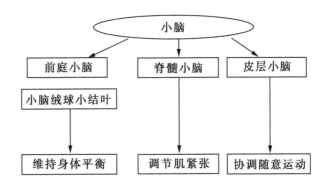

图 10-21　小脑对运动的调节

10.5　神经系统对内脏活动的调节

10.5.1　自主神经系统

　　自主神经系统是指调节内脏功能的神经装置,又称为植物性神经系统或内脏神经系统。实际上自主神经系统并不是完全独立自主的,也接受中枢神经系统的控制。通常自主神经系统仅指支配内脏器官的传出神经,而不包括传入神经;并将其分成交感神经和副交感神经两部分。它们分布至内脏、心血管和腺体,调节这些器官的功能,如图 10-22 所示。

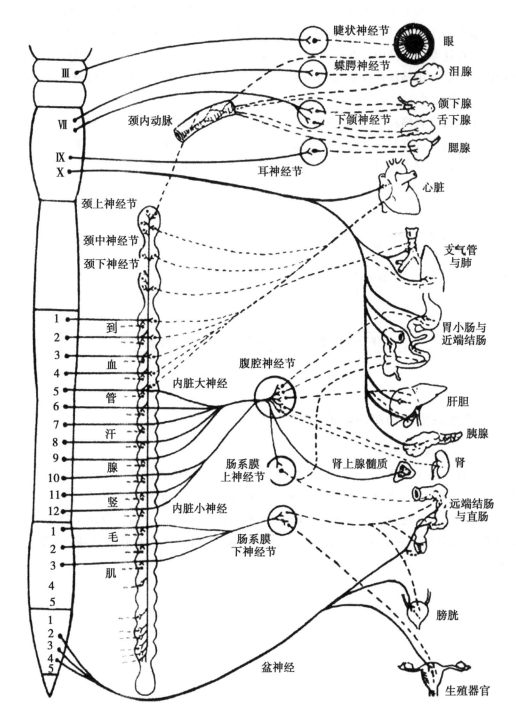

图 10-22　自主神经分布示意图

1.交感和副交感神经的特征

自主神经与躯体神经不同,从中枢发出的传出纤维不直接支配效应器,必须先换一次神经元形成外周神经节,由节后神经元再发出纤维支配效应器官。节前神经元胞体位于中枢内,发出的纤维称为节前纤维,由节后神经元发出的纤维称为节后纤维。节前纤维有髓鞘,传导速度较快;节后纤维无髓鞘,传导速度较慢。交感神经节离效应器官较远,因此节前纤维短而节后纤维长;副交感神经节离效应器官较近,有的神经节就在效应器官壁内,因此节前纤维长而节后纤维短。

交感神经起自脊髓胸腰段(第 1 胸椎至第 2 腰椎或第 3 腰椎)的灰质侧角。副交感神经起源于脑干的脑神经核(缩瞳核、上唾液核、下唾液核、迷走背核、疑核)和脊髓骶部 2～4 节相当于侧角的部位。交感神经分布广泛,几乎所有内脏器官都受它支配;而副交感神经的分布较局限,某些器官不具有副交感神经支配。例如,皮肤和肌肉内的血管、一般的汗腺、竖毛肌、肾上腺髓质和肾就只有交感神经支配。

刺激交感神经的节前纤维,反应比较弥散;刺激副交感神经的节前纤维,反应比较局限,因为一根交感神经节前纤维往往和多个节后神经元发生突触联系,而副交感神经节前与节后纤维相差不多。

2.交感和副交感神经系统的功能及特点

自主神经系统的功能在于调节心肌、平滑肌和腺体(消化腺、汗腺、部分内分泌腺)的活动。自主神经系统的功能特点包括对同一效应器的双重支配,紧张性支配,效应器本身的功能性影响。

(1)对同一效应器的双重支配

除少数器官外,一般组织器官都接受交感和副交感神经的双重支配。在具有双重支配的器官中,交感和副交感神经的作用往往具有拮抗的性质。例如,对于心脏,迷走神经具有抑制作用,而交感神经具有兴奋作用。这种拮抗性使神经系统能够从正反两个方面调节内脏的活动,拮抗作用的对立统一是神经系统对内脏活动调节的特点。有时交感和副交感神经的作用是一致的,例如唾液腺的交感神经和副交感神经支配都有促进分泌的作用;但两者的作用也有差别,前者的分泌物黏稠,后者的分泌物稀薄,如表 10-2 所示。

表 10-2　　　　　　　　　　　　　　　　　自主神经的主要功能

器官	交感神经	副交感神经
循环器官	心跳加快加强 腹腔内脏血管、皮肤血管以及分布于唾液腺与外生殖器官的血管均收缩,脾包囊收缩,肌肉血管可收缩(肾上腺素能)或舒张(胆碱能)	心跳减慢,心房收缩减弱 部分血管(如软脑膜动脉与分布于外生殖器的血管等)舒张
呼吸器官	支气管平滑肌舒张	支气管平滑肌收缩,促进黏膜腺分泌

器官	交感神经	副交感神经
消化器官	分泌黏稠唾液,抑制胃肠运动,促进括约肌收缩,抑制胆囊活动	分泌稀薄唾液,促进胃液、胰液分泌,促进胃肠运动和使括约肌舒张,促进胆囊收缩
泌尿生殖器官	促进肾小管的重吸收,使逼尿肌舒张和括约肌收缩,使有孕子宫收缩,无孕子宫舒张	使逼尿肌收缩和括约肌舒张
眼	使虹膜辐射肌收缩,瞳孔扩大,使睫状体辐射状肌收缩,睫状体增大使上眼睑平滑肌收缩	使虹膜环形肌收缩,瞳孔缩小 使睫状体环形肌收缩,睫状体环缩小 促进泪腺分泌
皮肤	竖毛肌收缩,汗腺分泌	—
代谢	促进糖原分解,促进肾上腺髓质分泌	促进胰岛素分泌

(2)紧张性支配

自主神经对效应器的支配,一般具有持久的紧张性作用,例如,切断支配心脏的迷走神经,则心率加快,说明心迷走神经本来有紧张性冲动传出,对心脏具有持久的抑制作用;切断心交感神经,则心率减慢,说明心交感神经也有紧张性冲动传出。又如,切断支配虹膜的副交感神经,则瞳孔散大;切断其交感神经,则瞳孔缩小,也说明自主神经的活动具有紧张性。

(3)效应器本身的功能状态的影响

自主神经的外周性作用与效应器本身的功能状态有关。例如,刺激交感神经可导致动物无孕子宫的运动受到抑制,而对有孕子宫却可加强其运动(因为无孕与有孕子宫的受体不一样)。又如,胃幽门如果原来处于收缩状态,则刺激迷走神经使之舒张,如原来处于舒张状态,则刺激迷走神经使之收缩。

3.交感和副交感神经系统对整体生理功能调节的意义

交感神经系统的活动一般比较广泛,常以整个系统参与反应。当交感神经系统发生反射性兴奋时,除心血管功能亢进外,还伴有瞳孔散大、支气管扩张、胃肠活动抑制等反应。交感神经系统作为一个完整的系统进行活动时,其主要作用在于促使机体能适应环境的急剧变化。在剧烈肌肉运动、窒息、失血或冷冻等情况下,机体出现心率加速、皮肤与腹腔内脏血管收缩、血液储存库排出血液以增加循环量、红细胞计数增加、支气管扩张、肝糖原分解加速以及血糖浓度上升、肾上腺素分泌增加等现象,这些现象大多是由于交感神经系统活动亢进所造成的。所以,交感神经系统在环境急剧变化的条件下,可以动员机体许多器官的潜在力量,以适应环境的急变。

交感神经系统活动除了具有广泛性,还有选择性。例如,失血后的最初 10 分钟内,交感神经传出的活动增加,主要表现为心脏活动增强与腹腔内脏血管收缩,而其他反应就明显减弱。又如,加温刺激下丘脑导致体温调节反应时,皮肤血管的交感神经活动减弱而使皮肤血流增加,但内脏血管的交感神经活动却增强。这些都说明,交感神经系统的反应还是具有相对选择性的。

副交感神经系统的活动,不如交感神经系统的活动那样广泛,而是比较局限的。其整个系统的活动主要在于保护机体、休整恢复、促进消化、积蓄能量以及加强排泄和生殖功能等方面。例如,瞳孔缩小避免强光的进入,消化道功能增强以促进营养物质吸收和能量补给等,这些都是副交感神经积蓄能量和保护机体的例子。

10.5.2　自主神经系统的中枢整合

交感神经及一部分副交感神经的发源部位在脊髓,因此脊髓是自主神经系统的最低级中枢。从高位脊髓横断的患者中发现,脊髓横断后,患者仍保留一些内脏活动的反射,例如血管可保持一定的紧张性,血压可恢复到一定水平;排尿、排便、发汗、阴茎勃起等反射可以恢复。但这些反射都是很初级的,不完备的。例如,患者由平卧位到直立位时血压会下降,患者感到头晕;患者虽有排尿反射但不受意识的控制,并且膀胱中尿不能完全排尽等。

低位脑干是很多内脏活动的基本中枢部位,特别是网状结构上一些与心血管及呼吸功能有关的中枢,因此称为生命中枢。如果此处受到损伤,患者可立即死亡。在脑出血或外伤造成颅压升高后,延髓被挤向下方而受到颅骨的挤压,是造成患者死亡的重要原因。下丘脑是皮层以下最高级的内脏活动调节中枢,它与体温的恒定、营养物质的摄取、水平衡、免疫功能的调节、内分泌功能的调节以及情绪等生理过程有密切关系。这些活动不能由单一的器官或系统完成,而需要多器官和多系统的相互配合。例如,体温调节包括产热和散热的平衡,涉及心血管、呼吸、代谢等很多系统的功能。摄食功能不仅包括消化系统功能,还包括躯体运动功能。因此下丘脑实际上是一个高级的内脏活动整合中枢,它能将很多系统的功能联系起来完成一个完整的生理活动。

下丘脑还与情绪有密切的关系。去除动物的大脑皮层,动物出现交感神经亢进的表现,极易产生发怒、攻击等反应称为假怒。这说明在正常条件下这些反射是受到大脑皮层的抑制,而去除大脑皮层后则被释放出来。人类情绪活动可明显影响机体的内脏活动及免疫功能,在这种调节中下丘脑起重要的作用。

大脑皮层是神经系统最高级的部位,它也是内脏活动的最高级调节和整合中枢。它可以将各系统的功能以及情绪、思维、学习、记忆等等活动协调和统一起来,使机体能适应复杂的、变化多端的外环境,保持内环境的稳定。例如很多条件反射的建立,使很多内脏活动的反射,在非条件刺激到来之前,已经提前开始活动,做好准备。临床上常常见到情绪、精神活动,特别是一些心理性应激,可以严重影响机体的内脏活动,甚至导致肿瘤的发生,这些都与大脑皮层对内脏活动的调节有关。由于心理活动与很多疾病的发生发展有密切关系,这方面的研究已经受到广泛重视。

10.6 脑的高级功能

10.6.1 学习和记忆

学习和记忆是两个相联系的神经过程。学习指人和运动依赖于经验来改变自身行为以适应环境的神经活动过程。记忆则是将学习到的信息储存和"读出"的神经活动过程。

1.条件反射

(1)条件反射建立需要的基本条件

条件反射的形成是以先天就存在的非条件反射为基础的。例如,给狗喂食物会引起其唾液分泌,这是非条件反射,食物是引起唾液分泌的非条件刺激。若给以铃声刺激,并不会引起狗的唾液分泌,因为铃声与食物无关,称之为无关刺激。但是如果在每次喂食前先给狗以铃声,随即给予食物,这样将食物与铃声在时间上反复多次结合后,只给铃声也可引起唾液的分泌。此时的铃声已成为食物的信号,从无关刺激变成了条件刺激。由铃声(条件刺激)引起的唾液分泌反射便是一种条件反射。一般地说,任何无关刺激只要与非条件刺激多次结合应用,都可以形成条件反射。

条件反射的建立要求在时间上把某一无关刺激与非条件刺激结合多次,一般条件刺激要先于非条件刺激而出现。条件反射的建立与动物机体的状态有很密切的关系,例如处于饱食状态的动物则很难建立食物性条件反射,动物处于困倦状态也很难建立条件反射。一般来说,任何一个能为机体所感觉的动因均可作为条件刺激,而且在所有的非条件刺激的基础上都可建立条件反射,例如食物性条件反射、防御性条件反射等。

(2)条件反射的消退条件

反射建立之后,如果反复应用条件刺激而不给予非条件刺激强化,条件反射就会逐渐减弱,最后完全不出现,这称为条件反射的消退。例如,铃声与食物多次结合应用,使狗建立了条件反射;然后,反复单独应用铃声而不给予食物(不强化),则铃声引起的唾液分泌量会逐渐减少,最后完全不能引起分泌。巴甫洛夫认为,条件反射的消退是由于在不强化的条件下,原来引起唾液分泌的条件刺激,转化成为引起中枢发生抑制的刺激。从这一观点出发,条件反射的消退并不是条件反射的丧失,而是人原先引起兴奋(有唾液分泌)的条件反射转化为引起抑制(无唾液分泌)的条件反射;前者称为阳性条件反射,后者称为阴性条件反射。

(3)条件反射的泛化和分化

在建立条件反射之初,不仅条件刺激本身,而且与条件刺激相接近的其他刺激也能引起条件反射,这种现象称为条件反射的泛化。如果在实验中,我们仅仅强化条件刺激,不强化相近的刺激,经过一段时间后,其他刺激不再引起条件反射,这种现象称为条件反射的分化。条件反射的泛化和分化是脑的高级整合功能的基础。

综上所述,条件反射是个体在后天生存过程中获得的具有生物学意义的行为,它是以非条件反射的先天本能行为作为基础建立起来的。机体在生活过程中所遇到的各种各样的刺激,都有可能成为条件刺激的信号而形成各种各样的条件反射,其数量几乎是无限的。尤其是条件反射具有的易变性,可以随环境条件的变化而改变,它可以消退和重建,也可以分化、改造等,从而使机体对环境具有高度的适应性,并大大增加机体活动的精确性和预见性。

2.人类的条件反射与两种信号系统

人类条件反射的建立除可利用现实具体的信号外,更主要的是能利用概括具体信号的抽象语词来建立条件反射。这是人类更为普遍,也是更加高级的一种学习形式,是人类区别于动物的主要特征。

(1)第一信号系统

第一信号是指能直接作用于眼、耳、鼻、舌、躯体等感受器的现实具体的刺激信号。第一信号系统是指对第一信号发生反应的大脑皮层功能系统。例如人在看到梅子时会引起唾液大量分泌,即属于第一信号系统。

(2)第二信号系统

第二信号是指人类所特有的语言和文字等,是对现实具体信号的抽象和概括。第二信号系统是指对第二信号发生反应的大脑皮层功能系统,这是人类在社会性劳动与交往中逐渐发生和发展起来的。成人在谈论梅子或看到有关梅子的文字描述时,也可引起唾液分泌,就属于第二信号系统。人类运用语言、文字对一切现象进行抽象概括,形成概念并进行推理,不断扩大认识能力,从而更深刻的认识世界,不仅能更好地适应环境,并能够主动地改造环境以利于生存。动物只有一个信号系统,相当于人的第一信号系统;而人类才具有两个信号系统,这是人类区别于动物的主要特征。第二信号系统的发生与发展是人类社会的产物,人类由于社会性劳动与交往产生了语言,人类借助语言来表达其思维,并进行抽象的思维。

3.记忆的过程

外界通过感觉器官进入大脑的信息量是很大的,但估计仅有 1% 的信息能被较长期地储存记忆,而大部分却被遗忘。能被长期储存的信息都是对个体具有重要意义的,而且是反复作用的信息。因此,在信息储存过程中必然包含着对信息的选择和遗忘两个因素。信息的储存要经过多个步骤,但简略地可把记忆划分为两个阶段,即短时性记忆和长时性记忆。在短时性记忆中,信息的储存是不牢固的,例如,对于一个电话号码,当人们刚刚看过但没有通过反复运用而转入长时性记忆的话,很快便会遗忘。但如果通过较长时间的反复运动,则所形成的痕迹将随每一次的使用而加强起来;最后可形成一种非常牢固的记忆,这种记忆不易受干扰而发生障碍。

人类的记忆过程可以细分成四个阶段(见图 10-23),即感觉性记忆、第一级记忆、第二级记忆和第三级记忆;前两个阶段相当于上述的短时性记忆,后两个阶段相当于长时性记忆。感觉性记忆是指通过感觉系统获得信息后,首先在脑的感觉区内储存的阶段;这阶段储存的时间很短,一般不超过 1 s,如果没有经过注意和处理就会很快消失。如果继续在这阶段经过加工处理,把不持续的、先后进来的信息整合成新的连续的印象,就可以从短暂的感觉性记忆转入第一级记忆。这种转移一般可通过两种途径来实现,一种是通过把感觉性的资料变成口头表达性的符号(如语言符号)而转移到第一级记忆,这是最常见的;另一种非口头表达性的途径,还了解得不多,但它必然是幼儿学习所必须采取的途径。但是,信息在第一级记忆中停留的时间仍然很短暂,平均约几秒钟;通过反复运用学习,信息便在第一级记忆中循环,从而延长了信息在第一级记忆中停留的时间,这样就使信息容易转入第二级记忆之中。第二级记忆是一个大而持久的储存系统。发生在第二级记忆内的遗忘,似乎是由于先前的或后来的信息的干扰所造成的,这种干扰分别称为前活动性干扰和后活动性干扰。有些记忆的痕迹,如自己的名字和每天都在进行操作的手艺等,通过长年累月的运动,是不易遗忘的,这一类记忆是储存在第三级记忆中的。

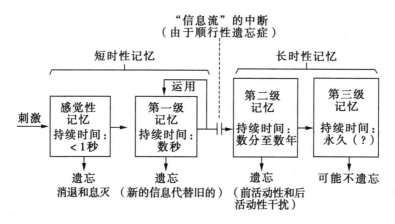

图 10-23　从感觉性记忆至第三级记忆的信息流图解

10.6.2　大脑皮层的语言中枢和一侧优势

1.语言中枢

人类大脑皮层一定区域的损伤,可以导致特有的各种语言活动功能障碍(见图 10-24):①运动失语症(motor aphasia):损伤布洛卡(Broca)三角区(44 区,在中央前回底部之前,图中 S 区),患者可以看懂文字与听懂别人谈话,与发音有关的肌肉并不麻痹,但自己却不会讲话,不能用词来口头表达自己的意思,患者语速极慢(低于 50 字每分钟)。②失写症(agraphia):损伤额中回后部接近中央前回手部代表区的部位(图中 W 区),则患者可以听懂别人的谈话,看懂文字,自己也会讲话,但不会书写;然而,其手部的其他运动并不受影响。③感觉失语症(sensory aphasia):颞上回后部(图中 H 区)的损伤,患者可以讲话及书写,也能看懂文字,但听不懂别人的谈话,事实上,患者能听到别人的发音,就是不懂其含义,好像听不懂外国语一样。④失读症(alexia):角回(图中 V 区)受损,则患者看不懂文字的含义,但其视觉却是良好的,其他的语言活动功能仍健全。可见,语言活动的完整功能是与广大皮层区域的活动有关的,各区域的功能是密切相关的。严重的失语症可同时出现上述四种语言活动功能的障碍。

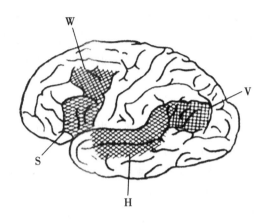

图 10-24　人大脑皮层语言功能的区域

V区障碍不能认识词义；H区障碍不能听懂话；S区障碍不能讲话；W区障碍不能书写

2.大脑皮层功能的一侧优势

产生上述各种语言活动功能障碍时，在一般运用右手劳动为主的成年人中，其大脑皮层损伤经常发生在左侧。因为绝大多数用右手劳动为主的成年人，右侧大脑皮层的 44 区的损伤并不发生明显的语言活动障碍；然而其左侧大脑皮层布洛卡区的损伤，则可形成严重的运动失语症。这种左侧大脑皮层在语言活动功能上占优势的现象，反映了人类两侧大脑半球功能是不对等的，这种一侧优势的现象仅在人类中存在。

人类左侧大脑皮层在语言活动功能上占优势的现象，虽然与一定的遗传因素有关，但主要是在后天生活实践中逐步形成的，这与人类习惯运用右手进行劳动有密切的关系。小儿在 2～3 岁之前，如果发生左侧大脑半球损害时，其语言活动功能的紊乱和右侧大脑半球损害时的情况没有明显的差别，说明这时候尚未建立左侧优势，双侧大脑半球均与语言活动功能有关。10～12 岁时，左侧优势逐步建立，但在左侧大脑半球损害后，尚有可能在右侧大脑半球再建立起语言活动的中枢。在成年后，左侧优势已经形成，如果发生左侧大脑半球损害就很难在右侧大脑皮层再建立起语言活动的中枢。在运用左手劳动为主的人中，则左右双侧的皮层有关区域都可能成为语言活动的中枢。

由于左侧大脑半球在语言活动功能上占优势，因此一般称左侧半球为优势半球或主要半球，右侧半球为次要半球。但是研究指出，右侧半球也有其特殊的重要功能。目前知道，右侧大脑皮层在非语词性的认识功能上是占优势的，如对于空间的辨认、深度知觉、触觉认识、音乐欣赏分辨等方面。右侧大脑皮层顶叶损伤的患者，由于非语词性认识能力的障碍，常出现穿衣失用症，表现为患者虽然没有肌肉麻痹，但穿衣困难，他会将衬衣前后穿倒或只将一只胳膊伸入袖内。右侧大脑皮层顶叶、枕叶、颞叶结合处损伤的患者，常分不清左右侧，穿衣困难，不会绘制图表。右侧大脑半球后部的病变，常发生视觉认识障碍，表现为患者不能辨认别人的面部，甚至不能认识镜子里自己的面部，而且还伴有对颜色、物体、地方的认识障碍。

一侧优势是指人类的脑的高级功能向一侧半球集中的现象;左侧半球在语词活动功能上占优势,右侧半球在非语词性认识功能上占优势。但是,这种优势只是相对的,而不是绝对的,因为左侧半球也有一定的非语词性认识功能,右侧半球也有一定的简单的语词活动功能。

10.6.3 觉醒和睡眠

觉醒和睡眠是昼夜节律性的生理活动,都是生命所必需的。在觉醒状态下,人体能主动与外界环境发生联系,以适当的行为适应环境的变化,而通过睡眠,可以使人体的精力和体力得到恢复,于睡眠后保持良好的觉醒状态。成年人一般每天需要睡眠 7~9 小时,新生儿每天 18~20 小时,老年人 5~7 小时。人一生大约有三分之一的时间用于睡眠。与觉醒对比,睡眠时许多生理功能发生了变化,一般表现为:①嗅、视、听、触等感觉功能暂时减退;②骨骼肌反射运动和肌紧张减弱;③伴有一系列自主神经功能的改变,如血压下降、心率减慢、瞳孔缩小、尿量减少、体温下降、代谢率减低、呼吸变慢、胃液分泌可增多而唾液分泌减少、发汗功能增强等。

睡眠是一种周期性的可逆静息现象,睡眠时的各种生理变化很容易恢复为觉醒时状态,这也是睡眠与昏迷的区别之处。

1.觉醒状态的维持

觉醒状态包括行为觉醒和脑电觉醒。人觉醒状态的维持是脑干网状结构上行激动系统的作用。上行激动系统主要通过非特异性感觉投射系统到达大脑皮层。脑干网状结构上行激动系统可能是乙酰胆碱递质系统,因此静脉注射阿托品能阻断脑干网状结构对脑电的唤醒作用。

单纯破坏中脑黑质多巴胺递质系统后,则动物在行为上不能表现觉醒,对新异的刺激不能表现探究行为,但脑电仍可有快波出现。因此,行为觉醒的维持可能是黑质多巴胺递质系统的功能。破坏蓝斑上部(去甲肾上腺素递质系统)后,则脑电波快波明显减少;但如有感觉刺激传入冲动时,则动物仍能唤醒脑电呈现快波,不过这种唤醒作用很短暂,感觉传入刺激一停止,唤醒作用即终止。所以,蓝斑上部去甲肾上腺素递质系统与脑电觉醒的维持也有关系,其作用是持续的紧张性作用。

2.睡眠的时相

睡眠具有两种不同的时相状态,一是脑电波呈现同步化慢波的时相,二是脑电波呈现去同步化的时相。前者是一般熟知的状态,常称为慢波睡眠(SWW),其生理功能变化是感觉功能减弱,产热减少,体温下降,发汗增强,自主神经主要表现为副交感相对亢进,内脏活动处于低水平且稳定,肌张力减弱。后者的表现与慢波睡眠不同,称为异相睡眠(PS)或快波睡眠、快速眼球运动(REM)睡眠。异相睡眠期间,各种感觉功能进一步减退,以致唤醒阈提高,骨骼肌反射运动和肌紧张进一步减弱,肌肉几乎完全松弛,这些是异相睡眠期间的基本表现。此外,在异相睡眠期间还会有间断性的阵发性表现,如眼球出现快速运动、部分躯体抽动,在人类还观察到血压升高和心率加快,呼吸加快而不规则。

　　慢波睡眠与异相睡眠是两个相互转化的时相。成年人睡眠一开始首先进入慢波睡眠,慢波睡眠持续 80～120 分钟后,转入异相睡眠;异相睡眠持续 20～30 分钟后,又转入慢波睡眠;之后又转入异相睡眠。整个睡眠期间,这种反复转化 4～5 次,越接近睡眠后期,异相睡眠持续时间逐步延长。在成年人,慢波睡眠和异相睡眠均可直接转为觉醒状态;但觉醒状态只能进入慢波睡眠,而不能直接进入异相睡眠。在异相睡眠期间,如将其唤醒,被试者往往会报告他正在做梦。一般认为,做梦是异相睡眠的特征之一。

　　在觉醒状态下,生长激素分泌较少;进入慢波睡眠后,生长激素分泌明显升高;转入异相睡眠后,生长激素分泌又减少。看来,慢波睡眠对促进生长、促进体力恢复是有利的。

　　异相睡眠是睡眠过程中再现的生理现象,具有一定的生理意义。曾有研究者观察到,如几天内被试者在睡眠过程中一出现异相睡眠就将其唤醒,使异相睡眠及时阻断,则被试者会出现易激动等心理活动的扰乱。然后,又让被试者能自然睡眠而不予唤醒,开始几天异相睡眠增加,以补偿前阶段异相睡眠的不足;在这种情况下异相睡眠可直接出现在觉醒之后,而不需经过慢波睡眠阶段。由此认为异相睡眠是正常生活所必需的生理活动过程。

　　动物脑灌流实验观察到,异相睡眠期间脑内蛋白质合成加快。因此认为,异相睡眠对于幼儿神经系统的成熟有密切关系;异相睡眠期间有利于建立新的突触联系而促进学习记忆活动。异相睡眠对促进精力的恢复是有利的。但是,异相睡眠会出现间断性的阵发性表现,这可能与某些疾病在夜间发作有关,如心绞痛、哮喘、阻塞性肺气肿缺氧发作等。

　　3.睡眠发生的机制

　　睡眠是由中枢内发生了一个主动过程而造成的,中枢内存在着产生睡眠的中枢。有人认为,在脑干尾端存在能引起睡眠和脑电波同步化的中枢。这一中枢向上传导可作用于大脑皮层(上行抑制系统),并与上行激动系统的作用相对抗,从而调节着睡眠与觉醒的相互转化。

　　慢波睡眠可能与脑干内 5-羟色胺递质系统有关,异相睡眠可能与脑干内 5-羟色胺和去甲肾上腺素递质系统有关。

10.7　脑电活动与脑电图

　　大脑皮层的神经元具有生物电活动,因此大脑皮层经常有持续的节律性电位改变,称为自发脑电活动。此外,在感觉传入冲动的激发下,脑的某一区域可以产生较为局限的电位变化,称为皮层诱发电位。临床上在头皮用双极或单极记录法来观察皮层的电位变化,记录到的脑电波称为脑电图(EEG)。将颅骨打开或在患者进行脑外科手术时,直接在皮层表面引导的电位变化,称为皮层电图。打开颅骨后从皮层表面引到的电位变化,振幅比 EEG 约大 10 倍。

10.7.1　脑电波形成的机制

　　脑电波的波形是一种近似于正弦波的电位变化,与神经干上见到的动作电位不一样。应用微电极记录皮层神经元细胞内电位变化,见到皮层表面出现类似 α 波节律的电位变化时,细胞内记录到的突触后电位变化也出现节律相一致的改变。由此认为,此时表现的电位变化主要是由突触后电位变化形成的,也就是说由细胞体和树突的电位变化形成的。从皮层的神经元组成来看,锥体细胞的分布排列比较整齐,其树突互相平行并垂直于皮层表面,因此其电活动在同步时易于总和而形成强大的电场,从而改变皮层表面的电位,如图 10-25 所示。

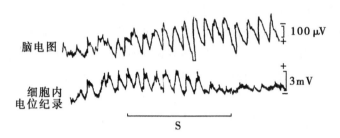

图 10-25　脑电图与皮层神经元细胞内电位记录的关系

大量皮层神经组织的放电活动同步总和必须依赖丘脑的功能。在动物实验中见到,当用中度麻醉时,即使没有其他感觉传入的刺激,皮层会出现每秒 8~12 次的自发脑电活动。这种脑电活动与人类脑电波中的 α 节律极相似。如果切断皮层与丘脑间的纤维联系,上述类似 α 波的电活动就大大减小。如用每秒 8~12 次节律性电刺激来刺激丘脑非特异投射系统的一些神经核(如髓板内核群),则皮层上会出现每称 8~12 次类似 α 波的节律性脑电变化。因此,引起自发脑电形成的同步机制,就是皮层与丘脑非特异投射系统之间的交互作用;一定的同步节律的丘脑非特异投射系统的活动,促进了皮层电活动的同步化。如果用每秒 60 次的节律性电刺激来刺激丘脑非特异投射系统,可扰乱丘脑非特异投射系统与皮层神经元之间的同步化联系,使皮层上类似 α 波的自发脑电活动立即消失而转成快波,引起 α 波阻断。

电生理研究观察到,当皮层癫痫病灶区出现棘波时,皮层内神经元出现爆发式短串冲动发放,频率可高达每秒 200~900 次;如将电极插入神经元细胞体内,则观察到当棘波出现时,细胞体出现大幅度去极化电位(可达 30 mV),去极化电位发展到一定程度后则爆发短串动作电位。由此认为,许多神经元同时出现大幅度去极化电位,就使皮层出现电棘波;而神经元的爆发式短串冲动发放,也是由于大幅度去极化电位造成的,这种大幅度去极化电位,可能是大量同步的兴奋性突触后电位总和起来形成的,这是癫痫病灶区神经元异常活动的表现。

10.7.2　脑诱发电位

诱发电位是指感觉传入系统受刺激时,在中枢神经系统内引起的电位变化。受刺激的部位可以是感觉器官、感觉神经或感觉传导途径上的任何一点。但是广义地说,用其他刺激方法引起的中枢神经系统的电位变化,也可称为诱发电位。例如,直接刺激脊髓前根,冲动沿运动神经逆向传至脊髓前角引起的电位变化,亦可称为诱发电位。

　　大脑皮层诱发电位一般是指感觉传入系统受刺激时,在皮层上某一局限区域引出的电位变化;由于皮层随时在活动着并产生自发脑电波,因此诱发电位时常出现在自发脑电波的背景之上。在动物皮层相应的感觉区表面引起的诱发电位可分为两部分,一为主反应,另一为后发放,如图 10-26 所示。主反应出现的潜伏期是稳定不变的,为先正后负的电位变化。后发放尾随主反应之后,为一系列正相的周期电位变化。皮层诱发电位是用以寻找感觉投射部位的重要方法,在研究皮层功能定位方面起着重要的作用。

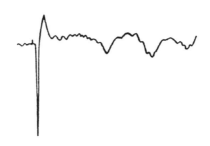

图 10-26　家兔大脑皮层感觉运动区诱发电位

注:诱发电位记录,向下为正,向上为负;第一个向上小波为刺激桡浅神经记号,间
隔 10 ms 即出现先正后负的主反应,再间隔 100 ms 左右,即相继出现正相波动的后发放。

　　诱发电位也可在人体头颅外头皮上记录到。由于记录电极离中枢较远,颅骨的电阻很大,记录到的电位变化极微弱;而且诱发电位夹杂在自发脑电之间,电位很难分辨。运用电子计算机将电位变化叠加、平均起来,能够使诱发电位显示出来,这种方法记录到的电位称为平均诱发电位(averaged evoked potential)。平均诱发电位目前已成为研究人类的感觉功能、神经系统疾病、行为和心理活动的一种手段;临床常用的有体感诱发电位、听觉诱发电位和视觉诱发电位几种。体感诱发电位的引导方法和波形:刺激电极安放在上肢正中神经经过的皮肤表面(也可放在下肢的某一部位),记录电极放在颅顶靠近中央后回的头皮表面,参考电极置于耳壳;记录到的标准波形如图 10-27 所示,P_9 波起源于正中神经的第一级神经元;P_{11} 波可能起源于脑干或颈脊髓,因为丘脑以上中枢病变时,P_{11} 不受影响,而颈脊髓病变时 P_{11} 消失;P_{13} 和 P_{14} 波可能由脑干内侧丘系活动所产生;N_{20} 波是一个负波,一般认为它来源于丘脑向皮层的投射或皮层感觉区,因为在丘脑病变时可使 N_{20} 波消失,而 N_{20} 波以前的电波成分不受影响。因此,通过体感诱发电位的记录和分析,有助于对患者中枢损伤位置的诊断。

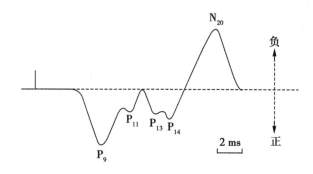

图 10-27　人的体感诱发电位

注：刺激正中神经，刺激标记为一短垂直线；在头顶正中部位记录诱发电位；P 为正
波，N 为负波，右下数字表示该波的潜伏期(ms)。

10.7.3　脑电图的波形

脑电图的波形分类，主要是依据其频率的不同来划分的。在不同条件下，波形频率的快慢可有显著的差别，每秒 0.5～3 次的波称为 δ 波，4～7 次的波称为 θ 波，8～13 次的波称为 α 波，14～30 次的波称为 β 波。一般说来，频率慢的波其波幅常比较大，而频率快的波其波幅就比较小。例如，在成年人头皮上引导时，δ 波可有 20～200 μV，α 波有 20～100 μV，而 β 波只有 5～20 μV，如图 10-28 所示。

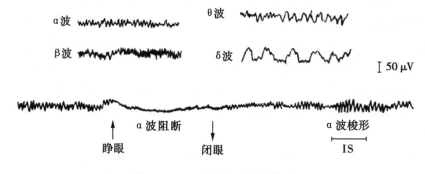

图 10-28　正常脑电波各种波形

各种波都可在皮层的不同区域引得，但枕叶区域其 α 波活动比较显著，而 β 波在额叶与顶叶比较显著。有时，β 波与 α 波同时在一个部位出现，而 β 波重合在 α 波的上面。人类 α 波在清醒、安静并闭眼时即出现。α 波出现时，在枕叶部位最大，并可具有时大时小的变化；即波幅先由小逐渐变大，然后又由大变小，接着又由小变大，如此反复，形成 α 波的梭形，每一梭形持续 1～2 s。睁开眼睛或接受其他刺激时，α 波立即消失而呈现快波 β 波，这一现象称为 α 波阻断，如果被试者又安静闭眼时，则 α 波又重现。在困倦时，一般可见 θ 波。成人清醒状态下，几乎是没有 θ 波的，但在睡眠期间皮层脑电图可出现 δ 波。如将睡者唤醒，δ 波即转成快波。因此，一般认为快波是新皮层处在紧张活动状态时的主要脑电

活动表现,α波是皮层处在安静状态时的主要表现,慢波是睡眠状态下的主要表现。

在幼儿时期,脑电波频率比成人慢,一般常见到 θ 波,到 10 岁后才出现明确的 α 波;在婴儿时期,脑电波频率更慢,常见到 δ 波。此外,δ 波在成年人极度疲劳时及麻醉状态下也可出现。不同生理情况下,脑电波也会变化,如血糖和体温低时,α 波频率减慢。

10.8　彩色经颅多普勒检测

10.8.1　概述

经颅多普勒(Trans Cranial Doppler TCD)是利用超声多普勒效应来检测颅内脑底主要动脉的血流动力学及各血流生理参数的一项无创伤性的脑血管疾病的检查方法。多普勒现象是由奥地利物理学家克约斯琴·约翰·多普勒(Christian Johaun Doppler)在 1842 年首次发现的一种物理效应。1982 年,挪威物理学家阿斯利德(Aaslid)与德国 EME 公司首创使用 TCD 技术共同研制了世界第一台经颅多普勒检测仪,标志着对脑血管疾病的检测技术已由颅外转为颅内外各主要动脉的联合检测。对脑底动脉环各主干血流动力学状态进行临床检测和观察,这是颅脑超声诊断技术划时代的进展。此技术在国内于 1988 年陆续引进,并被广泛应用。由于 TCD 能无创伤地穿透颅骨,其操作简单,重复性好,可以对患者进行连续、长期的动态观察,更重要的是它可以提供 MRI、DSA、PCT、SPECT 等影像技术所测不到的重要的血流动力学资料,因此,它在评价脑血管疾病以及鉴别诊断方面有重要的意义。

彩色经颅多普勒血流仪采用脉冲多普勒技术与 2 MHz 发射频率相结合,使超声束穿透颅骨较薄部位(头颅声窗)直接描记脑底动脉血流多普勒信号,从而得到各血管的血流速度、阻力指数、搏动指数等各血流动力学及血流生理参数的改变,给脑血管疾病的诊断与研究提供了重要血流动力学资料。

由于颅骨较厚,阻碍了超声波的穿透,TCD 能穿透颅骨较薄处及自然孔道,获取颅底主要动脉的多普勒回声信号,它可探测到的血管主要有:颈内动脉(ICA)颅内段、颈外动脉(ECA)颅内段、颈内动脉虹吸部(CS)、大脑中动脉(MCA)、大脑前动脉(ACA)、大脑后动脉(PCA)、前交通动脉(ACOA)、后交通动脉(PCOA)、眼动脉(OA)、椎动脉(VA)、基底动脉(BA)、小脑后下动脉(PICA)。

彩色经颅多普勒(TCD)技术抛弃了传统的脑血流图的不准确性和脑血管照影的有创伤性,同时为 TC、MRI 等现代影像技术提供了脑血管血流动力学参数,成为影像诊断的重要佐证,可为脑血管病的诊断、监测、治疗提供参考信息,并对能引起脑血流动力学变化的因素进行分析。

1.彩色

经颅多普勒的彩色实为伪彩,并非是彩色超声中的彩色概念。

2.声波

人耳可以听到的频率范围内的振动称为声振动波即声波。人耳可以听到的声波频率范围为 20~20 000 Hz。

3.超声波

频率极高的声波(大于 20 000 Hz)超出了人耳的听觉范围。这种听不到的声波称为超声波。超声诊断常用的频率为 1~15 MHz,经颅多普勒常用的频率为 257 MHz。

4.多普勒效应

波源和观察者做相对运动时,观察者所接收的频率和波源所发出的频率不同的现象称为多普勒效应。两者相互接近时,接收到的频率升高;相互离开时,接收到的频率降低,这种频率就叫频移,如人和火车做相对运动时的情形。

多普勒效应被应用于工业中,可测定移动物体的速度,当一超声束通过流动的红细胞的散射而接收到的信号频率不同于发射频率,用此多普勒效应同样可测定出血液流动的方向和速度。

5.层流

截面上各点速度方向相同的活体,正常情况下心血管中血流常为层流。层流图形是频谱窄、光点密集、频谱包络线较光滑的图形。多普勒输出可听到平滑悦耳的血流声。血流频谱和基线之间常呈空窗或声窗或频窗,即在频谱图像频宽范围内各频率分布有一定的规律。高能量有规律地集中在频谱的四周,低能量则集中在频谱图像的中下部,层次分明,频窗明显。一旦血管内血液流动的层次遭到破坏或改变时,频窗也消失了。

6.湍流

在病理情况下的血流为湍流。如血管狭窄时的射血,心脏关闭不全时的返流。湍流所显示的是频谱增宽、光点疏散、频谱包络线毛糙的图形,频窗消失,多普勒输出可听到嘈杂刺耳的血流声。

7.涡流

在病理情况下会出现涡流,涡流也是湍流,是双向湍流频谱,血管直径突然改变(如动脉瘤)经过狭窄管口的高速血流喷射均产生涡流。此时红细胞呈多方向性。一部分红细胞朝向换能器;另一部分红细胞远离换能器,故产生双向的血流频谱。

8.经颅多普勒

用 4 MHz 连续多普勒和 2 MHz 脉冲多普勒的探头来进行颅外血管检测。

(1)连续多普勒(CW)

连续多普勒是最早出现的一种多普勒超声技术。所谓连续多普勒是指探头发射的是连续不间断的超声信号。这种超声信号碰到运动物体时(如血流)就有信号反射,而反射信号也是连续波信号;探头两个晶片中的一个连续发射超声波,另一个连续接收反射回声,具有测量高速血流的能力,不产生频谱混淆现象。连续多普勒技术只能记录频移信号,无法确定信号的来源,不能进行定位探查。经颅多普勒探察颅外血管时用 4 MHz 连续多普勒探头。

（2）脉冲多普勒（PW）

脉冲多普勒采用单个换能器，按一定的规律间歇地发射和接收超声波。开始探头作为波源发出一组超声波，之后即作为接收器接收反射回声。然而脉冲多普勒接收器并不是接收所有的回声。

9.TCD 技术

TCD 技术出现仅十多年，但其发展迅速，目前已广泛应用于临床与科研，其范围主要有：

（1）临床诊断和研究

TCD 技术的临床诊断和研究包括：高血压病及脑动脉硬化症，脑血管狭窄和闭塞，脑血管痉挛，头痛及偏头痛，急性脑血管疾病（脑梗塞，短暂性脑缺血发作，脑出血及蛛网膜下腔出血）及颅内动静脉畸形和锁骨下盗血综合征等疾病的诊断，疾病发展情况的观察，知道药物治疗，估计预后等。

（2）脑血管机能评价

TCD 技术应用于脑血管机能评价包括：Willis 环侧支循环和脑血流自动调节功能；脑血管外科术前、术后的评价；选择脑外科手术时机；脑血管复合损伤的血流动力学评价；为脑血管造影术筛选患者和选择造影时机。

（3）危重患者监护

TCD 技术应用于危重患者监护包括：心脑血管患者手术前中后脑血流的监护，危重患者脑血管监护，脑血管危重患者的长期监护，间接颅内压的监测等。

（4）基础研究

TCD 技术应用于基础研究包括：脑血管疾病的演变过程，发病机理和病因控制；药物对脑血管的作用及对脑血流的影响；不同生理状况下脑血流状况；动脉血中二氧化碳分压，氧分压，血压，交感、副交感神经作用对脑血流的影响等。

（5）预防保健

TCD 技术应用于预防保健包括：对脑血管病的流行病学调查，为脑血管病高危人群建立 TCD 档案和进行定期检测、中风预测等。

TCD 技术是一种无创伤检查，操作简便、重复性好，可以对患者进行连续长期动态观察。TCD 在神经内外科、心血管内外科、超声诊断科、重症监护病房手术室、某些外科手术中的监护等得到了广泛的应用。

10.8.2　经颅多普勒颅内血管的检测

1.检测颅内血管的超声窗口

颅内血管处于密闭的骨质较厚的颅骨所包围的腔内。所以检测颅内的血管，首先要确定进行扫描的窗口，即超声窗，临床常用的超声窗口包括颞窗、眼窗、枕窗。

（1）颞窗

颞窗在颧弓上方，眼眶外缘与耳翼之间，又分前窗（AW）、中窗（MW）、后窗（PW）。中窗是常用的窗口，而老年人常用前窗，可检测到大脑前动脉、大脑中动脉、大脑后动脉、前交通动脉、后交通动脉、颈内动脉终末段及基底动脉分叉处。用 2 MHz 脉冲多普勒探头检测深度为 55～70 mm,受检者为仰卧位,头置正位。

（2）枕窗

超声束经枕骨下枕骨大孔达到并检测到椎动脉颅内段、基底动脉及小脑下后动脉。用 2 MHz 脉冲多普勒探头,探测深度为 60～80 mm。一般情况下,患者取坐位,头向前倾,尽可能使下颌接触到胸部,重症患者也可仰卧位,头偏向一侧并尽量前倾,以拉开头部与寰椎之间空隙。

（3）眼窗

通过眼窗进行超声检测,可检测到眼动脉和颈内动脉虹吸段。用 2 MHz 脉冲多普勒探头,探测深度为眼动脉 35～50 mm,虹吸段 50～60 mm。受试者体位为仰卧,头置正位,闭合双目,有足够耦合剂,无需探头加压,接触好即可。

目前尚未确定一个绝对安全的超声能量水平(有报道大能量超声可导致晶状体发生白内障),故推荐经眼窗检测使用 5% 的能量,不过这已足够获得清晰的多普勒信号。

2.经颅多普勒检测的辅助试验

在进行 TCD 检测时,为了识别某些血管,提供诊断依据和评价脑循环功能,常需进行一些辅助试验,通常使用的有压迫颈总动脉试验及光刺激试验。

（1）压迫颈总动脉试验

压迫颈总动脉试验是指在进行颞窗经颅多普勒检测时,用手指压迫同侧的颈总动脉(在甲状软骨旁颈动脉搏动处)阻断颈总动脉血流 3～5 s,然后放开颈总动脉,连续观察在压迫颈总动脉前、中、后的多普勒频谱的变化。其可分为静态压迫试验和动态压迫试验。

1)静态压迫试验:用手指持续压迫及阻断颈总动脉 3～5 s,然后放开。

2)动态压迫试验:对颈总动脉采取快速短时压迫立即放开,再进行压迫放开,连续压放数次,压迫时血流并不持续阻断。压迫颈总动脉试验主要用于经颅多普勒检测时鉴别所得多普勒血流信号是来自颈内动脉系统还是来自椎-基底动脉系统。如果血流信号来自颈内动脉系,当压迫颈总动脉时会使血流信号减弱以致消失,当放开压迫时则信号也随之恢复,甚至在短时间内有代偿性增高。当采用动态压迫试验时,则血流信号不会完全消失而仅在相应血流信号上出现叠合的振荡波。如果血流信号是来自椎-基底动脉系则压迫颈总动脉时,血流信号并不受其影响故可鉴别 ACA MCA 及 PCA 的血流信号。

（2）光刺激试验

大脑皮层中视觉区的血液供给来自大脑后动脉。当视觉区的活动加强时大脑后动脉的血供也增加,故可用光刺激方法来观察大脑后动脉的血供变化从而确认该血管是否为大脑后动脉。光刺激后血流速度增加 10%～20%,表示为大脑后动脉血流信号;如血流速度不变化或略低,证明此血管为颈内动脉信号。

3.颅内各血管检测的判别

经颅多普勒颅内血管的判断主要依据为声窗取样深度、血流方向及辅助试验。

10.8.3 检测结果分析

1.正常经颅多普勒频谱图像分析

(1)正常频谱图像

典型的正常经颅多普勒频谱图像由一系列连续有规律,与心动周期一致的脉搏波动图所组成。每个频谱占据一个心动周期,包括心室收缩期和舒张期。

一个典型正常经颅多普勒图像具有三个特征:①频谱为一近似直角三角形图,上升支陡直,下降支缓慢;收缩期内有两个峰 S_1 峰和 S_2 峰,S_1 峰值大于 S_2 峰值,在 S_2 峰后有一明显切迹,在切迹后有一明显舒张 D 峰。②颅内血管多普勒频谱图像均为低阻波形图像(眼动脉例外),即有一个较高的舒张期血流及舒张末期流速值 PI,但 RI、S/D 的值均较低。③血管内血流为层流,故有一定的频宽范围。高能量有规律地集中在频谱的四周;低能量集中在频谱的中下部,层次分明,形成频窗。

(2)各参数正常值

1)血流速度:血流速度正常与否,可根据年龄,并结合临床资料加以考虑和判断,可有 10%~20% 的波动范围。

2)搏动指数计算公式(10-1):

$$PI = \frac{收缩峰速度-舒张末期速度}{平均速度} \tag{10-1}$$

搏动指数正常值为 0.6~1.0,它可以反映脑血管的顺应性和弹性。

(3)阻力指数计算公式(10-2):

$$PI = \frac{收缩峰速度-舒张末期速度}{收缩峰速度} \tag{10-2}$$

阻力指数正常为 0.5~0.8,它可以反映血管的舒张状况和阻力状况。

3)收缩峰速度与舒张末期速度比值(S/D)计算公式(10-3):

$$S/D = \frac{收缩峰血流速度-舒张末期速度}{舒张末期血流速度} \tag{10-3}$$

S/D 的正常值小于 3,它是评价脑血管顺应性及弹性的一个指标。

2.彩色经颅多普勒效果评价

(1)血流速度

血流速度反映脑血管管腔大小及血流量,血流量和血流速度与管腔大小成反比例。

(2)搏动指数

搏动指数是反映血管的顺应性和弹性的指标,即血管阻力,PI 增大,血管阻力增大;反之则阻力减小。

(3)阻力指数(RI)

阻力指数可以反映脑血管外周阻力的大小,RI 值越大,脑血管外周阻力越大;反之则阻力越小。

（4）音频信号及频谱图波形

音频信号及频谱图波形可以反映脑血管局部的血流状态。

10.9 复习思考题

1.简述神经纤维兴奋传导的特征。

2.简述神经中枢内兴奋传递的特征。

3.简述化学性突触传递的特征。

4.简述神经-肌肉接头兴奋传递的特征。

7.简述特异投射系统的主要功能。

8.简述锥体系的功能。

9.低位脑干有哪些调节内脏活动的中枢？

11.简述小脑有何生理功能。

12.简述大脑皮层感觉代表区的分布及其投射规律。

13.简述去大脑僵直及其产生机制。

14.简述不同睡眠时相的特点及生理意义。

16.什么是脑电的同步化和去同步化？

17.试述兴奋性与抑制性突触后电位的作用与产生原理。

18.试述突触前抑制与突触后抑制的主要区别。

19.试述牵张反射的类型及产生原理。

20.试述牵拉肌肉时,肌肉收缩的调节过程。

21.试述自主神经系统的结构与功能特征。

22.试述脊休克的表现及产生原理。

23.什么是锥体系和锥体外系？它们各有何生理作用？

24.什么是特异与非特异投射系统？它们各有何功能？

第 11 章　内分泌

内容提要

激素的分类、作用及其特征,激素的作用机制,调节激素释放的一般方式。

下丘脑的内分泌功能;腺垂体激素的作用,神经垂体激素的作用,升压素的作用。

甲状腺激素的作用,甲状腺功能的调节。

肾上腺皮质激素的作用,肾上腺髓质激素的作用及分泌的调节。

胰岛素的作用和分泌的调节,胰岛高血糖素的作用和分泌的调节。

甲状旁腺素的作用和分泌的调节,降钙素的作用和分泌的调节,维生素 D_3 的作用。

其他内分泌激素的作用。

11.1　概述

机体内某些分泌细胞所分泌的物质不是通过管道流出,而是直接进入组织液或血液,发挥其生理调节作用,这类细胞称内分泌细胞。内分泌细胞分泌的特殊高效能活性物质称为激素。在体内,有的内分泌细胞较集中,形成腺体,如肾上腺、甲状腺等;有的则比较分散,如消化道黏膜中多种散在的内分泌细胞等。上述内分泌腺体和散在的内分泌细胞从功能意义上形成一个系统,即内分泌系统。

激素是内分泌系统的化学信使,受某种激素影响的细胞或器官,是该激素的靶细胞或靶器官。多数激素经血液循环运送,到达远距离的靶细胞或靶器官,发挥调节作用,称为远距离分泌;还有些激素分泌出来后,通过扩散而作用于邻近的细胞,协调各细胞之间的活动,称为旁分泌。另外,有些神经细胞不仅可以产生神经冲动,还兼有内分泌功能,如下丘脑的某些神经细胞可分泌肽类物质,此称神经内分泌,其分泌的物质称为神经激素。

内分泌系统直接或间接受神经系统的调节,反过来它又可对神经系统的结构和功能产生影响。因此,神经系统和内分泌系统在功能上是紧密联系、相互配合、相互作用的两大生物信息传递系统。二者共同调节机体的生理功能,维持机体内环境的相对稳定。

11.1.1　激素的分类和作用特征

1.激素的分类

激素通常按其分子结构和化学性质分为以下几类。

（1）含氮激素

此类激素分子结构中含有氮元素,包括蛋白质激素（如胰岛素、甲状旁腺激素和腺垂体分泌的各种激素）、肽类（如神经垂体激素、降钙素、胰高血糖素等）、胺类（如肾上腺素、去甲肾上腺素和甲状腺激素）。体内多数激素属于含氮激素,这类激素易被消化液分解而破坏,故口服无效。

（2）类固醇（甾体）激素

此类激素常以胆固醇为原料合成,化学结构与胆固醇亦相似。体内肾上腺皮质激素（如皮质醇、醛固酮）与性激素（如雌激素、孕激素、雄激素）属于此类。这类激素不为消化液破坏,可口服应用。

（3）其他激素

有人主张脂肪酸衍生物——前列腺素为第三类激素。此外,近年来又发现了在细胞之间传递信息的气体信使分子 NO 等。

2.激素作用的特征

激素的作用广泛而复杂,但它发挥作用时有一个共同特征,即它不能发动一个新的代谢过程,也不直接参与物质或能量的转换,而是直接或间接地加速或抑制体内原有的生化代谢过程包括维持代谢稳态,促进细胞增殖分化,促进发育（包括神经系统）、生长、成熟及生殖等过程。从本质上讲,激素仅起着"信使"作用,传递信息。

激素作用的特征可归纳如下:

（1）特异性

激素随体液分布至全身各处,与组织细胞广泛接触,但它只是有选择性地影响某些细胞、组织或器官的活动。例如腺垂体分泌的促甲状腺激素,只作用于甲状腺,影响甲状腺激素的合成与释放。

（2）高效性

激素在血液中的含量极少,每升血液通常只有若干纳摩尔（nmol）,甚至皮摩尔（pmol）,但却产生明显的生物学效应。

3.激素的相互作用

机体内激素间的作用不是孤立的,而是相互影响的。它们之间有的相互增强,有的则相互抵抗,还有的激素本身并不直接影响某一生理过程,但它的存在却使另一激素的效应得以实现,激素的这种促进作用称为允许作用。例如去甲肾上腺素需要糖皮质激素的存在才能发挥有效的缩血管效应。

4.激素作用的时间

血液中某种激素活性消失一半的时间,称为该激素的半衰期,它是衡量激素更新速度的指标。不同激素半衰期的长短差异很大,如肾上腺素半衰期仅以秒计,而甲状腺素半衰期可长达数日,多数激素的半衰期为 10～30 分钟。此外,不同激素发生作用的时间也各不相同,如肾上腺素静脉给药后迅速起作用,但仅维持数分钟即失活;而甲状腺素给药后要经过几天才起作用。

11.1.2　激素的作用机制

激素的化学性质不同,作用机制也有所不同。

1.含氮激素的作用机制——第二信使学说

含氮激素的分子较大,一般不能通过细胞膜,而是先与细胞膜上特异性受体结合,形成激素-受体复合物,激活细胞膜内侧的腺苷酸环化酶系统,在 Mg^{2+} 存在的条件下,使细胞内的 ATP 转变为环-磷腺苷(cAMP),cAMP 可促使细胞内无活性的蛋白激酶系统活化为有活性的蛋白激酶,进而促使细胞内有关的酶磷酸化,引起靶细胞的固有反应,如腺细胞分泌、膜通透性改变等。由于 cAMP 可将细胞外激素作用的信息,传递给细胞内的有关酶系,引起靶细胞一系列的功能变化,故将激素看作是第一信使,cAMP 则是激素作用的第二信使。近来研究发现,受体与腺苷酸环化酶(AC)之间存在一种起偶联作用的调节蛋白——鸟苷酸结合蛋白,简称 G 蛋白,它含有 α、β 和 γ 三种亚基。当激素与受体结合时,受体变构与 G 蛋白上的 α 亚基结合,进而促使 α 亚基与抑胃肽(GIP)结合,并与 β、γ 亚基脱离,形成 α-GTP,对 AC 起激活或抑制作用。其中起激活作用的叫兴奋型 G 蛋白(Gs),可使 cAMP 增多,起抑制作用的叫抑制型 G 蛋白(Gi),可使 cAMP 减少。在 α-GTP 形成时,α 亚基具有 GIP 酶活性,使 α-GTP 转变为 α-GDP 而失去酶活性,α、β 和 γ 亚基重新结合,进入另一个新的循环,如图 11-1 所示。

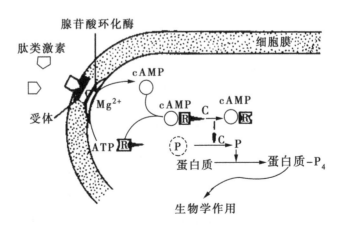

图 11-1　含氮类激素的作用机制

P:蛋白激素酶调节部分;C:蛋白激素酶催化部分;R:受体;G:G 蛋白

上述过程是一系列的酶促连锁反应,能量逐级放大,形成一高效能的生物放大系统。据估算,一分子的胰高血糖素使一分子腺苷酸环化酶激活后,可激活 1 000 个分子的磷酸化酶,由此可理解血液中激素含量虽很低,但作用却非常明显。

含氮激素通过第二信使来发挥其生物效应,这种作用机制的学说称为第二信使学说。cAMP 是大多数含氮激素的第二信使,但不是唯一的第二信使。目前发现 cGMP、Ca^{2+} 等也可作为第二信使。

2.类固醇(甾体)激素的作用机制——基因表达学说

类固醇(甾体)激素的分子量约为 300,且为脂溶性,可透过细胞膜进入靶细胞与胞质和胞核内的特异性受体结合成激素-受体复合物,使受体变构,启动或抑制 DNA 的转录过程,从而诱导或减少蛋白质的生成,引起靶细胞生物学效应,如图 11-2 所示。

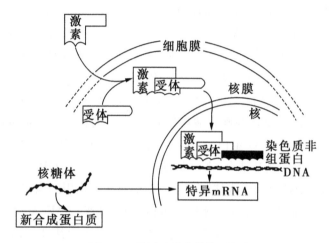

图 11-2　类固醇激素的作用机制

11.2　下丘脑与垂体

11.2.1　下丘脑与垂体的功能联系

垂体在脑的下部,位于蝶鞍构成的垂体窝中,由一短柄(垂体柄)向上与下丘脑相连。人类垂体约重 0.6 g,仅豌豆大小。

垂体分为腺垂体和神经垂体,腺垂体是腺体组织,神经垂体是神经组织。这两部分不论在结构上或功能上都与下丘脑有密切的联系。神经垂体与下丘脑之间存在直接神经联系。下丘脑视上核和室旁核的神经元轴突延伸终止于神经垂体,形成下丘脑-垂体束,因此神经垂体可视为下丘脑的直接下延,组成功能上的下丘脑-神经垂体系统。神经垂体并不合成激素。神经垂体激素由视上核、室旁核神经元合成并沿轴突运送到神经垂体储存,神经冲动到达时便释放出来。

腺垂体虽和下丘脑在功能上有着紧密联系,但并无直接的神经联系,形成下丘脑-腺垂体系统。腺垂体与下丘脑之间有一套特殊的血管系统,下丘脑促垂体区某些细胞合成的神经激素,通过垂体门脉系统运送到垂体,调节腺垂体细胞的功能活动。这些神经激素属于多肽类,称为下丘脑调节性多肽。

下丘脑的一些神经元既能分泌激素(神经激素),又有内分泌细胞的作用,又保持典型神经细胞的功能。它们可将从大脑或中枢神经系统其他部位传来的神经信息,转变为激素的信息,起着换能神经元的作用,从而以下丘脑为枢纽,把神经调节与体液调节紧密联系起来。所以,下丘脑与垂体一起组成下丘脑-垂体功能单位。

11.2.2　腺垂体

腺垂体是人体内最重要的内分泌腺,它能合成和分泌七种激素:促甲状腺激素、促肾上腺皮质激素、促卵泡激素、黄体生成素、生长素、催乳素、促黑(素细胞)激素。前四种均有各自的靶腺,分别形成下丘脑-腺垂体-甲状腺轴、下丘脑-腺垂体-肾上腺皮质轴、下丘脑-腺垂体-性腺轴。腺垂体分泌的这些激素可促进靶腺的生长发育,增强靶腺的功能活动,故被称为促激素。

1.生长素(GH)

生长素的主要生理作用是促进蛋白质的合成与骨骼的生长。生长素的作用机制是它能刺激肝产生生长素介质,后者可促进氨基酸进入细胞,加速 DNA 和 RNA 的合成,并使钙、磷和硫酸根在软骨中沉积,氨基酸进入软骨组织后,软骨细胞分裂,使软骨生长。

人在幼年期缺乏生长素,会使发育迟缓、身体矮小,但智力发育正常,称为侏儒症;若生长素分泌过多,则生长过度、身材异常高大,称为巨人症。若成年时期生长素分泌过多,因骨骺已闭合,仅可刺激肢端骨、面骨增生,发生肢端肥大症,此时内脏器官如肝、肾也增大,出现内脏肥大现象。

2.催乳素(PRL)

催乳素能促进妊娠期乳腺进一步发育,引起并维持分娩后的乳腺泌乳。

3.黑色素细胞刺激素(MSH)

黑色素细胞刺激素能促进皮肤黑色素细胞合成黑色素,使皮肤颜色变深。

4.促激素

促激素有四种,分别对相关的靶腺发育及靶腺激素的合成和分泌起着促进作用。

(1)促甲状腺激素(TSH)

它能促进甲状腺增生和甲状腺激素的合成与分泌。

(2)促肾上腺皮质激素(ACTH)

它能促进肾上腺皮质增生和糖皮质激素的合成和分泌。

(3)促性腺激素

在女性,促性腺激素是指促卵泡激素(FSH)和黄体生成素(LH)。前者能促进卵泡的发育;后者能促进卵泡排卵、黄体生成和分泌;两者协同作用时可使卵泡分泌雌激素。在男性,FSH 称精子生成素,LH 称间质细胞刺激素,两种激素都是睾丸生精过程所必需的。并且,间质细胞刺激素的作用是通过刺激雄激素的分泌实现的。

（4）促激素的分泌调节

腺垂体促激素的分泌,受着下丘脑的控制和靶腺激素的反馈调节,如图 11-3 所示。下丘脑的促垂体细胞分泌促甲状腺激素释放激素（TRH）、促肾上腺皮质激素释放激素（CRH）和促性腺激素释放激素（GnRH）,经垂体门脉系统运送至腺垂体,分别促进腺垂体促激素,即促甲状腺激素（TSH）、促肾上腺皮质激素（ACTH）及促性腺激素的合成和分泌。靶腺分泌的甲状腺激素、促卵泡激素、黄体生成素和糖皮质激素对下丘脑和（或）腺垂体有负反馈作用。促激素也可对下丘脑起负反馈作用。由于下丘脑、腺垂体与靶腺之间的相互作用,使靶腺激素的浓度处在相对稳定水平,以适应机体新陈代谢的需要。

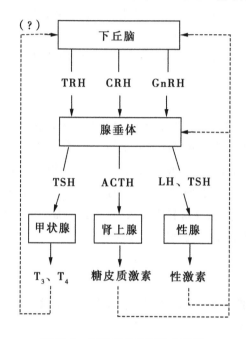

图 11-3　促激素分泌调控示意图

11.2.3　神经垂体

神经垂体不含腺细胞,本身不能合成激素,但能储存、释放两种神经垂体激素,分别是抗利尿激素和催产素,这两种激素由下丘脑的视上核和室旁核合成,视上核主要合成抗利尿激素,室旁核主要合成催产素。合成的激素沿下丘脑-垂体束通过轴浆运输到神经垂体储存,在某些特定刺激的作用下再释放入血液。

1.抗利尿激素

抗利尿激素是含 9 个氨基酸的多肽。由于大量的抗利尿激素有收缩血管、使血压升高的作用,因此也称为血管升压素。生理情况下,血浆中抗利尿激素浓度很低,仅 1.0～1.5 ng/L,抗利尿作用十分明显,而对血压却几乎没有调节作用。但在大失血的情况下,血中抗利尿激素浓度显著升高,抗利尿激素有缩血管作用,对维持血压有一定的意义。

2.催产素

催产素也是一种 9 个氨基酸的多肽,其化学结构与抗利尿激素极为相似,因此这两种激素的生理作用有交叉现象。

催产素的主要靶器官是乳腺和子宫。哺乳期的乳腺,在腺垂体分泌的催乳素的作用下,不断分泌乳汁,储存于乳腺腺泡。催产素则可促进乳腺腺泡周围的肌上皮细胞收缩,使乳汁排入乳腺导管或射出。哺乳时,吸吮乳头使母体产生的感觉信息经传入神经传至下丘脑,可反射性地引起神经垂体储存的催产素释放入血,促进乳汁的射出,称为排乳反射。排乳反射是典型的神经内分泌反射,在此基础上极易建立条件反射,如母亲看见婴儿或听见婴儿的哭声,可以引起排乳反射。此外,催产素还能促进子宫平滑肌收缩,但非孕子宫对催产素敏感性很低,妊娠晚期的子宫对催产素的敏感性大大提高。在分娩过程中胎儿对子宫、宫颈和阴道的牵拉刺激可反射性地引起催产素分泌增加,促使子宫收缩加强,有利于分娩过程的进行。

11.3　甲状腺

甲状腺是人体内最大的内分泌腺,平均重量为 $20 \sim 25$ g。甲状腺由许多甲状腺腺泡组成,腺泡壁的上皮细胞能合成和释放甲状腺激素。甲状腺激素是调节人体代谢和生长发育的重要激素。在甲状腺腺泡之间和腺泡上皮细胞之间有滤泡旁细胞,可分泌降钙素。

11.3.1　甲状腺激素的合成和运输

由甲状腺腺泡上皮细胞合成并分泌的甲状腺激素主要有两种,一种是甲状腺素,又称四碘甲腺原氨酸(T_4),另一种是三碘甲腺原氨酸(T_3)。在腺体或血液中,T_4 含量较 T_3 多,约占总量的 90%,但 T_3 的生物学活性较 T_4 强约 5 倍,是甲状腺激素发挥生理作用的主要形式。

1.甲状腺激素的合成

甲状腺激素的合成包括三步(见图 11-4),分别是腺泡聚碘、碘的活化、酪氨酸碘化与缩合。

(1)腺泡聚碘

甲状腺上皮细胞从血浆中摄取无机碘离子的能力很强。即每当血液流过甲状腺一次,其中的无机碘离子即有约 1/5 被摄取。通常甲状腺细胞内含碘浓度比血浆中碘高 $25 \sim 50$ 倍,加之腺泡上皮细胞又有 -50 mV 的静息电位,显然甲状腺细胞摄取碘离子是逆电化学梯度的主动转运过程。一般认为,这一过程是由上皮细胞基底膜上的碘泵完成的。甲状腺的强大聚碘能力已成为临床上应用放射性碘来测定甲状腺功能和治疗甲状腺功能亢进的依据。

(2)碘的活化

摄入的碘迅速被腺泡上皮细胞内的过氧化酶催化氧化成活化的碘。活化过程的本质尚不清楚,可能是将 I 变成 I_2 或 I^-。只有活化碘才能迅速使酪氨酸碘化,形成碘化酪氨酸。

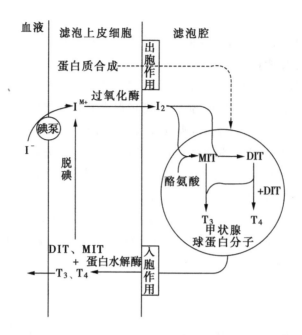

图 11-4 反射弧示意图

MIT：一碘酪氨酸；DIT：二碘酪氨酸；T3：三碘甲腺原氨酸；

T4：四碘甲腺原氨酸(甲状腺素)

（3）酪氨酸碘化与缩合

目前认为腺泡上皮细胞首先合成甲状腺球蛋白（TG），储存于腺泡内的胶状物中。活化碘迅速取代甲状腺球蛋白酪氨酸残基苯环上的氢原子，称此为酪氨酸碘化。每个甲状腺球蛋白分子约含 140 个酪氨酸残基，其中约有 1/6 被碘化成单碘酪氨酸（MIT）或双碘酪氨酸（DIT）。而后同一甲状腺球蛋白分子上的一些 DIT 和 MIT 再双双缩合成 T_3 或 T_4。需要指出的是经碘化和缩合形成的 MIT、DIT、T_3 和 T_4 仍不脱离甲状腺球蛋白分子。

以上碘的活化、酪氨酸碘化以及缩合过程主要发生在腺泡上皮细胞微绒毛与腺泡腔交界处。它们都是在同一过氧化酶系的催化下完成的，能够抑制这一酶系的药物，如硫氧嘧啶，有阻断 T_3、T_4 合成的作用，可用于治疗甲状腺功能亢进。

2.甲状腺激素的分泌和运输

合成后的 T_3、T_4、MIT 和 DIT 仍与甲状腺球蛋白结合，储存在甲状腺腺泡腔内，且储存量极大，一般可供 2～3 个月之用。这对于在食物供碘量变异较大的情况下，维持血浆甲状腺激素的相对稳定十分重要。因此，临床上使用抗甲状腺药物治疗甲状腺功能亢进时，需要较长时间方可奏效。

当机体需要时，甲状腺腺泡细胞可吞饮 TG，形成吞饮颗粒。在蛋白水解酶作用下，将 TG 上的 MIT、DIT、T_3 和 T_4 逐步水解下来。MIT 和 DIT 在脱碘酶作用下而脱碘，脱下的碘可被重新利用。T_3 和 T_4 具有抗脱碘酶的作用，且分子较小，可以弥散入周围的毛细血管。进入血液循环的 T_3 和 T_4，大多与血浆蛋白结合以结合型的形式运输，仅极少量以游离型形式运输，二者可相互转化，但只有游离型甲状腺激素才能进入组织细胞发挥生理作用。

11.3.2　甲状腺激素的生理作用

T_4 与 T_3 都具有生理作用。由于 T_4 在外周组织中可转化为 T_3，而且 T_3 的活性较大，曾使人认为 T_4 可能是 T_3 的激素原，T_4 只有通过转化为 T_3 后才有作用。目前认为 T_4 不仅可以作为 T_3 的激素原，而且其本身也具有激素作用，约占全部甲状腺激素作用的 35％ 左右。

1.对代谢的影响

（1）产热效应

甲状腺激素可以提高绝大多数组织的耗氧率，增加产热，提高基础代谢率。但对少数组织如脑、脾、淋巴结和性腺等的耗氧率影响不大。临床上常见甲状腺功能亢进患者，产热增加，怕热多汗；而甲状腺功能减退患者，则产热减少，喜热恶寒，二者均不能很好地适应环境温度的变化。

（2）物质代谢

甲状腺激素对三大营养物质代谢的影响，因剂量不同和作用环节的不同而有所差异，且比较复杂。

甲状腺激素有促进糖的吸收、增加糖原分解和糖原异生作用，因此甲亢患者吃糖稍多，即可出现血糖升高，以至出现尿糖。但由于甲状腺激素还可加速外围组织对糖的利用，降低血糖，故甲亢患者糖耐量试验的恢复时间可以在正常范围内。

甲状腺激素对脂肪代谢的影响为既促进其合成又加速分解，总效应是分解大于合成。对胆固醇代谢有明显作用，除能增加胆固醇合成外，更重要的能促进肝对胆固醇的分解，使胆固醇转变为胆酸从胆汁排出，使血胆固醇降低。甲状腺功能低下患者血胆固醇常明显升高，易患动脉粥样硬化。

甲状腺激素在生理剂量时，通过刺激 mRNA 形成，促进蛋白质合成，这显然与机体生长、发育有密切关系。大剂量时，由于提高蛋白水解酶活性的作用，促进蛋白质分解，特别是骨骼肌蛋白质分解大大增强，患者消瘦、乏力，出现负氮平衡。T_4、T_3 分泌不足时，蛋白质合成减少，细胞间的黏液蛋白增多，由于它结合大量水分，所以出现黏液性水肿，这是成人甲状腺功能低下的临床特征之一。

2.对生长、发育的影响

甲状腺激素是促进机体生长、发育的重要因素，特别是对婴儿脑和长骨的生长、发育影响极大，这是甲状腺激素的又一重要作用。甲状腺激素对生长发育的影响，在出生后最初的 4 个月内最为明显。一个先天性甲状腺功能不全的婴儿，出生时生长与发育基本正常，但脑的发育已受到不同程度的影响，如在 4 个月内得不到甲状腺激素的补充，则将由于脑与长骨生长发育的障碍而出现智力低下、身材矮小等现象，称为呆小症（克汀病），以后再补充甲状腺激素亦很难逆转。成年人因脑已发育成熟,因此,甲状腺功能减退的患者仅表现为反应迟钝、动作笨拙、记忆障碍,但智力基本不受影响。

甲状腺激素影响生长、发育的机制,与它可促进神经细胞的生长以及可促进长骨骨骺的发育和骨的生长有关。此外,甲状腺激素还对垂体生长素有允许作用,缺乏甲状腺激素,生长素便不能很好发挥作用,而且生长素的合成和分泌也减少。

3.其他作用

(1)对神经系统

T_4、T_3的作用主要是提高中枢神经系统的兴奋性,因此甲亢患者有烦躁不安、多言多动、喜怒无常、失眠多梦等症状;甲状腺功能低下的患者则有言行迟钝、记忆力减退、淡漠表情、少动思睡等表现。

(2)对心血管系统

T_4、T_3可使心跳加快、加强,心输出量增大,外周血管扩张。甲亢患者可因心脏做功量增加而出现心肌肥大,最后可导致充血性心力衰竭。新近资料表明,T_4、T_3增强心脏活动是由于它们直接作用于心肌,促使心肌细胞的肌质网释放 Ca^{2+} 的缘故。

11.3.3 甲状腺机能的调节

甲状腺功能活动主要受下丘脑-腺垂体的调节,也受甲状腺激素在血中浓度的反馈作用调节。

1.下丘脑-腺垂体的作用

下丘脑某些神经元可产生一种三肽物质,称为促甲状腺激素释放激素(TRH),经垂体门脉系统运至腺垂体,使腺垂体合成和分泌促甲状腺激素(TSH)。TSH 由血液运送到甲状腺,促进甲状腺激素的合成和分泌。此外,TSH 还可使甲状腺的腺细胞增生,血液供应增多。

2.甲状腺激素的反馈作用

当血中甲状腺激素浓度增高时,可抑制腺垂体活动,使 TSH 分泌减少,从而使甲状腺激素的分泌不致过多;而当血中甲状腺激素的浓度降低时,由于对腺垂体的抑制作用减弱,腺垂体 TSH 分泌增多,使甲状腺激素分泌增多。由于这种反馈作用,所以在一定机能状态下,甲状腺激素的分泌是相对恒定的,正常人每天分泌 $80 \sim 100 \mu g$ 甲状腺激素。

3.内外环境因素的影响

甲状腺分泌水平可随内外环境而变化,如寒冷或体温降低可直接或通过外周感受器间接作用于下丘脑,使 TRH 分泌增加。TRH 又引起腺垂体 TSH 分泌增加,进而使甲状腺激素分泌增加,增加机体的产热量。

11.4 肾上腺

肾上腺包括肾上腺皮质和肾上腺髓质,二者的形态结构、胚胎发生、生理作用以及功能的调节都完全不同,实质上是两个内分泌腺。

11.4.1　肾上腺皮质

肾上腺皮质起源于中胚层,它由球状带、束状带和网状带三层不同的细胞组成。球状带分泌的激素主要参与体内水盐代谢的调节,故称为盐皮质激素,主要有醛固酮和脱氧皮质酮。束状带分泌的激素,因为最早发现它有生糖作用,故称为糖皮质激素,而实际上这类激素的生理作用是非常广泛的。网状带主要分泌性激素,以雄激素为主,也有少量雌激素。肾上腺皮质瘤的患者,除盐皮质激素和糖皮质激素增多外,雄激素亦明显增多。若患者是女性,则可出现一些男性化的体征。人体各种皮质激素都是以胆固醇为原料经腺细胞生物合成的类固醇激素,这里着重讨论束状带所分泌的糖皮质激素。

1.糖皮质激素的生理作用

(1)调节物质代谢

1)糖代谢:糖皮质激素能促进糖异生,增加糖原储备,抑制组织对糖的摄取和利用,使血糖升高。糖皮质激素分泌不足,出现糖原储备减少和血糖降低;分泌或使用糖皮质激素过多,则血糖升高,甚至能引起类固醇性糖尿病。

2)脂肪代谢:糖皮质激素能促进脂肪组织中的脂肪分解,使血中游离脂肪酸增加,也可影响体内脂肪分布。当患有肾上腺皮质功能亢进或长期大量使用糖皮质激素,会出现面部、躯干脂肪堆积,而四肢脂肪减少的特殊面容和体形,称为向心性肥胖。

3)蛋白质代谢:糖皮质激素能促进蛋白质分解和抑制其合成,使血中氨基酸增多。当糖皮质激素分泌过多时,常引起生长停滞、肌肉消瘦、骨质疏松易折、伤口不易愈合等现象。

(2)影响各器官系统功能

1)血细胞:糖皮质激素可使血液中红细胞、血小板、中性粒细胞数量增加,淋巴细胞和嗜酸粒细胞减少,故临床上用糖皮质激素治疗血小板减少性紫癜、中性粒细胞缺乏症、淋巴肉瘤和淋巴细胞性白血病。

2)血管:糖皮质激素可增加血管平滑肌对肾上腺素和去甲肾上腺素的敏感性,以维持血管的紧张性。

3)胃肠:糖皮质激素能促进胃酸和胃蛋白酶原的分泌,长期大剂量使用糖皮质激素,可诱发或加剧溃疡病。

4)神经系统:糖皮质激素能提高中枢神经系统的兴奋性,小剂量可引起欣快感,大剂量则出现注意力难以集中、烦躁、失眠等现象。

(3)与"应激反应"有关

当机体受到有害刺激(如创伤、冷冻、饥饿、疼痛、感染及缺氧等)时,血中促肾上腺皮质激素急剧增加和糖皮质激素大量分泌,以增强机体对有害刺激的耐受能力,称为应激反应。此外,大量的糖皮质激素还具有抗炎、抗毒、抗过敏和抗休克等药理作用。

2.糖皮质激素分泌的调节

下丘脑分泌促肾上腺皮质激素释放激素,经垂体门脉系统运至腺垂体,促进其分泌促肾上腺皮质激素,后者经血液循环运至肾上腺皮质,促其分泌糖皮质激素。如果血中糖皮质激素水平升高,可抑制下丘脑和腺垂体分泌促肾上腺皮质激素释放激素和促肾上腺皮质激素。通过这种负反馈作用,使糖皮质激素在血中的浓度维持相对稳定。

临床上长期大量使用糖皮质激素时,可对下丘脑及腺垂体产生负反馈作用,使促肾上腺皮质激素合成、分泌减少,出现肾上腺皮质萎缩。此时,如突然停药,会产生肾上腺皮质功能不足的表现。因此,在治疗中需间断补充促肾上腺皮质激素;如要停药,应逐渐减量,以利于肾上腺皮质功能恢复。

11.4.2　肾上腺髓质

肾上腺髓质起源于外胚层,直接受交感神经节前纤维支配,在机能上相当于交感神经节的神经元。但其分泌的有效化学物质可进入血液,作用于远距离器官,故应看成是内分泌腺。

1.肾上腺髓质激素的生理作用

肾上腺髓质与交感神经系统在结构和功能上紧密联系,构成交感-肾上腺髓质系统。髓质激素的主要生理作用有以下几个方面。

(1)对代谢的影响

肾上腺髓质系统对代谢的影响包括:①促进肝糖原的生成和分解,促进肌糖原分解成乳酸,乳酸进入肝细胞转变成葡萄糖;②直接作用于胰岛,抑制胰岛素分泌,增强胰高血糖素分泌;③促使脂肪组织的脂肪分解,增加血中游离脂肪酸,有助于血糖提高。以上代谢变化使血糖升高,有助于机体获得充足能量。

(2)对心血管的影响

肾上腺髓质激素可增强心肌收缩力,加快心率,提高心输出量;可使内脏血管收缩,骨骼肌血管和冠脉血管扩张,从而提高血压,使血液重新分配。

(3)其他影响

肾上腺髓质激素作用于中枢神经系统,提高其兴奋性,使机体警觉性提高,反应灵敏。此外,肾上腺髓质激素还可使支气管平滑肌舒张,通气量增加。

2.肾上腺髓质激素分泌的调节

(1)交感神经的作用

肾上腺髓质接受交感神经节前纤维支配。安静时,只释放少量肾上腺素和去甲肾上腺素;交感神经活动增强时,髓质激素合成和分泌增加。

(2)ACTH 的作用

有实验表明,ACTH 可通过糖皮质激素或直接刺激肾上腺髓质使髓质激素合成增加,但以前者为主。

(3)反馈作用

当去甲肾上腺素合成达一定量时,可抑制髓质细胞内酪氨酸羟化酶,而使去甲肾上腺素合成减少;肾上腺素过多也能抑制苯乙醇胺氮位甲基移位酶,而使肾上腺素合成减少。

11.5　胰岛

胰岛是散在分布于胰腺腺泡组织之间的细胞群,含有多种不同的内分泌细胞,其中 B 细胞分泌胰岛素,A 细胞分泌胰高血糖素,D 细胞分泌生长抑素,PP 细胞数量很少,分泌胰多肽。

11.5.1　胰岛素

胰岛素是由 51 个氨基酸组成的小分子蛋白质。我国科学家于 1965 年在世界上首次用化学方法人工合成牛结晶胰岛素,开创了人工合成蛋白质的先例,接着又对胰岛素的空间结构功能关系进行研究,取得了重大成果,在揭示生命的本质上做出了巨大贡献。

1.胰岛素的生理作用

（1）糖代谢

胰岛素能促进糖原的合成和组织对葡萄糖的摄取、氧化和利用,同时抑制糖原分解和糖的异生,使血糖降低。胰岛素分泌不足,会使血糖升高,超过肾糖阈时,葡萄糖随尿排出,称为糖尿病。

（2）脂肪代谢

胰岛素能促进脂肪的合成及储存,抑制脂肪的分解氧化,使储脂增加,血中脂肪酸减少。糖尿病患者可因胰岛素分泌不足而使血中脂肪酸增多,在肝中氧化生成大量酮体,导致酮症酸中毒,甚至引起昏迷。

（3）蛋白质代谢

胰岛素能促进细胞摄取氨基酸及蛋白质合成,同时抑制蛋白质的分解,因此可促进机体生长。

由于胰岛素对糖、脂肪和蛋白质的作用,都有利于组织细胞的再生和修复,临床上常将胰岛素、葡萄糖作为能量合剂的主要成分,用于治疗慢性肝炎、肝硬化和心肌损害等疾病。

2.胰岛素分泌的调节

（1）血糖浓度

血糖浓度是胰岛素分泌调节的最重要因素。血糖浓度升高,则胰岛素分泌增加;血糖浓度降低,则抑制胰岛素分泌,以此维持血糖的正常水平。另外,血中脂肪酸、酮体和氨基酸含量增加时,也可促进胰岛素分泌。

（2）激素作用

胃肠激素、胰高血糖素、甲状腺激素、生长素和糖皮质激素等激素能促进胰岛素分泌,而肾上腺素则抑制胰岛素分泌。

（3）神经调节

迷走神经兴奋促进胰岛素分泌,交感神经兴奋则抑制胰岛素分泌。

11.5.2　胰高血糖素

胰高血糖素是含有 29 个氨基酸的多肽,是动员体内供能物质的重要激素之一。

1.胰高血糖素的生理作用

肝是胰高血糖素的主要靶器官。胰高血糖素的作用与胰岛素相反,是一种促进分解代谢的激素。胰高血糖素促进糖原分解及糖异生的作用极强,因而使血糖升高的效应非常明显。它还能活化脂肪中的脂肪酶,促进储存脂肪的分解和脂肪酸的氧化,使血液酮体增多。胰高血糖素对蛋白质也有促进分解和抑制合成的作用,因而使组织蛋白质含量下降,同时能使氨基酸迅速进入肝细胞,脱去氨基,异生为糖。

2.胰高血糖素分泌的调节

胰高血糖素的分泌与胰岛素相同,也主要受血糖浓度的影响。血糖降低时,胰高血糖素分泌增加;血糖升高时,胰高血糖素分泌减少。胰高血糖素的分泌还受神经系统调节。迷走神经兴奋抑制其分泌,交感神经兴奋促进其分泌。此外,胰高血糖素的分泌还受胰岛素的影响,胰岛素可通过旁分泌直接作用于 A 细胞,抑制其分泌,也可通过降低血糖浓度而间接地促进胰高血糖素的分泌。

血糖浓度相对稳定是机体内环境稳态的内容之一,也是各组织器官获得能源物质的重要保证。血糖浓度主要受胰岛素和胰高血糖素调节,在不同的生理状态下,它们在血中的浓度维持不同的比值,而血糖浓度又对它们的分泌有调节作用,这就构成一个闭合的自动反馈系统,使血糖浓度稳定于正常水平。

11.6　甲状旁腺

人类甲状旁腺由四个小腺体构成,每个重 20～25 mg。甲状旁腺主要有两种细胞,分别是主细胞和嗜酸性细胞。一般认为,主细胞是分泌细胞,嗜酸性细胞的功能尚不清楚。

1.甲状旁腺激素

甲状旁腺激素(PTH)由甲状旁腺主细胞分泌,是 84 个氨基酸构成的单链多肽,分子量约为 9 000,在血循环中半衰期为 20 分钟左右。

2.甲状旁腺激素的作用

PTH 有升高血钙和降低血磷的作用,是调节血钙水平的最重要激素。PTH 有三方面的作用:①作用于骨骼,促使钙盐和骨基质加速溶解,更多的磷酸钙加速从骨组织转运入血;②作用于肾脏,促进肾小管对钙的重吸收,减少尿钙排出,也可抑制肾小管对磷的重吸收;③PTH 还能促进肠道对钙的吸收,这一作用依赖于维素 D 的存在。通过这三方面的作用,PTH 使血钙增加、血磷降低,从而维持它们在血液中的适宜水平。

3.甲状旁腺机能的调节

PTH 的分泌主要受血钙浓度的直接控制。血钙浓度降低,可促使其分泌;反之,可抑制其分泌。

11.7　其他激素

11.7.1　松果体激素

松果体位于四叠体背面,接受颈上交感神经节后纤维支配。松果体分泌的激素主要有两类,分别是吲哚类和多肽类。前者以褪黑激素(MT)为代表,后者以 8-精催产素(AVT)为代表。褪黑激素对哺乳动物最明显的作用是抑制下丘脑-腺垂体-性腺轴和下丘脑-腺垂体-甲状腺轴的活动,8-精催产素有同样作用。切除幼年动物松果体的最突出表现是性早熟、性腺和甲状腺的重量增加、活动增强。

褪黑激素的分泌有明显的昼夜节律,白天分泌减少,夜晚分泌增加。这可能与昼夜明光、暗光光线刺激以及交感神经活动有关。实验表明,刺激交感神经可使松果体的活动增强,光照可抑制交感神经,使褪黑激素合成减少。此外,褪黑激素的分泌还有月、季、年周期节律,如女性在月经周期的排卵前夕血中褪黑激素浓度最低,随后逐渐升高,至月经来潮时达顶峰,这提示月经周期与松果体的活动节律可能有关。

11.7.2　胸腺激素

胸腺为淋巴器官,兼有内分泌功能,能合成分泌多种肽类物质,如胸腺素、胸腺生长素等。胸腺素的主要作用是使淋巴干细胞成熟并转变为具有免疫功能的 T 淋巴细胞。人类胸腺于 14～16 岁时发育成熟,胸腺素的分泌于儿童期活跃,青春期分泌增多,至老年期胸腺素水平最低。一般认为,免疫缺陷及老年期易患感染性疾病可能与此有关。

11.7.3　前列腺素

前列腺素(PG)是广泛存在于人和哺乳动物各种组织与体液中的一组重要激素。最初在人的精液和绵羊的精囊中发现,当时推测它来自前列腺,故命名为前列腺素。现在已知,体内许多组织均可合成前列腺素,如从肝、肠、肾、胰、心、肺、脑、生殖器、胸腺等组织均已分离出前列腺素。各组织合成的前列腺素大部分不进入血液循环,因此,血液中前列腺素浓度很低。前列腺素在局部产生和释放,并在局部发挥作用,属于局部激素。

前列腺素由花生四烯酸转化而成,是由一个环五烷和两条侧链构成的 20 碳不饱和脂肪酸,其基本结构是前列腺烷酸。由于各组织内合成前列腺素的酶系不同,生成的前列腺素在结构上有所差异。按结构差异,前列腺素分为 A、B、C、D、E、F、G、H、I 等类型。

前列腺素的作用广泛而复杂,几乎对人体各个系统的功能均有影响。但各类型的前列腺素对不同组织、细胞的作用不同。例如,血小板产生的血栓烷能使血小板聚集;而由血管内皮细胞产生的前列环素,则抑制血小板聚集。对非孕子宫,前列腺素 E 抑制其收缩,而前列腺素 F 促进其收缩,但对妊娠子宫,两者都促进其收缩。前列腺素 E 对胃液分泌有很强的抑制作用。对支气管平滑肌,前列腺素 E 可引起舒张,而前列腺素 F 则引起收缩。

11.8　复习思考题

1.简述激素在体内的作用特点。

2.简述胰岛素的生理作用及其分泌调节。

3.简述甲状腺激素的生理作用。

4.肾上腺皮质主要分泌哪些激素？

5.神经垂体所释放激素的来源及生理作用是什么？

6.简述糖皮质激素的作用。

7.调节和影响机体生长发育的激素有哪些？各有何作用？

第12章 生 殖

内容提要

　　生殖是指生物体发育成熟后,产生与自身相似的子代个体的生理过程。高等动物的生殖过程是经过两性生殖系统的共同活动实现的,包括生殖细胞(精子和卵子)的形成、受精、着床、胚胎发育和分娩等环节。

　　生殖是生物种系繁衍的重要生命活动。人类的生殖活动较复杂,不仅属于生物科学领域的内容,而且涉及政治、经济、伦理等一系列社会问题。本章只讨论有关男女两性生殖的基本功能及与生育有关的基本知识。

12.1 男性生殖

　　男性的主性器官是睾丸,附性器官有附睾、输精管、前列腺、精囊、尿道球腺和阴茎等。本节主要介绍青春发育期后的睾丸功能。睾丸具有双重功能,分别是生成精子和内分泌功能。

12.1.1 睾丸的功能

1.睾丸的生精作用

　　睾丸是雄性生殖细胞发生和发育成熟的场所,它由曲细精管与间质细胞组成。曲细精管上皮又由生精细胞和支持细胞组成。精子由紧贴于曲细精管基膜上的精原细胞逐步发育而成。从青春期开始,精原细胞分阶段发育形成精子。精子生成的过程为精原细胞→初级精母细胞→次级精母细胞→精子细胞→精子。整个生精过程大约历时两个半月。精子生成时,支持细胞为各级生殖细胞提供营养,并起着保护与支持作用,为生精细胞的分化发育提供合适的微环境。精子的生成还需要适宜的温度,阴囊内温度较腹腔内温度低 2 ℃左右,适于精子的生成。在胚胎发育期间,由于某种原因睾丸不降入阴囊内而停留在腹腔内或腹股沟内,称为隐睾症,而腹腔内温度较高,影响精子的生成,是男性不育症的原因之一。

　　精子在曲细精管生成后,可储存于附睾、输精管等处,在数月内保持使卵子受精的能力。新生成的精子释入曲细精管管腔后,本身并没有运动能力,而是靠小管外周肌样细胞的收缩和管腔液的移动运至附睾内。在附睾内精子进一步成熟,并获得运动能力。附睾内可储存少量的精子,大量的精子储存于输精管及其壶腹部。在男性性活动的过程中,精子先被移送到阴茎根部,在此处与附睾、精囊腺、前列腺和尿道球腺的分泌物混合形成精液,在性高潮时射出体外。精液的射出是一个复杂的反射动作,其低级中枢在脊髓骶段,通过阴茎海绵体的骨骼肌收缩,将尿道内的精液射出。

正常男子每次射出精液 3~6 mL,每毫升精液均含二千万到四亿个精子,少于二千万精子,不易使卵子受精。对男性来说可以从睾丸生精开始直至精子排出体外的不同阶段采取各种措施,防止有足够量的精子进入女性体内,特别是防止与卵子结合,从而达到避孕的目的。

2.睾丸的内分泌机能

睾丸的曲细精管之间有间质细胞,在腺垂体的间质细胞刺激素(即黄体生成素)作用下,间质细胞得以发育并分泌睾酮等雄激素,均为类固醇。除了睾丸之外,肾上腺皮质和卵巢也能分泌很少量的睾酮。正常情况下,只有睾酮是活性最强的雄激素。

雄激素以活性最强的睾酮为代表,其生理作用如下:

(1)促进男性化,并刺激男性附性器官发育使维持成熟状态,促进和维持男性副性征的生长,维持正常性欲,高浓度雄激素还能刺激曲细精管产生精子。

(2)在代谢方面能促进蛋白质合成,尤其促进维持副性征的靶器官组织的蛋白质合成,使尿氮减少,呈现正氮平衡,并能刺激食欲,男子身体较女子魁梧与此有关。因此,临床上有采用睾酮以纠正久病或创伤者的负氮平衡,促进生肌造肉增强体质。

研究受睾酮影响最大的前列腺作用机理时发现,睾酮分泌后数分钟即进入靶细胞前列腺,经该靶细胞内还原酶作用而转变成双氢睾酮才能表现睾酮的功能。若缺少上述转化过程,则即使血中睾酮水平正常的男子也会缺乏正常副性征。

12.1.2 睾丸功能的调节

睾丸的生精作用和分泌睾酮这两种功能都直接依赖于腺垂体分泌的促卵泡激素(FSH)和黄体生成素(LH)的调节。其中 LH 主要作用于间质细胞,而 FSH 主要作用于生精细胞和支持细胞。而腺垂体对这两种激素的释放,又要受下丘脑分泌的促性腺素释放激素(GnRH)的控制。

LH 可刺激睾丸间质细胞分泌睾酮。反过来,血中睾酮过多时,又可作用于下丘脑和垂体,抑制 GnRH 分泌,进而抑制 LH 的分泌,产生负反馈调节作用,可使血中睾酮浓度稳定在一定水平。

LH 与 FSH 对生精过程都有调节作用,LH 的作用是通过睾酮实现的。生精过程受 FSH 与睾酮的双重控制,FSH 起着始动生精的作用,而睾酮有维持生精的效应。在正常情况下,生精过程接受 FSH 与睾酮的双重调节。FSH 能刺激支持细胞分泌抑制素,对 FSH 的分泌产生负反馈抑制作用。

综上所述,一方面下丘脑-垂体调节睾丸的功能;另一方面睾丸分泌的激素又能反馈调节下丘脑和垂体的分泌活动。下丘脑、垂体、睾丸在功能上密切联系、互相影响、上下统一,称为下丘脑-垂体-睾丸轴。

除体内激素的调节外,前文已述及睾丸的温度变化能影响精子的生成。另外,光照也有重要的作用,对许多动物来说,光照可能是影响睾丸机能的重要外环境因子。

12.2 女性生殖生理

12.2.1 卵巢的功能

1.生卵作用

卵子由卵巢内的原始卵泡逐渐发育而成。卵泡发育的次序为原始卵母细胞→初级卵泡→生长卵泡→成熟卵泡。每个原始卵泡由一个初级卵母细胞和包围它的单层卵泡细胞构成。女性从青春期开始,在腺垂体促性腺激素的影响下,每月有十几个卵泡向成熟卵泡发育,但一般只有一个卵泡发育成熟,其他卵泡都在发育的不同阶段退化成闭锁卵泡。卵泡成熟后破裂,卵细胞和卵泡液排入腹腔,这一过程称为排卵。排卵后,残存的卵泡内留下的颗粒细胞与内膜细胞增生,胞浆内含有黄色颗粒,逐渐形成黄体。黄体细胞能分泌大量孕激素和一定量的雄激素。排卵 7~8 天,黄体发展到顶峰,若排出的卵未受精,黄体在排卵后第 10 天开始退化,最后以结缔组织代替变成白体。若排出的卵受精,则黄体继续长大,称为妊娠黄体,一直维持到妊娠后 5~6 个月才退化成为白体。

2.内分泌作用

卵巢可以分泌多种激素,其中主要有雌激素和孕激素,还有少量的雄激素。雌激素由卵泡的颗粒细胞、内膜细胞、黄体细胞分泌;雌激素包括雌二醇、雌酮、雌三醇等。其中以雌二醇的分泌量最大,活性最强。目前,临床应用人工合成的雌激素为乙烯雌酚,其作用很强。孕激素由黄体细胞分泌,以黄体素作用最强。

1.雌激素的生理作用

1)促进女性附性器官的生长发育并维持于正常状态:雌激素可促进子宫、输卵管、阴道和外生殖器发育。雌激素促使子宫内膜发生增殖期的变化,内膜逐渐增厚,腺体发育,但不分泌,并可使子宫对催产素的敏感性增强,使宫颈腺分泌大量稀薄黏液,利于精子穿过。雌激素可促进输卵管运动,加速卵子或受精卵运输,还可刺激阴道上皮细胞增生、角化并合成大量糖原。在乳酸杆菌的作用下,糖原转化为乳酸,降低阴道内 pH 值,抑制致病菌生长,这称为阴道的"自净"作用。

2)促进女性副性征的出现并维持于成熟状态:女性青春期后表现为乳腺发达,骨盆宽大,皮下脂肪丰富,臀部肥厚,音调高尖,毛发呈女性分布,这称为女性的副性征。雌激素可促进乳腺导管上皮增生,促进女性副性征的出现并维持于成熟状态。雌激素还可维持女性性欲和性行为。

3)对代谢的影响:雌激素促进蛋白质合成,加速骨生长,促进钙盐沉积,促进肾小管对水和钠的重吸收,因而对青春期发育与成长起重要的促进作用。

12.2.2 卵巢的内分泌作用

1.正常月经周期

动物的生殖活动,例如卵巢内卵泡发育与排卵等,均按一定时间顺序进行,周而复始,表现出明显的周期性,这就是生殖周期。在人类,女性从青春期开始,除妊娠外,每月一次子宫内膜脱落出血,经阴道流出的现象称为月经。月经的形成是卵巢体激素周期性分泌的结果。月经形成的周期性过程称为月经周期,月经周期是女性的生殖周期。其他哺乳动物也有类似周期,称为动情周期。

月经周期的长短因人而异,平均为 28 天,范围为 20～40 天,每次月经持续 3～5 天。每个妇女自己的月经周期是比较稳定的。一般 12～14 岁开始第一次来月经,称为初潮。月经初期后一段时间内周期可能不规则,一般 1～2 年后便逐渐规则起来。每个周期从子宫出血的第一天算起,可按卵巢的变化分为两个阶段,即排卵之前的卵泡期和排卵之后的黄体期。也可按子宫内膜的变化分为三期:即子宫内膜剥落出血的月经期,历时 3～5 天;子宫内膜增生修复的增生期,历时约 10 天;子宫内膜血管充血,腺体分泌的分泌期,历时约 14 天。

月经是女性青春期至更年期的一种重要的生理现象。一般 45～50 岁月经停止以后的时期称为绝经期。在月经期内,子宫内膜并不是同时脱落,而是分区先后进行。经血的排出是间断的,随着子宫的收缩而排出。经血的成分,除血液以外,还含有子宫内膜的黏膜和组织残片。

由于子宫组织含有纤溶酶原激活物,使血中的纤溶酶原被激活成纤溶酶,在后者的作用下,经血不会凝固,因此经血中不含血块。每次月经的失血,都要丢失少量铁和蛋白质,这对正常人不会造成危害,因为丢失的这些物质可以通过造血活动迅速得到补偿。但如果经血过多或营养补充不足,也可能发生缺铁性贫血。

女性月经周期中,除内外生殖器会发生明显的周期性变化外,其体内许多其他的功能也可能发生一些改变。一般来说,在卵泡期,机体常表现出体温水平较低、代谢水平下降、血糖水平也降低,即表现为副交感神经功能相对较高;而在黄体期,代谢水平、血糖水平和体温可升高,血象也有一定变化,表现为交感神经的紧张性相对增强。此外,月经周期的变化还受到个体身心状态和环境因素的明显影响,严重的营养不良或疾病都可能使月经中止,精神过度紧张也可能造成月经周期的紊乱。

2.月经周期与激素调节

月经周期中的变化,与血液中激素的变化规律密切相关。子宫内膜、阴道黏膜的周期性变化受卵巢分泌的雌激素和孕激素直接影响。而卵巢的变化又是由腺垂体分泌的促卵泡激素和黄体生成素引起的,这两种激素又都受到下丘脑的控制。可见,月经周期的各种变化是由下丘脑、垂体、卵巢从三个不同层次调节的结果,特称为下丘脑-垂体-卵巢轴。下面我们就按卵巢变化的两个时期,分别介绍它们与激素的关系及变化规律。

（1）卵泡期

卵泡的生长发育从原始卵泡开始。人每次月经周期通常只有一个原始卵泡在激素的调控下发育成熟，原始卵泡经初级卵泡期与生长卵泡期，最后发育为排卵前卵泡（成熟卵泡）。此期开始时，子宫内膜剥落，阴道流血，即正值月经期。血液中的雌激素与孕激素均处于低水平，对垂体 FSH 与 LH 分泌的反馈抑制作用较弱，血中 FSH 表现逐渐增高的趋势，24～48 小时后 LH 也有所增加。随着腺垂体释放 FSH 和 LH 逐渐增多，促进卵泡发育，使血中雌激素水平也升高。约在月经周期的第 8 天，卵巢中只有一个卵泡生长变快，其余的逐渐萎缩。成熟的卵泡分泌雌激素进一步增多。排卵前一周左右，卵泡分泌的雌激素明显增多，血中浓度迅速上升，至排卵前一天左右，雌激素分泌达高峰。与此同时，由于雌激素的正反馈作用，下丘脑分泌促性腺素释放激素（GnRH）增多，刺激腺垂体大量分泌 FSH 和 LH，从而形成血中 LH 的高峰，LH 在孕酮的配合下，使卵泡壁破裂，发生排卵。

在卵泡期中，子宫内膜也发生相应的变化，主要表现为内膜增厚，腺体增多并变长，但不分泌，此期称为增生期。

（2）黄体期（排卵后期）

卵泡排卵后，生成的黄体可大量分泌孕酮及雌激素，因而血中孕酮与雌二醇浓度明显升高。在月经周期中，雌激素发生二次升高，第一次升高发生在卵泡期，第二次升高发生在黄体期，但第二次升高的程度稍低于第一次。而孕激素只发生一次高峰，且发生于黄体期。这是由于在黄体期，较高水平的雌激素有增加黄体细胞上 LH 受体的作用，故有利于 LH 促进孕酮的合成，使孕酮出现高峰并维持于高水平。孕酮和雌二醇浓度增加，将使下丘脑与腺垂体受到抑制，GnRH 释放减少，FSH 和 LH 在血中浓度相应下降。

在黄体期，子宫内膜在雌激素作用的基础上又接受孕激素的刺激，内膜细胞体积增大，糖原含量增加，腺管由直变弯，分泌含糖原的黏液，管腔内充满分泌物，故称分泌期。在子宫的分泌期，一切为妊娠做好准备，"迎接"受精卵子。若不受孕，黄体的寿命为 12～15 天，黄体即退化，血中孕激素和雌激素浓度明显下降。子宫内膜血管发生痉挛性收缩，随后出现子宫内膜脱落与流血，即出现月经。雌激素和孕激素分泌减少，使腺垂体 FSH 与 LH 的分泌又开始增加，重复另一周期。若怀孕，则黄体继续存在，并分泌激素，而且以后形成胎盘，也可分泌绒毛膜促性腺激素，起维持黄体的作用，使黄体能继续维持一段时间，以适应妊娠的需要。

综上可见，月经周期的产生是下丘脑-垂体-卵巢轴三个层次的激素互相作用，进行调节的结果。其中，特别引人注目的是，在卵泡期，雌激素形成的第一个高峰，对 LH 和 FSH 的分泌起着正反馈的作用；而在黄体期，孕酮和雌激素的第二个高峰，对 LH 和 FSH 的分泌又起着负反馈的作用。月经周期产生的机制还有一些问题尚未弄清，有待继续研究探索。

12.2.3　妊娠

妊娠是指精子与卵子相结合形成新的个体的过程，包括受精、着床、妊娠的维持、胎儿

系统生理学
SYSTEM PHYSIOLOGY

的生长以及分娩。

1.受精

卵子与精子的结合过程称受精,一般在输卵管壶腹部进行。每一月经周期,只有一个成熟的卵子经排卵入腹腔,由于输卵管伞端在接近排卵时会下垂而包绕着卵巢,并且伞端上皮细胞的纤毛经常朝向输卵管的腹腔口,因此能使排入腹腔的卵子迅速进入输卵管。卵子自排卵之后的寿命仅一天,故受精时间限于排卵后的 24 小时之内。精子于进入女性子宫、输卵管之后,一般也只能存活两天。

精子通过阴道时会受酶的杀伤、受子宫颈黏液的阻拦,唯有排卵期为稀黏液才可能让精子通过。因此,射精时虽有上亿个精子,但能有机会到达壶腹部与卵子相遇的大约只有 2 000 个,这些精子中只有一个能最后进入卵子。在某一精子进入卵子的瞬间,必须有足够数量的其余精子释放其顶体部所储存的大量透明质酸酶和蛋白酶,以协助该精子穿透卵子外面的放射冠和透明带,输卵管分泌物中的碳酸氢钠对此所起的作用更大,这样才能达到使卵子受精。

经研究发现,人类精子使卵子受精的能力(即"获能"过程),发生在精子通过阴道、子宫和输卵管之时,可能精子上结合有来自附睾液和精囊液的抗获能因子(为一种糖蛋白),使顶体部的水解酶系不能释放,直至这种抗获能因子为子宫和输卵管释放的一种淀粉酶(称获能因子)所分解,精子才能获能。

2.着床

着床是胚泡通过与子宫内膜相互作用而植入子宫的过程。成功的关键在于胚泡与子宫内膜及时与适宜的相互作用。这就是胚泡的分化与到达子宫的时间都必须与子宫内膜的分化程度相一致;过早或过迟到达子宫中叫作失同步,将使着床率明显降低。近年发现,受精 24 小时的受精卵便可产生早孕因子,它能抑制母体淋巴细胞的功能,使胚泡免遭母体排斥。检测早孕因子可进行超早期妊娠诊断。

3.妊娠的维持及激素的调节

受精后 6～7 天胚泡植入,其最外层的一部分细胞发展成为滋养层,滋养层细胞便开始分泌绒毛膜促性腺激素,以后逐渐增多。胎盘形成后,胎盘成为妊娠期一个重要的内分泌器官,大量分泌蛋白质激素、肽类激素和类固醇激素。

(1)人绒毛膜促性腺激素(HCG)

HCG 为糖蛋白,分子量为 45 000～50 000,与黄体生成素(LH)的生理作用及免疫特性基本相似。HCG 的主要作用早在妊娠早期刺激母体的月经黄体转变为妊娠黄体,使其持续分泌雌激素与孕激素,以维持妊娠的顺利发展。到妊娠 8～10 周时,HCG 的分泌达到顶峰,此后 HCG 浓度下降。此时胎盘开始代替妊娠黄体大量制造孕激素和雌激素。

妊娠黄体的寿命只有 10 周左右,以后便发生退缩,测定妇女血中或尿中 HCG 浓度,可作为诊断早孕的重要指标。

（2）人绒毛膜生长素（HCS）

HCS 为胎盘产生的另一种糖蛋白激素，主要具有促进胎儿生长的作用。

（3）雌激素及孕激素

胎盘本身并不能独立制造这一类激素，而是从胎儿或母体获得这类激素的前体，经过加工，以适应妊娠的需要。

（4）孕酮

由母体进入胎盘的胆固醇变为孕烯醇酮，然后再转变为孕酮。

（5）雌激素

胎盘分泌的雌激素主要为雌三醇，雌三醇的生成是胎儿、胎盘共同参与制造的，故把两者称为胎儿-胎盘单位。检测母体血中雌三醇的含量多少，可用来判断胎儿是否存活。

4.分娩

成熟胎儿自子宫娩出体外的过程称为分娩。人类的妊娠持续时间大约为 280 天。分娩时，催产素分泌增多，使子宫收缩，通过正反馈作用，又使其强度、持续时间和频率逐渐增加，同时腹肌、膈肌收缩以增加腹压，迫使胎儿自母体娩出。

5.泌乳

女性青春期后，卵巢分泌雌激素增多，使乳腺发育、乳房增大。妊娠以后，胎盘分泌的雌激素和孕激素使乳腺导管增生、腺泡膨大；妊娠末期乳腺发育成熟，但因受雌激素和孕激素的抑制作用，故不泌乳。分娩后，血中雌激素和孕激素浓度降低，对泌乳的抑制作用解除，催乳素分泌明显增加，乳腺开始泌乳。在哺乳过程中，婴儿吸吮乳头，通过反射途径，引起催乳素和催产素分泌。催乳素促进乳汁分泌，催产索能使乳腺导管和腺泡周围的肌上皮细胞收缩，从而促进乳汁排放。

12.3　复习思考题

1、简述睾丸的功能。

2、睾丸功能怎样调节？

3、简述卵巢的功能。

4、卵巢的内分泌作用有哪些？

5、简述妊娠的过程。

参考文献

1.姚泰,赵志奇,朱大年,等.人体生理学[M].4版.北京:人民卫生出版社,2015.

2.陈子江.生殖内分泌学[M].北京:人民卫生出版社,2016.

3.李玮.系统生理学[M].北京:人民军医出版社,2007.

4.罗慰慈.现代呼吸病学[M].北京:人民军医出版社,1997.

5.吕社民,刘学政,内分泌系统(本科整合教材)[M].北京:人民卫生出版社,2015.

6.裴建民,朱妙章.大学生理学[M].5版.北京:高等教育出版社,2017.

7.寿天德.神经生物学[M].3版.北京:高等教育出版社,2012.

8.孙大业,崔素娟,孙颖.细胞信号转导[M].4版.北京:科学出版社,2010.

9.王庭槐.生理学[M],3版.北京:人民卫生出版社,2015.

10.王庭槐.生理学[M],9版.北京:人民卫生出版社,2018.

11.朱蕾.机械通气[M].4版.上海:上海科学技术出版社,2017.

12.艾力·苏,阿米娜·苏建和.重症监护室发生呼吸机相关性肺炎的因素与对策[J].临床医药文献电子杂志,2017,4(86):52.

13.董芳,郝莎,程辉,等.造血干细胞生理调控及其分子基础研究进展[J].生理学报,2016,68(4):423-434.

14.房艳红.呼吸机相关性肺炎的流行病学和诊断进展[J].医学理论与实践,2017,30(2):185-186.

15.李玉艳.人乳头瘤病毒感染与男性生殖健康的关系[J].中华男科学杂志,2017,23(4):376-380.

16.熊明珍,王志娟,聂颖俊.血标本放置时间对血液化验结果的影响[J].医疗装备,2018,31(4):50-51.

17.赵伟伟,王柳清,张守成,等.感觉器官功能退化与认知功能障碍[J].国际老年医学杂志 2019,40(5):318-321.

18.钟文昭,董嵩,李磊,等.国际肺癌研究协会/美国胸科学会/欧洲呼吸学会肺腺癌的国际多学科分类[J].循证医学,2011,11(4):193-225.

19.ÅKESSON B，MICHELSEN P. Digestion and Absorption of Glyceride Analogs[M].Florida：CRC Press,1987.

20.BARRETT K E，SUSAN M B，BOITANO S，et al. Ganong's Review of Medical Physiology[M]. 24th ed. Stamford：McGrawHill, 2012.

21.BEAR M F，CONNORS B W，PARADISO M A. Neuroscience-Exploring the Brain[M]. 4th ed. Philadelphia：Lippincott Williams&wilkins Ine ,2015.

22.BORON W F，BOULPAEP E L. Medical Physiology：A Cellular and Molecular Approach[M]. 3rd ed. Philadelphia：Saunders, 2017.

23.BORON W F，BOULPAEP E L. Medical Physiology[M]. 3rd ed. Philadelphia：Elsevier Inc,2016.

24.BORON W F，BOULPAEP E L. Medical Physiology[M]. 3rd ed. Philadelphia：Elsevier Saunders,2016.

25.BRENNER B M，RECTOR F C. Kidney[M]. 10th ed. Philadelphia：WB Sauders，2016.

26.WAAL D D. Nutrition Therapy for Urolithiasis[M].Switzerland：Springer,1987.

27.FOX S I. Human Physiology[M]. 14th ed. New York：McGraw-Hill Book Co,2016.

28.GUYTON A C，HALL J E. Textbook of Medical Physiology[M]. 13th ed. Philadelphia：Elsevier Inc,2016.

29.GUYTON A C，HALl J E. Textbook of Medical Physiology[M]. 13th ed. Philadelphia：Saunders,2016.

30.GUYTON A C，HALL J E. Textbook of Medicine Physiology[M]. 13th ed. Philadelphia：WB Saunders，2016.

31.KAUSHUNSKY K，LICHTMAN M，PRCHAL J，et al. Williams Hematology[M]. 9th ed. New York：McGraw-Hill Book Co,2016.

32.KOEPPEN B M，STANTON B A. Berne & Levy Physiology[M]. 7th ed. St Louis：Elsevier, 2017.

33.MELMED S，POLONSKY K S，Larsen P R，et al. Williams Textbook of Endocrinology[M]. 13th ed. Philadelphia：Saunders Elsevier,2015.

34.RONNESTAD I，MORAIS S. Digestion[M]//Fish larval physiology. Los Angeles：CRC Press, 2020.

35.SAHA S K，PATHAK N N. Digestion, Absorption and Metabolism of Nutrients//Fundamentals of Animal Nutrition[M]. Singapore：Springer,2021.

36.SILVERTHORN D U. Human Physiology：An Integrated Approach[M]. 7th ed. San Francisco：Pearson Education，2015.

37.SZILAGYI A. Digestion, absorption, metabolism, and physiological effects of lactose[M]//Lactose.Pittsburgh: Academic Press, 2019.

38. VIGNOLI G. Physiology of Micturition in Female [M]//Urodynamics for Urogynecologists. Switzerland: Springer, 2018.BEHZADI S, SERPOOSHAN V , TAO W , et al. Cellular uptake of nanoparticles: journey inside the cell[J]. Chemical Society Reviews, 2017, 46(14):4218-4244.

39. BOOTMAN M D, BULTYNCK G . Fundamentals of Cellular Calcium Signaling: A Primer[J]. Cold Spring Harbor perspectives in biology, 2019, 12(1):1-18.

40.BORNSTEIN S R, RINKOO D , David H , et al. Endocrine and metabolic link to coronavirus infection[J]. Nature reviews. Endocrinology, 2020, 16(6):297-298.

41.CHANDEL N S. Signaling and Metabolism[J]. Cold Spring Harbor Perspectives in Biology, 2021, 13(2).

42.CHU M, NGUYEN T , PANDEY V , et al. Respiration rate and volume measurements using wearable strain sensors[J]. Npj Digital Medicine, 2019, 2(1):1-9.

43.CLAUDE M. What is an endocrine disruptor? [J]. Comptes Rendus Biologies, 2017, 340(9-10):403-405.

44. DEMETRIOS P, LOUKIA V , CHARALAMPOS M , et al. Endocrine Disruptors Leading to Obesity and Related Diseases [J]. International Journal of Environmental Research & Public Health, 2017, 14(10):1282.

45.FAN B W, ONG K H, CHAN S, et al. Blood and blood product use during COVID - 19 infection[J]. American Journal of Hematology, 2020, 95(7):158-160.

46.FLINT A C, CONELL C , REN X , et al. Effect of Systolic and Diastolic Blood Pressure on Cardiovascular Outcomes[J]. New England Journal of Medicine, 2019, 381(3):243-251.

47.HANKER A B, SUDHAN D R , ARTEAGA C L . Overcoming Endocrine Resistance in Breast Cancer[J]. Cancer Cell, 2020, 37(4):496-513.

48.HERRANZ N, GIL J . Mechanisms and functions of cellular senescence[J]. Journal of Clinical Investigation, 2018, 128(4):1238-1246.

49.JAFARI, HASSAN, DIEST V , et al. Pain and respiration: a systematic review [J]. Pain. 2017.

50.JASIENSKA G. Costs of reproduction and ageing in the human female[J]. Philosophical Transactions of the Royal Society B, 2020,375(1811).

51.KAHN L G, PHILIPPAT C , Nakayama S F , et al. Endocrine-disrupting chemicals: implications for human health[J]. The Lancet Diabetes & Endocrinology, 2020, 8(8):703-718.

52.KATZENELLENBOGEN J A，MAYNE C G，KATZENELLENBOGEN B S，et al. Structural underpinnings of oestrogen receptor mutations in endocrine therapy resistance[J]. Nature Reviews Cancer，2018,18：377-388.

53.KIMMELMAN A C，WHITE E . Autophagy and Tumor Metabolism.[J]. Cell Metabolism，2017，25(5)：1037-1043.

54. KIMMERLY，DEREK S . A review of human neuroimaging investigations involved with central autonomic regulation of baroreflex-mediated cardiovascular control [J]. Autonomic Neuroscience，2017,207：10-21.

55.KIMURA F，TAKEBAYASHI A，ISHIDA M，et al. Chronic endometritis and its effect on reproduction[J]. Journal of Obstetrics and Gynaecology Research，2019,45 (5)：951-960.

56.KIRBY T J，LAMMERDING J . Emerging views of the nucleus as a cellular mechanosensor[J]. Nature Cell Biology，2018，20(4)：373.

57.KOTRYS A V，SZCZESNY R J . Mitochondrial Gene Expression and Beyond-Novel Aspects of Cellular Physiology[J]. Cells，2019，9(17)：1-23.

58.LEONE R D，POWELL J D . Metabolism of immune cells in cancer[J]. Nature reviews. Cancer，2020，20(9)：516-531.

59. MARTIN-SANCHO L，LEWINSKI M K，PACHE L，et al. Functional landscape of SARS-CoV-2 cellular restriction［M］. Molecular Cell，2021,81（12）：2497-2498.

60. MOBASHERI A，RAYMAN M P，GUALILLO O，et al. The role of metabolism inthe pathogenesis of osteoarthritis［J］. Nature Reviews Rheumatology，2017,13(5)：302-311.

61.MOEN E，BANNON D，KUDO T，et al. Deep learning for cellular image analysis[J]. Nature Methods，2019，16(12)：1233-1246.

62.MORISHITA H，MIZUSHIMA N . Diverse Cellular Roles of Autophagy［J］. Annual Review of Cell and Developmental Biology，2019，35(1)：453-475.

63.NEWSOME P N，CRAMB R，DAVISON S M，et al. Guidelines on the management of abnormal liver blood tests［J］. Gut：Journal of the British Society of Gastroenterology，2018，67(1)：6-19.

64.PASCOE M C，THOMPSON D R，SKI C F . Meditation and Endocrine Health and Wellbeing[J]. Trends in Endocrinology and Metabolism，2020，31(7)：469-477.

65.PEATE I . The urinary system：key to maintaining homeostasis［J］. British Journal of Healthcare Assistants，2021，15(5)：234-237.

66.PROFACI C P，MUNJI R N，PULIDO R S，et al. The blood－brain barrier in health and disease: Important unanswered questions[J]. Journal of Experimental Medicine, 2020, 217(4):1-16.

67.QIU Y, MYERS D R, LAM W A. The biophysics and mechanics of blood from a materials perspective[J]. Nature Reviews Materials, 2019,4:294-311.

68.RATTAN S, FLAWS J A . The epigenetic impacts of endocrine disruptors on female reproduction across generations[J]. Biology of Reproduction, 2019, 101(3): 635-644.

69.RODRIGUES M, KOSARIC N , BONHAM C A , et al. Wound Healing: a cellular perspective[J]. Physiological Reviews, 2019, 99(1):665-706.

70.SCHEJA L, HEEREN J . The endocrine function of adipose tissues in health and cardiometabolic disease[J]. Nature Reviews Endocrinology, 2019, 15(9):507-524.

71.SUGAWARA N, YASUIFURUKORI N , TOMITA T , et al. Comparison of predictive equations for resting energy expenditure among patients with schizophrenia in Japan[J]. Neuropsychiatric Disease & Treatment, 2014, 10:427-432

72.SWEENEY M D, ZHAO Z, MONTAGNE A, et al. Blood-brain barrier: from physiology to disease and back[J]. Physiological reviews, 2019,99(1):21-78.

73.SZNOL M, POSTOW M A, DAVIES J M, et al. Endocrine-related adverse events associated with immune checkpoint blockade and expert insights on their management[J]. Cancer treatment reviews, 2017,58(1):77 90.

74.TORT A, BRANKAK J , DRAGUHN A . Respiration-Entrained Brain Rhythms Are Global but Often Overlooked[J]. Trends in Neurosciences, 2018, 41(4):186-197.

75.VAN D, JEAN-MARC K , CAROLA Z M , et al. The physiology of endocrine systems with ageing[J]. Lancet Diabetes & Endocrinology, 2018, 6(8):647-658.

76.VITALE I, MANIC G , COUSSENS L M , et al. Macrophages and Metabolism in the Tumor Microenvironment[J]. Cell Metabolism, 2019, 30(1):36-50.

77.WEI W, JI S. Cellular senescence: Molecular mechanisms and pathogenicity[J]. Journal of Cellular Physiology, 2018, 233.

78.WHELTON P K, CAREY R M, ARONOW W S, et al. 2017 ACC/AHA/ AAPA/ABC/ACPM/AGS/APhA/ASH/ASPC/NMA/PCNA guideline for the prevention, detection, evaluation, and management of high blood pressure in adults: a report of the American College of Cardiology/American Heart Association Task Force on Clinical Practice Guidelines[J]. Journal of the American College of Cardiology, 2018,71 (19):127-248.

79.WHIRLEDGE S, CIDLOWSKI J A . Glucocorticoids and Reproduction: Traffic Control on the Road to Reproduction[J]. Trends Endocrinol Metab, 2017, 28(6):

399-415.

80. WILLIAMS T A，REINCKE M . MANAGEMENT OF ENDOCRINE DISEASE：Diagnosis and management of primary aldosteronism：the Endocrine Society guideline 2016 revisited[J].Journal of Endocrinology，2018，179(1)：19-29.

81.WITT M. Anatomy and development of the human taste system[J]. Handbook of clinical neurology，164：147-171.

82.YANG H，VILLANI R M，WANG H，et al. The role of cellular reactive oxygen species in cancer chemotherapy[J]. Journal of Experimental & Clinical Cancer Research，2018，37(1)：1-10.